麻醉学问系列丛书

总主审　曾因明　邓小明
总主编　王英伟　王天龙　杨建军　王　锷

麻醉学与中医药

主　审　于布为　姜建国
主　编　苏　帆　崔苏扬

Anesthesiology and Traditional Chinese Medicine

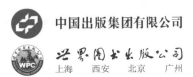

中国出版集团有限公司

世界图书出版公司
上海　西安　北京　广州

图书在版编目(CIP)数据

麻醉学与中医药 / 苏帆,崔苏扬主编. —上海：
上海世界图书出版公司，2024.1(2024.11重印)
(麻醉学问系列丛书 / 王英伟总主编)
ISBN 978-7-5232-0806-9

Ⅰ. ①麻… Ⅱ. ①苏… ②崔… Ⅲ. ①麻醉学-问题
解答②中国医药学-问题解答 Ⅳ. ①R614-44②R2-44

中国国家版本馆 CIP 数据核字(2023)第 175096 号

书　　名	麻醉学与中医药	
	Mazuixue yu Zhongyiyao	
主　　编	苏　帆　崔苏扬	
责任编辑	陈寅莹	
出版发行	上海世界图书出版公司	
地　　址	上海市广中路 88 号 9-10 楼	
邮　　编	200083	
网　　址	http://www.wpcsh.com	
经　　销	新华书店	
印　　刷	杭州锦鸿数码印刷有限公司	
开　　本	787mm×1092mm　1/16	
印　　张	15.75	
字　　数	280 千字	
版　　次	2024 年 1 月第 1 版　2024 年 11 月第 2 次印刷	
书　　号	ISBN 978-7-5232-0806-9/ R·709	
定　　价	120.00 元	

总主编简介

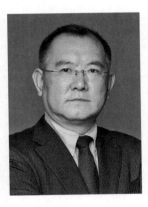

王英伟

复旦大学附属华山医院麻醉科主任,教授,博士研究生导师。

中华医学会麻醉学分会常委兼秘书长,中国医学装备协会麻醉学分会主任委员,中国神经科学学会理事兼麻醉与脑功能分会副主任委员,中国研究型医院学会麻醉学分会副主任委员,中国药理学会麻醉药理分会常务委员。

以通讯作者发表 SCI 论文 60 余篇。作为项目负责人获得国家 863 重点攻关课题、科技部重点专项课题,以及国家自然科学基金 7 项其中包括重点项目。主编《小儿麻醉学进展》《小儿麻醉学》《临床麻醉学病例解析》《神奇的麻醉世界》《麻醉学》精编速览(全国高等教育五年制临床医学专业教材)、《麻醉学》习题集(全国高等教育五年制临床医学专业教材)等专著。

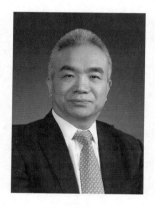

王天龙

首都医科大学宣武医院麻醉手术科主任医师,教授,博士研究生导师。

中华医学会麻醉学分会候任主任委员,中华医学会麻醉学分会老年人麻醉学组组长,国家老年麻醉联盟主席,中国医师协会毕业后教育麻醉专委会副主任委员,北京医学会麻醉学分会主任委员,中国研究型医院麻醉专业委员会副主任委员,欧洲麻醉与重症学会考试委员会委员。

擅长老年麻醉、心血管麻醉和神经外科麻醉,发表 SCI 论文 90 余篇,核心期刊论文 300 余篇。领衔执笔中国老年人麻醉与围术期管理专家共识/指导意见 9 部。主译《姚氏麻醉学》第 8 版,《摩根临床麻醉学》第 6 版中文版;主编国家卫健委专培教材《儿科麻醉学》等。

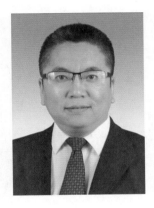

杨建军

　　郑州大学第一附属医院麻醉与围手术期及疼痛医学部主任,郑州大学神经科学研究院副院长,教授,博士研究生导师。

　　中华医学会麻醉学分会常务委员,中国精准医学学会常务理事,中国老年医学学会麻醉学分会副会长,中国神经科学学会麻醉与脑功能分会常务委员,中国神经科学学会感觉与运动分会常务委员,教育部高等学校临床医学类专业教学指导委员会麻醉学专业教学指导分委员会委员,河南省医学会麻醉学分会主任委员。

　　主持国家自然科学基金6项。发表SCI论文283篇,其中32篇IF＞10分。主编《麻醉相关知识导读》《疼痛药物治疗学》,主审《产科输血学》,参编、参译30余部。

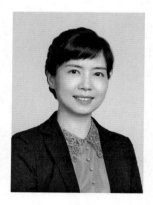

王 锷

一级主任医师,二级教授,博士生导师。

中南大学湘雅医院麻醉手术部主任,湖南省麻醉与围术期医学临床研究中心主任,国家重点研发计划项目首席科学家,中华医学会麻醉学分会常委,中国女医师协会麻醉学专委会副主委,中国睡眠研究会麻醉与镇痛分会副主委,中国心胸血管麻醉学会心血管麻醉分会副主委,中国超声工程协会麻醉专委会副主委,中国医师协会麻醉科医师分会委员,中国医疗器械协会麻醉与围术期医学分会常委,湖南省健康服务业协会麻醉与睡眠健康分会理事长,湖南省麻醉质控中心副主任。《中华麻醉学杂志》《临床麻醉学杂志》常务编委。

分册主编简介

苏 帆

教授、主任医师,麻醉学、中医学双博士;博士生导师,山东中医药大学附属医院学科名誉主任。

齐鲁伤寒流派第四代传人,齐鲁伤寒流派传承研究室研究员,中国科协全国"九大"代表,山东鹤帆围术期中医药研究院院长,山东中医药大学麻醉与围术期医学研究所所长,中国中西医结合学会麻醉专业委员会第一、二届主任委员,中国中西医结合学会围手术期专业委员会主任委员,中国医师协会麻醉学医师分会常委,山东中西医结合学会麻醉与镇痛专业委员会第一、二届主任委员,山东中西医结合学会围手术期专业委员会主任委员,山东省医师协会麻醉学医师分会会长,《麻醉学》(*Anesthesiology*)中文版编委,《临床麻醉学杂志》编委,《国际麻醉与复苏杂志》特邀编委,《中华麻醉学杂志》栏目编委。

崔苏扬

教授、主任医师、博士生导师。

曾在南京大学医学院附属南京鼓楼医院麻醉科从事临床麻醉、科研、教学工作 20 余年。2005 年调南京中医药大学附属医院工作。中国中西医结合学会麻醉专业委员会第一、第二届副主任委员、江苏省中西医结合学会麻醉专业委员会第一届主任委员(荣誉主任委员)、江苏省医学会医疗事故鉴定常任专家;《中华麻醉学杂志》《临床麻醉学杂志》顾问编委。曾任江苏省医学会麻醉专业委员会副主任委员、南京市医学会麻醉专业委员会副主任委员。

麻醉学问系列丛书

总主审

曾因明　邓小明

总主编

王英伟　王天龙　杨建军　王　锷

总主编秘书

黄燕若

分册主编

麻醉解剖学	张励才	张　野
麻醉生理学	陈向东	张咏梅
麻醉药理学	王　强	郑吉建
麻醉设备学	朱　涛	李金宝
麻醉评估与技术	李　军	张加强
麻醉监测与判断	于泳浩	刘存明
神经外科麻醉	王英伟	
心胸外科麻醉	王　锷	
骨科麻醉	袁红斌	张良成
小儿麻醉	杜　溢	
老年麻醉	王天龙	
妇产科麻醉	张宗泽	
五官科麻醉	李文献	
普外泌尿麻醉	李　洪	
合并症患者麻醉	王东信	赵　璇
围术期并发症诊疗	戚思华	刘学胜
疼痛诊疗学	冯　艺	嵇富海
危重病医学	刘克玄	余剑波
麻醉治疗学	欧阳文	宋兴荣
麻醉学中外发展史	杨建军	杨立群
麻醉学与中医药	苏　帆	崔苏扬

编写人员

主 审

于布为（上海交通大学医学院附属瑞金医院）

姜建国（山东中医药大学）

主 编

苏　帆（山东中医药大学附属医院）

崔苏扬（南京中医药大学附属医院）

副主编

王祥瑞（同济大学附属东方医院）

何并文（广西中医药大学）

编 委

安立新（首都医科大学附属北京友谊医院）

迟永良（山东中医药大学附属医院）

高　巨（江苏省苏北人民医院）

高秀梅（中国中医科学院西苑医院）

郝　巍（河北省中医院）

黄增平（广东省深圳市中医院）

宋建钢（上海中医药大学附属曙光医院）

田伟千（南京中医药大学附属医院）

王均炉（温州医科大学附属第一医院）

吴周全（南京医科大学附属常州市第二人民医院）

薛建军（甘肃省中医院）

张　圆（天津市南开医院）

赵高峰（广东省中医院）

朱美华（南京中医药大学第二附属医院）

主编秘书

王连主（山东中医药大学附属医院）

黄礼兵（南京中医药大学附属医院）

总　序

　　我投身麻醉学专业 60 余年,作为中国麻醉学科从起步、发展到壮大的见证者与奋斗者,欣喜地看到 70 余年来,特别是近 40 年来,我国麻醉学专业持续不断的长足进步。新理论、新观念、新技术、新设备、新药品不断涌现,麻醉学科工作领域不断拓展,人才队伍的学历结构和整体实力不断提升,我国麻醉学事业取得了历史性成就。更令人欣慰的是,我国麻醉学领域内的后辈新秀们正在继承创新,奋斗于二级临床学科的建设,致力于学科的升级与转型,为把我国的麻醉学事业推至新的更高的平台而不懈努力。

　　麻醉学科的可持续发展,人才是关键,教育是根本。时代需要大量优秀的麻醉学专业人才,优秀人才的培养离不开教育,而系列的专业知识载体是教育之本。"智能之士,不学不成,不问不知"。"学"与"问"是知识增长过程中两个相辅相成、反复升华、不可缺一的重要层面。我从事麻醉学教育事业逾半个世纪,对此深有体会。

　　欣悉由王英伟、王天龙、杨建军、王锷教授为总主编,荟集国内近百位著名中青年麻醉学专家为主编、副主编及编委的麻醉学问丛书,历经凝心聚力的撰著终于问世。本丛书将麻醉教学中的"学"与"问"整理成册是别具一格的,且集普及与提高为一体,填补了我国麻醉学专著中的空白。此丛书由 21 部分册组成,涉及麻醉解剖、麻醉生理、麻醉药理和临床麻醉学各专科麻醉,以及麻醉监测、治疗等领域,涵盖了麻醉学相关的基础理论及临床实践技能等丰富内容,以问与答的形式为广大麻醉从业者开阔思路、答疑解惑。这一丛书以临床工作中常见问题为切入点,编撰时讲究文字洗练,简明扼要,便于读者记忆和掌握相关知识点,减少思维冗杂与认知负荷。

值此丛书出版之际,我对总主编、主编和编委,以及所有为本丛书问世而辛勤付出的工作人员表示衷心的感谢!感谢你们为了麻醉学事业的发展、为了麻醉学教育的进步、为了麻醉学人才的培养所做出的不懈努力!"少年辛苦终身事,莫向光阴惰寸功",希望有更多出类拔萃、志存高远的后辈们选择麻醉学专业作为自己奋斗终生的事业,勤勉笃行、深耕不辍!而此丛书无疑是麻醉学领域传道授业解惑的经典工具书,若通读博览,必开卷有益!

(丛书总主审:曾因明)

徐州医科大学麻醉学院名誉院长、终身教授

中华医学教育终身成就专家获得者

2022 年 11 月 24 日

前　言

记得小时候在为数不多的科普书籍当中,《十万个为什么》是我们孩提时代最重要的读物之一。虽然有些知识相对今天来讲已经过时,但其具特色的封面、朴实的内容和极富亲和力的插图仍让人回味无穷,许多普适的科学小知识都是从中知晓而深留在记忆中的。

曾因明教授提出"麻醉十万个为什么"的著书想法想必也有《十万个为什么》系列留下的烙印,因为它太耳熟能详了！改成今天麻醉学问系列丛书名也许有很多考量,但撰写理念仍以问和答的形式体现,不能不说这种体例既能让参与编写的老专家们重拾《十万个为什么》带来的美好回忆,又为新生代麻醉专家们带来一种新鲜与好奇,使大家在编写过程中都能体验到一种愉悦的情感。

《麻醉学与中医药》分册采用问与答的形式将目前中医药麻醉的发展与起源、麻醉中医理论和实践技术准确的阐述出来还是有一定难度的。原因有二:一是中医药麻醉本身还远不是业内的广泛共识;二是编者本身也欠缺足够的中医理论与实践经验。但不管怎样,中医药麻醉有着灿烂的历史渊源,以及20世纪超乎常规的临床应用底子,加之广大中医药麻醉人多年的努力、开拓与进取,并有所建树。当前,倡导中西医结合医学发展与进步已成为国家战略,从上至下,大家勠力同心而为之也是理所当然。"天行健,君子以自强不息;地势坤,君子以厚德载物。"问与答可以直接切入主题,少了许多赘述,让读者能迅速解惑,并在简短的文字中领略编写者的意图与经验,以及中医药麻醉的成长发展历程。以小知大,以点带面,从模糊到清晰,从粗略到准确,也是符合编撰此书的初衷。同时,本书的问世可能为将来中西医结合麻醉发展带来助力,其重要性是不言而喻的。

本书前三章着重于中医药麻醉的历史、麻醉与手术的创新理论以及从中医药视角阐述当前麻醉问题的发生发展,有丰富的传统典籍与文献支持,应该是撰写中比较有把握的章节。第四章则是依据国家"十三五"教材《中医药适宜技术》着重介绍当前围术期可应用的中医药技术，虽然在技术应用的娴熟程度上尚有欠缺，但不失是一种带有极强启发性的部分。从第五章开始，融入了当前大量中西医结合麻醉的实践内容，虽有引述文献与成果，但不得不说这些章节更多的是体现了编者们丰富的理论知识和中医药麻醉临床认知。尽管文字简练，篇幅有限，在某些介绍和描述上带有主观性，但确是本分册中最有分量的部分。它不仅从理念、技术和方法学上做到了尽可能的应有尽有，同时为进一步拓展和完善中医药麻醉提供了重要参考与启示，为今后中西医结合麻醉学科的发展奠定了坚实基础。

值得一提的是本分册的最后两章，融入了藏、蒙、维、傣、壮、瑶、苗及土家等民族医药相关的镇痛、镇静理论与技术，成为本分册最大的亮点，在一问一答的过程中使读者不仅了解到中华民族上下五千年民族医药文化的精妙，而且也了解到各民族在防病治病、保障民族健康中的智慧与奋斗历程。

本书在编写过程中得到了所有参编者的广泛重视，大家认真讨论，反复推敲，最后成册。本书倾注了编者们的极大热情、智慧和努力，也体现了当前国内乃至国际上中西医结合麻醉的高水平，为今后中西结合麻醉的推广与实施提供了可靠的参考。该书尤其适合当代年轻的麻醉学者以及在校的医学生阅读和借鉴，为强化中西医结合麻醉新理念，构建中国特色的麻醉中医理论与实践体系提供强大的内容支持和应用帮助。

在此，谨代表《麻醉学与中医药》分册编委会，感谢曾因明教授、王英伟教授的倡导、信任和支持；感谢崔苏扬教授对本书编撰做出的大量组织与指导工作；感谢所有参编人员的倾情付出；感谢秘书组同仁的努力和担当。

由于时间仓促，加之疫情期间多学者交流受限，书稿可能存在瑕疵，且许多内容尚未应收尽收，是为一憾。

（本书主编：苏帆　崔苏扬）
山东中医药大学附属医院学科名誉主任
南京中医药大学附属医院

目　录

中国古代麻醉术

1. 最早的手术记载是什么时候?

考古发现在新石器时代出土的人头颅骨上有类似现代环钻圆形孔的痕迹,可追溯至公元前 6000 多年。已经知道在古代埃及做截肢术和睾丸切除术,但未发现有减轻疼痛的措施,能推测这一时期可能使用过鸦片和大麻镇痛。公元前 2250 年的医书中可以看到亚述及巴比伦人实施手术;公元前 1400 年到公元前 900 年间,古印度、古希腊及古罗马都有医书记载缝合、异物取出或止血手术。

2. 西方医书记载或描述镇痛的方式有哪些?

希波克拉底在公元前约 400 年描述过鸦片的镇痛作用。公元前 100 年,希腊迪奥斯科里斯在其《药物学》中描述了曼陀罗的镇痛和记忆遗忘作用。有记载西亚古国阿西利亚用压迫颈部血管引起昏迷实施包皮环切术;1562 年法国医师比尔用捆扎肢体来压迫神经血管以减轻手术疼痛;1646 年巴托林描述了应用冷冻止痛的方法;有人描述过放血使患者产生脑贫血以及棒击导致昏迷而进行手术;浸有各种止痛或催眠药物给患者吸入达到麻醉效果。

3. 古代麻醉术最早的文献记载在哪里?

目前我国发现最早的有关药物麻醉术的文献记载是 1973 年湖南长沙马王堆 3 号汉墓出土的战国时期医学帛书《五十二病方》载有"令金伤毋痛"方,"已饮,有顷不痛。复痛,饮药如数。不痛,毋饮药",说明当时已在一定程度上知道辛夷、甘草、荠和术等药物可以产生止痛的效果,从而达到今天认为的麻醉作用;同时,这种"复痛,饮药如数。不痛,毋饮药"的描述已经具备了用药方法及量的概念,与现代麻醉药应用已经非常接近了。

4.《神农本草经》中有没有麻醉镇痛药物的记载？

《神农本草经》又称《本草经》或《本经》，托名"神农"所作，成书于汉代，是中医四大经典著作之一，是已知最早的中药学著作。《中药学》收录54味，明确止痛作用的34味。《神农本草经》载有药物如羊踯躅、大麻、乌头、附子、莨菪子等都提到其麻醉镇痛作用。

5.《列子·汤问》记载的扁鹊换心术是真是假？

《列子·汤问》是列子所辑注，里面具有许多民间故事、寓言和神话传说。从此看扁鹊换心术尚不具史载属性，但其中载有"毒酒"迷死，并以"神药"复苏，记载了手术过程，神似与麻醉有关联。《列子·汤问》记载：扁鹊谓公扈曰："汝志强而气弱，故足于谋而寡于断。齐婴志弱而气强，故少于虑而伤于专。若换汝之心，则均于善矣。"扁鹊遂饮二人毒酒，迷死三日，剖胸探心，易而置之；投以神药，既悟如初。二人辞归。

6. 传说中华佗是怎样发明"麻沸散"的？

传说中华佗的朋友醉酒后跌倒不省人事，正巧华佗来访，查看后发现其手臂骨折，欲整复，但怕伤者疼痛而反复唤之却未见回应，遂不顾而整复固定，全过程伤者酣睡无觉。华佗甚感惊奇，又从《神农本草经》中知乌头、莨菪子、羊踯躅等药有"麻醉作用"，遂调制成一方，借酒服用而创下"麻沸散"。

7."麻沸散"记载出于何处？

麻沸散的记载主要见于《三国志》和《后汉书》。《三国志·魏书·方技传》记载："若疾发结于内，针药所不能及者，乃令先以酒服麻沸散，既醉无所觉，因刳剖腹背，抽割积聚；若在肠胃，则断截湔洗，除去疾秽；既而缝合，傅以神膏，四五日创愈，一月之间皆平复。"这段记载"醉无所觉"确切告诉我们，华佗曾熟练运用"麻沸散"施麻醉术，进行腹腔肿瘤摘除术和胃肠部分切除吻合术。

8. 现代医学是怎样评价华佗"麻沸散"的？

20世纪30年代，美国拉瓦尔在《世界医学史》中提到华佗在发明麻醉术时说，"一些阿拉伯权威提及吸入性麻醉术，这可能是从中国人那里演变来的，因为中国名医华佗是擅长此术的。"如果这一发明得到世界的公认，那么这一发明比西方国家的使用乙醚或氧化亚氮进行麻醉早1 600多年。

9.《扁鹊心书》是一本真实存在的医典吗?

现流行的《扁鹊心书》为南宋医家窦材撰于 1146 年,基本认为是托名扁鹊所传。但 2013 年四川成都在修建地铁三号线时发现了一座春秋战国时期的古墓,出土的文物基本都是竹简。这一批竹简上面记载的基本都是医术;经过仔细辨识,专家认为这就是失传的"扁鹊医书",包括《敝昔医论》《脉死候》《六十病方》等 9 部扁鹊医书。因此,待整理完后,也许《扁鹊心书》会真正成为名副其实的医典,同时还能佐证神医扁鹊的真实存在。

10."睡圣散"的出处? 是麻醉方剂吗?

"睡圣散"的记载也是来源于宋人窦材编著的《扁鹊心书》,"睡圣散"以曼陀罗花和大麻为材料。书中这样记载:人难忍艾火灸痛,服此即昏睡,不知痛,亦不伤人。又云,七月采火麻子花,八月采山茄子花,阴干等分为末,热酒调服三钱。少顷,昏昏如醉,割疮、灸火不觉苦痛,盖古方也。从上面描述可以看出,"睡圣散"与华佗"麻沸散"如出一辙,可用来"割疮"等的外科治疗。因此,可认为"睡圣散"也是麻醉药的范畴。

11. 传说中的"麻沸散"、"琼酥散"和"整骨麻药"都是哪些药组成的?

据日本外科学家华冈青州的考证,麻沸散的组成是"曼陀罗花一升,生草乌、全当归、香白芷、川芎各四钱,炒南星一钱"。在 1804 年,他应用曼陀罗、草乌头制成"通仙散",成功地进行了乳癌根治术。唐代孙思邈编集的《华佗神方》的"麻沸散"则是"羊踯躅、茉莉花根、当归、菖蒲";"琼酥散"是"蟾酥、半夏、羊踯躅、胡椒、川乌、川椒、荜茇"组成;"整骨麻药"是"川乌、草乌、胡茄子、羊踯躅、麻黄、姜黄"组成。

12."蒙汗药"真有其药吗?

"蒙汗药"多出现于古代民间小说,为啥叫"蒙汗药"还不可知,有一种说法是该药是由产自蒙古的烈马奔跑出的"汗"调制的。蒙汗药流行的说法该药成分可能分别有草乌、曼陀罗花或"押不芦"。明代梅元实的《药性会元》中记载了所谓"蒙汗药"就是由曼陀罗、川乌、草乌组成的,能令人丧失知觉,从而产生镇痛作用。目前值得肯定的是蒙汗药有解药,据传是浓甘草汁。

13. 著名的"炼丹家"葛洪对麻醉药是否有贡献?

葛洪是两晋之交著名的道教学者、医学家、药学家。他所撰《肘后方》在总结前人基础上,将麻醉药物用于临床,并有所发挥与提高。因为他是道教学派的代表,也精通炼丹术,道教认为天雄、附子有轻身的作用,炼成丹药服用可用来练习"轻功",实则为使用这些药物之后产生的轻度麻醉作用。后世道家效仿也常以天雄、乌头、附子等作为修炼服用的主药,原因在于服用适量麻醉药物后可以令人产生轻快的感觉。

14. 为什么说隋唐时代是古代麻醉发展最好的年代?

隋唐时代由于文化和国力的强大,使古代医药学和中医外科发展极为迅速,所谓全身麻醉法已经流行应用于当时那个年代。巢元方的《诸病源候论》中具体论述过腹部手术方法,如"夫金疮肠断者……肠两头见者,可速续之,先以针缕如法,连续断肠",这种断肠吻合术与华佗的肠吻合术大有相似之处,说明巢元方曾成功进行过肠吻合术,同时这种手术若没有麻醉显然是不可能进行的。唐文学家薛用弱在《集异记》中也提及针刺麻醉成功案例。

15. 唐代对麻醉的研究都有哪些先进的认识?

唐代孙思邈发现大麻具有麻醉作用,把它作为麻醉药物治疗腕骨拆换;乳香、没药是文献上记载的一组止痛药,刘完素《宣明论》的"定痛丸"包括乳香和没药;唐代蔺道人在《仙授理伤续断秘方》中有以麻醉药为主组成的整骨药,"用大乌头……温酒调下,如未觉再添二分药",书中把川草乌、马钱子、木别子等作为麻醉剂使用,或与乳没合用,增强药力。

16. 现在认识的"针刺麻醉"古时有确切的记载吗?

公元前386年,有传说扁鹊用砭石镇痛做切开痈肿术与抢救垂危患者,揭开了针灸麻醉的序幕。唐代有了明确的针灸麻醉记载,唐代文学家薛用弱的《集异记》狄梁公妙用针术麻醉取鼻中疣赘的记载:"狄梁公性闲医药,尤妙针术……有富室儿年可十四五鼻端生赘,大如拳石,根蒂缀鼻,触之酸痛刻骨……痛楚危急,倾刻将绝……即于脑后下针寸许乃询病者曰:针气已至病处乎?患者颔之。公遽出针,而疣赘应手而落……"

17. 古代关于针灸镇痛的最早的医书记载在哪里?

所有有关针灸的古医书籍对穴位的针灸描述都离不开两大功效,一是调理,二是镇痛。全身的绝大多数穴位都与身体各部位的疼痛有关。关于针灸镇痛最早的详细描述是古典医书《黄帝内经》,在《内经》中对针灸的描述包括经络穴位、针灸方法及针灸理论都做了比较系统的论述,其中包括针刺治疗头痛、牙痛、耳痛、关节痛和胃痛等的记载。最重要的是《内经》中详细描述了"不通则痛"、"不荣则痛"和"诸痛属心"的疼痛病机。

18. 两宋期间对古代麻醉的贡献在哪方面?

两宋时期,对麻醉技术的研究更加深入。南宋初针灸医家窦材在《扁鹊心书》记载了以药方"睡圣散"内服作为全身麻醉的方剂,临床使用方法是"人难忍艾火灸痛,服此则昏不如痛,亦不伤人,山茄花(即曼陀罗花)、火麻花,共为末,每服三钱小儿只一钱,一服后即昏睡"。这是中药全身麻醉药方在医学文献中的最早也是最详细的记载,也是在用药方法方面最明确的体现,至今仍有重要的参考价值。

19. 辽夏金元时期麻醉剂有哪些发展?

辽夏金元时期,麻醉术的发展主要表现在对用药量和麻醉深度间关系的认识和运用,同时还强调了个体不同耐量、病情轻重、出血多少的差异。金元时期由于民族善骑的习惯盛行,皮肉骨伤疾病较多,需要理想的麻醉剂。1337 年,危亦林在《世医得效方》中制"草乌散"用做整骨麻醉,"草乌散"的主要药物是曼陀罗花、川乌、草乌等。"服后若麻不得,可加曼陀罗花及草乌五钱,用好酒少些与服。"

20. 危亦林《世医得效方》的麻醉描述有多神奇?

1337 年,危亦林在《世医得效方》中描述的麻醉方法:"先用麻药服,待其不识痛处,方可下手。或服后麻不倒,可加曼陀罗花及草乌五钱,用好酒调些少与服,若人如酒醉,即不可加药。被伤者有老、有幼、有无力、有血出甚者,此药逐时相度入用,不可过多。亦有重者,若见麻不倒者,又旋添些更未倒。又添酒调服少许已倒,便住药,切不可过多。"更神奇之处有"用盐汤或盐水与服立醒"!

21. 李时珍对古代麻醉术有哪些研究?

李时珍在《本草纲目》中详细介绍了曼陀罗花的麻醉作用,还记载有麻醉作用的如乌头、莨菪、坐拏草、曼陀罗花、无名异、茉莉根等药。书中还提及北方少数民族地区的"押不芦"草也具有很好的麻醉效果,认为在华佗的麻沸散中,包括有押不芦的成分。押不芦(yā bù lú)亦称"鬼参",来自阿拉伯语 yabruh 或 abruh 以及波斯语 jabrūh。是一种草名,产自西域,有大毒,具有催眠麻醉作用,传闻能起死回生。

22. 中国明代对麻醉术的贡献有哪些？

明代在局部麻醉术方面有显著进步。明代医学家王肯堂在《证治准绳·外科》中首次论及局部麻醉药，其成分是川乌、草乌、南星、半夏、川椒，为末调搽。王肯堂的唇裂修补术及耳落再植术等就是在局部麻醉下进行的。如"缺耳，先用麻药涂之，却用剪刀剪去外些皮，即以绢线缝合，缺耳作二截缝合"，反映了在麻醉术的帮助下外科手术治疗损伤的先进水平。明代外科大家陈实功著有《外科正宗》，该书记载的鼻息肉摘除术等都运用了局部麻醉法。

23. 中国清代对麻醉术的记载和描述有哪些？

清代赵学敏于1743年在其著作《串雅内编》中介绍过一种开刀药方，便是由草乌、川乌、天南星等组成的麻醉药，并且提出了复方催醒剂的应用。用人参、生甘草、陈皮、半夏、白薇、菖蒲、茯苓组成的复方作为内服麻药的催醒剂，这是催醒方法的一次发展和提高。清《医宗金鉴》中记载有以蟾酥、荜茇、半夏、闹羊花、胡椒、川椒、川乌组成的"琼酥散"，用黄酒调服可起麻醉作用。

24. 作为古代麻醉药的主药洋金花到底有哪些麻醉作用？

洋金花别名闹洋花、凤茄花、风茄花、曼陀罗花等，主要成分东莨菪碱占80%，余为阿托品和莨菪碱。研究认为其对中枢神经系统有明确的作用，包括对行为、脑电、条件反射、痛觉等的影响以及与神经递质的相互影响。洋金花除了麻醉作用外还有其他药用，包括止咳平喘、止痛镇静、改善微循环和组织灌注等。洋金花作为麻醉草药可发挥综合作用，显然比单一成分东莨菪碱要完整的多，不良反应也会因为不同成分的相互克制而减少。

25. "麻沸散"真正有效用的成分是什么？

麻沸散出现在史书中总是带有"酒服"的描述，如果组方中尽皆是相当强麻醉作用的草药，那如何解释"酒服"呢？因此，麻沸散作为麻药，其麻醉作用除了"药"以外，更多是"酒"的作用，因为酒精是可以用作麻醉剂的，何况传说中，华佗所以能发明"麻沸散"是受到醉酒朋友在受伤时不省人事的场景启发的。可以这样理解，酒服麻沸散是"酒助药性，药平酒威"，用酒提高药性，用药来克制酒的烈性。

26. 西方中世纪时期有否产生过麻醉术的萌芽？

中世纪指从公元5世纪后期到公元15世纪中期，终于公元1453年东罗马帝国的灭亡。虽然中世纪被喻为黑暗时期,但却出现过麻醉术的萌芽。现今发现多种手稿都曾提到一种"麻醉海绵"。9世纪时,Sigerist在《班贝格消毒述要》中找到了"睡眠海绵"(schlafschwamm)的配方。12世纪时,卢卡公爵准备了由鸦片、铁杉、天仙子和曼陀罗的麻药,并浸泡了自己的睡眠海绵,用于麻醉小手术患者。

27. 中国古代最早的急救复苏记载出自哪里?

据《史记》记载,虢国王太子患尸厥症而气息几绝,国王和大臣们均以为太子已逝,忙于料理后事。扁鹊行医到此,闻说后即往王宫视探。他切脉后告诉国王,太子没有死,可进行治疗。国王应允后他令弟子子阳给太子针灸三阳五会穴,一会儿太子便慢慢苏醒;他又令弟子子豹用药物热敷及熨帖两胸胁,太子即可慢慢坐起;接着他又令弟子子游按摩、子同侍汤药等。经20多天调理,虢太子逐渐康复。

28. 张仲景在《伤寒杂病论》中是怎样描述急救自缢者的?

张仲景在抢救自缢者时,创造性地应用了人工呼吸法。"一人以手按据胸上,数动之。一人摩捋臂胫,屈伸之。若已僵,但渐渐强屈之,并按其腹,如此一炊顷,气从口出,呼吸眼开,而犹引按莫置,亦勿苦劳之。须臾,可少桂汤及粥清,含与之,令濡喉,渐渐能咽,及稍止,若向令两人以管吹其两耳,采好。此法最善,无不活也。""以手按据胸上,数动之"类似于心脏按压,"以管吹其两耳"类似于人工呼吸。

29. 古代的人工通气术有哪些记载?

晋代葛洪《肘后备急方》中关于复苏猝死患者的详细记载:"徐徐抱解其绳,不得断之。悬其发,令足去地五寸许,塞两鼻孔,以芦管纳其口中至咽,令人嘘之。有顷,其腹中转,或是通气也。其举手挥人,当益坚捉持,更递嘘之。"这是对经口吹气法的最详细记录。其他在《普救类方》《广惠普救方》也载有关于吹气人工呼吸的方法。

30. 古代麻醉术的消失可能与哪些因素有关?

生态环境变迁导致的组方中某些药的缺失;社会统一和割据对组方药的需求出现困难;儒家文化提倡更多的是修"德"而非修"术";手术的开膛破肚民众普遍有恐惧感;麻沸散组方被认为属于"迷酒""蒙汗"之列为人不齿;麻沸散以酒为佐剂被认为太过猛峻;宗教的浸染使人更多地相信超自然与"神"力万能;中国历代中医的

家传师承方式;神医华佗的下场可悲导致医书医术大量遗失;西方人文理念和医学浸染以及对中医学的排斥。

（苏帆　迟永良）

参考文献

［1］ 谢观.中国医学源流论［M］.福建:福建科技出版社,2003.
［2］ Ronald D. Miller.米勒麻醉学(第7版)［M］.邓小明,译.北京:北京大学医学出版社,2011.
［3］ 邓小明,姚尚龙,于布为,等.现代麻醉学(第4版)［M］.北京:人民卫生出版社,2014.
［4］ 马伯英.中国医学文化史［M］.上海:人民出版社,2010.
［5］ 卡斯蒂格洛尼.世界医学史［M］.北京:商务印书馆,1986.

第二章

围术期应用的中医理论基础

第一节　五行理论

1. 中医理论中的五行学说是指什么?

　　五行学说,即是用木、火、土、金、水五个哲学范畴来概括客观世界中的不同事物属性,并用五行相生相克的动态模式来说明事物间的相互联系和转化规律。中医主要用五行学说阐述五脏六腑间的功能联系以及脏腑失衡时疾病发生的机制,也用以指导脏腑疾病的治疗。

2. 五行各自的特性是什么?

　　木的特性:"木曰曲直。"生长、升发、条达舒畅。火的特性:"火曰炎上。"温热、升腾。土的特性:"土爱稼穑。"生化、承载、受纳。金的特性:"金曰从革。"清洁、肃降、收敛。水的特性:"水曰润下。"寒凉、滋润、向下。

3. 什么是五行相生?

　　五行相生,是指某一事物对另一事物具有促进、助长和资生的作用,是指木、火、土、金、水之间存在着有序的递相资生、助长和促进的关系。五行相生的次序是:木生火,火生土,土生金,金生水,水生木,依次递相资生,循环不休。

4. 五行的相生规律是什么?

　　在五行相生关系中,任何一行都具有"生我"和"我生"两方面的关系。"生我"者为"母","我生"者为"子",所以五行中的相生关系又称为"母子关系"。

5. 什么是五行相克?

　　五行相克,是指某一事物对另一事物的生长和功能具有抑制和制约的作用,是指木、火、土、金、水之间存在着有序的递相克制、制约的关系。五行相克的次序是:木克土、土克水、水克火、火克金、金克木,依次递相制约,循环不休。

6. 五行的相克规律是什么?

　　在五行相克关系中,任何一行都具有"克我"和"我克"两方面的关系。"克我"者为"所不胜","我克"者为所胜,所以五行中的相克关系又称为"所胜"和"所不胜"的关系。

7. 五行学说在中医学中的应用有哪些?

　　五行学说在中医学领域中的应用,主要是运用五行的特性来分析和归纳人体的形体结构及其功能,以及外界环境各种要素的五行属性;五行学说的应用,加强了中医学关于人体以及人与外界环境是一个统一整体的论证,使中医学所采用的整体系统方法更进一步系统化。

8. 五行生克制化规律在中医学中的应用有哪些?

　　运用五行的生克制化规律来阐述人体五脏系统之间的局部与局部、局部与整体,以及人与外界环境的相互关系;用五行乘侮胜复规律来说明疾病的发生发展的规律和自然界五运六气的变化规律,五行胜复规律示意图不仅具有理论意义,而且还有指导临床诊断、治疗和养生康复的实际意义。

9. 五行学说如何指导确定治则治法?

　　在五行学说的指导下,古代医家制订了一些很有针对性的治疗原则和治疗方法,在临床实践中有一定的指导意义。根据五行学说指导确定的治疗原则和治疗方法,可分为根据相生规律和相克规律确定两类,其基本治疗原则是补母和泻子,所谓"虚者补其母,实者泻其子"。

10. 什么是"虚则补其母"?

　　"虚则补其母",用于母子关系的虚证,补母能令子实。临床上常用的治疗方法有滋水涵木法、益火生土法、培土生金法和金水相生法。如肾阴不足,不能滋养肝木,而致肝阴不足者,称为水不生木或水不涵木。其治疗,不直接治肝,而补肾之虚。因为肾为肝母，肾水生肝木，所以补肾水以生肝木。

11. 什么是"实者泻其子"？

"实者泻其子"，用于母子关系的实证。临床上常用的治疗方法有抑木扶土法、培土制水法、佐金平木法和泻南补北法如肝火炽盛，有升无降，出现肝实证时，肝木是母，心火是子，这种肝之实火的治疗，可采用泻心法，泻心火有助于泻肝火。

12. 五行学说如何指导脏腑用药？

中药以色味为基础，以归经和性能为依据，按五行学说加以归类，如青色、酸味入肝；赤色、苦味入心；黄色、甘味入脾；白色、辛味入肺；黑色、咸味入肾。这种归类是脏腑选择用药的参考依据。

13. 五行学说如何指导针灸取穴？

在针灸疗法上，针灸医学将手足十二经近四肢末端的穴位分属于五行，即井、荥、俞、经、合"五腧穴"分别配属于木、火、土、金、水五行。临床上根据不同的病情以五行生克乘侮规律进行选穴治疗。

14. 五行学说如何指导情志疾病的治疗？

依据五行的相生相克，认得情志活动也有相互抑制的作用。在临床上可以用情志的相互制约关系来达到治疗目的。如"怒伤肝，悲胜怒……喜伤心，恐胜喜……思伤脾，怒胜思……忧伤肺，喜胜忧……恐伤肾，思胜恐"，即所谓"以情胜情"之法。

15. 什么是阴阳五行学说？

阴阳五行学说，是我国古代的唯物论和辩证法。阴阳学说认为世界是物质的、物质世界是在阴阳二气的相互作用下孳生、发展和变化着的，五行学说则认为木、火、土、金、水是构成物质世界所不可缺少的最基本物质，由于这种物质之间的相互资生、相互制约的运动变化而构成了物质世界。

16. 阴阳学说的基本内容是什么？

阴阳学说的基本内容包括阴阳对立制约、阴阳互根互用、阴阳消长平衡、阴阳的相互转化。

17. 什么是阴阳对立制约？

所谓阴阳的对立，是指自然界一切事物或现象都存着相互对立的阴阳两个方面，这两个方面是相对的，矛盾的；所谓阴阳的制约，是指阴阳之间的相互约束、相互抑制。

18. 什么是阴阳互根互用？

阴阳互根互用，是指事物或现象中相互对立的两个方面，阳依存于阴，阴依存于阳，阴阳又各互为其根，阳根于阴，阴根于阳。

19. 什么是阴阳消长平衡？

阴阳消长，是指阴阳之间不是处于静止和不变的状态，而是始终处于不断运动变化之中，在彼此消长的运动过程中保持着动态平衡，故说"消长平衡"。

20. 什么是阴阳的相互转化？

阴阳的相互转化是指事物或现象的阴阳属性，在一定的前提条件下，可以向其相反的方向转化。阴阳的转化一般出现于事物发展变化的物极阶段，即"物极必反"。

21. 怎样理解"阳病治阴，阴病治阳"？

"阳病治阴"的阳，是指阴虚不能制阳而致阳亢者，属虚热证；治阴，即用滋阴壮水法。"阴病治阳"中的阴病，是指阳虚不能制阴而造成阴盛者，属虚寒证；治阳，即用扶阳益火法。

22. 既然五脏属阴，六腑属阳，为什么又说心肺属阳？

事物的阴阳属性是相对的，不是绝对的。每事物中的阴或阳的任何一方，还可以再分阴阳，故言人身之脏腑中阴阳，则脏为阴，腑为阳。五脏之中，又各有阴阳所属，即心肺居于上部（胸腔）属阳；肝、脾、肾位于下部（腹腔）属阴。五脏属阴是与六腑属阳相对而言，心肺居上属阳是与脾、肝、肾位于下部属阴相对而言。

第二节　气血理论

23. 什么是气血？

　　气血，是构成人体的基本物质，也是维持人体生命活动的基本物质。气血是人体脏腑生理活动的产物，也是他们生理活动的物质基础。

24. 气与血的整体关系？

　　气血两者为对立的统一体，异名同源，一源二歧，又合为一。血从火化、气由水生，既互相依附，又互相转化，气为血之始，血又为气之母，气无血不载，血无气不行。气帅血，血统气，气行则血行，气滞则血滞，血瘀气亦郁，血少气亦衰，气温则血行滑利，气寒则血行涩滞。气治血治，血足气充，气病血亦病，血脱气亦亡，气有一息之不运，血有一息之不行。总之，二者浑然一体，不可分隔，故气与血是一个统一的整体。

25. 什么是气血不足？气血不足有什么表现？

　　气血不足即中医学中的气虚和血虚。气虚即脏腑功能衰退抗病能力差，表现为畏寒肢冷、自汗、头晕耳鸣、精神萎靡、疲倦无力、心悸气短、发育迟缓。血虚可见面色无华萎黄、皮肤干燥、毛发枯萎、指甲干裂、视物昏花、手足麻木、失眠多梦、健忘心悸、精神恍惚。气血不足属气血同病。气血亏虚则会形体失养，以神疲乏力、气短懒言、面色淡白或萎黄、头晕目眩、唇甲色淡、心悸失眠、舌淡脉弱等为常见证候。

26. 什么是气？气的分类？

　　气是人体内活力很强、运行不息的极精微物质，是构成人体和维持人体生命活动的基本物质之一。气的运行推动和调控着人体内的新陈代谢，维系着人体的生命进程。根据所在的部位、功能及来源的不同，气分可为元气、宗气、营气。

27. 气的生成来自哪三个方面？

　　先天之精气：即受之于父母的先天禀赋之气，其生理功能的发挥有赖于肾藏精气；水谷之精气：即饮食水谷经脾胃运化后所得的营养物质；吸入之清气：即由肺吸入的自然界的清气。

28. 什么是元气？

　　元气又称原气，是人体生命活动的原动力。元气由先天之精所化生，并受后水谷精气不断补充和培养。元气根源于肾，通过三焦循行于全身，内至脏腑，外达肌肤腠理。

29. 什么是宗气？

　　宗气即胸中之气，由肺吸入之清气和脾胃运化的水谷精气结合而生成。宗气的功能一是上走息道以行呼吸；二是贯注心脉以行气血。肢体的温度和活动能力、视听功能、心搏的强弱及节律均与宗气的盛衰有关。出于宗气积于胸中，临床上常以心尖搏动部位的（虚里）的搏动情况和脉象来了解宗气的盛衰。

30. 什么是营气？

　　营气即运行于脉中、具有营养作用的气，主要由脾胃运化的水谷精气所化生。营气的功能表现为注入血脉、化生血液及循脉上下、营养全身两个方面。

31. 气的运动的基本形式有哪些？

　　气的运动被称为气机，气的功能是通过气机来实现的。气的运动的基本形式包括升、降、出、入四个方面，并体现在脏腑、经络、组织、器官的生理活动之中。例如，肺呼气为出，吸气为入，宣发为升，肃降为降。又如，脾主升清，胃主降浊。气机的升降出入应当保持协调、平衡，这样才能维持正常的生理活动。

32. 气的功能是什么？

　　气的功能为：推动作用，温煦作用，防御作用，固摄作用，气化作用等5种作用。推动作用：促进生长发育，激发各脏腑组织器官的功能活动，推动经气的运行、血液的循行，以及津液的生成排泄。温煦作用：气的运动是人体热量的来源。防御作用是指气具有抵御外邪的作用。固摄作用是指气可以保持身体脏腑器官位置稳定，并统摄血液，防止汗液、尿液、唾液的无故流失，固藏精液。气化作用是指通过气在运动后使人体产生的各种变化。

33. 什么是气虚证？

指元气不足，脏腑组织的功能减退，气的推动、固摄、防御、气化等功能减退，多表现为气短、神疲、少气懒言、乏力、脉虚等。

34. 什么是气陷证？

指因气虚使升举乏力而反下陷，主要表现自己感觉为内脏下垂或者自觉气坠等，多由气虚证发展而来。

35. 什么是气脱证？

指元气亏虚已极，急骤外泄，多由于正不敌外邪或气的持续衰弱以致气不内守而外脱引起。以气息微弱、汗出不止等为主要表现的危重证候。

36. 什么是气滞证？

指人体的某一脏腑、某一部位或者经络气机阻滞、运行不畅出现的一组症候群，多表现为胀闷、疼痛或者脉弦。多由于情志不舒、思虑过度或者悲伤忧郁等引起的气机阻滞。

37. 什么是气逆证？

指气机升降失调，气上冲逆，以咳喘、呕恶、眩晕等为主要表现的证候。气逆是气滞的基础上气机阻滞更严重的一种表现。

38. 什么是气闭证？

是气的出入障碍，因外邪之气太盛，气机逆乱，浊邪外阻，闭塞清窍而导致九窍闭塞不通，如眼睛张开而不能转动，牙关紧闭，四肢末梢冷而胸腹可能温热，两手紧握甚至角弓反张等。

39. 血的概念和主要功能是什么？

血是流行于脉管之中的红色可流动的物质，是构成人体和维持人体生命活动的基本物质之一。血液在脉中运行循环于全身及各个脏腑。血的主要功能是濡养和化神两方面功能。血循行于脉中，内达脏腑，外至肌肉、皮肤、筋骨不断地其提供营养，使其维持正常的生理活动。血是人体精神活动的主要物质基础，只有物质基础充沛，才能产生正常的精神情志活动。

40. 什么是血瘀证？

指血液未在脉中运行溢出脉外形成"离经之血"，离经之血若不能及时排出或消散称为瘀血。血瘀证就是瘀血不能消散而引起疼痛、肿块、出血及瘀血色脉的表现。

41. 什么是血热证？

指脏腑火热炽盛，热迫血分，多表现为出血和实热症状，如咳血、吐血、鼻衄、便血、尿血、月经增多等情况。

42. 什么是血寒证？

指寒邪客于血脉，气机凝滞，血运行不畅，以肤色紫暗、实寒症状或手足局部疼痛、痛经等为主要表现的证候。

43. 什么是血虚证？

指血液亏虚，脏腑、经络和组织得不到血液的濡养，多表现为面、唇、舌淡白，脉细等为主要表现的证候。

44. 什么是血脱证？

指大量出血后引起的气随之暴脱。是以出血和气脱为主要症状。如大出血后面色苍白、大汗淋漓、四肢厥冷甚至晕厥。

第三节　经络理论

45. 奇经八脉是什么？

是指任脉、督脉、冲脉、带脉、阴维脉、阳维脉、阴跷脉、阳跷脉八条经脉的总称，因其循行别道奇行，既不直属脏腑，又无表里配合关系，故称"奇经"；具有对十二经脉之间有沟通联系，蓄积渗灌等调节作用。

46. 什么是督脉？

督，总督；督脉，即总督一身阳脉之意，故督脉又称"阳脉之海"。督脉行于背正中，其起于胞中，下出会阴，后行于腰背正中，经项部，进入脑内，属脑，并由项沿头部正中线,经头顶、额部、鼻部、上唇,到上唇系带处。并有地脉络肾、贯心。督脉具有调节阳经气血,与脑、髓和肾的功能有关。

47. 什么是任脉?

任,担任;任脉,即总任一身阴脉之意,故任脉有"阴脉之海"的称号。任脉行于胸腹部的正中,其起于胞中,下出会阴,经阴鼻,沿腹部正中线上行,通过胸部、颈部,到达下唇内,环绕口唇,上至龈交,分行至两目下。有担任、妊养之义,故又通"妊"。调节阴经气血;任主胞胎,任脉起于胞中,具有调节月经,促进女子生殖功能的作用,与女子妊娠有关。

48. 什么是冲脉?

冲,要冲;冲脉,即总领诸经气血的要冲。其起于胞中,并在此分为三支:一支沿腹腔后壁,上行于脊柱内;一支沿腹腔前壁挟脐上行,散布于胸中,再向上行,经喉,环绕口唇;一支下出会阴,分别沿股内侧下行至大趾间。

49. 什么是带脉?

带脉有如束带,围腰一周,能约束诸脉,所以有"诸脉皆属于带"的说法。其起于季胁,斜向下行至带脉穴,绕身一周。

50. 什么是阴跷脉、阳跷脉?

跷,轻健跷捷之意。其中阳跷主一身左右之阳,阴跷主一身左右之阴。同时还有濡养眼目,司眼睑的开合和下肢运动的作用。跷脉左右成对,阴阳跷脉均起于足眼。

51. 什么是阴维脉、阳维脉?

维,有维系的意思。阴维脉维系三阴经,阳维脉维系三阳经。阴维起于小腿内侧足三阴经交会之处,沿下肢内侧上行,到腹部,与足太阴脾经同行,到胁部,与足厥阴肝相会,然后上行至咽喉,与任脉相会。

52. 奇经八脉的特点是什么?

奇者,异也;"八脉"是指奇经共有八条,故称"奇经八脉"。奇经八脉是指这些经脉与十二经脉不同。它们的分布不如十二经脉那样有规律;它们与脏腑没有直接的络属关系;彼此之间也无表里关系。

53. 奇经八脉对十二经络的作用是什么?

具有调节十二经脉中的气血的功能,除任、督直接参与十四经气血循环外,其他奇经还具有涵蓄和调节十二经气血的功能。

54. 奇经八脉与脏腑的关系是什么?

奇经八脉与某些脏腑关系密切,奇经八脉虽然不似十二经脉那样与脏腑有直接的属络关系,但它们在循行分布过程中与脑、髓、女子胞等奇恒之腑以及肾脏有较为密切的联系,从而加强了某些脏腑之间的相互沟通。

55. 经络的生理功能是什么?

其生理功能主要表现在沟通表里上下,联系脏腑器官;通行气血,濡养脏腑组织;沟通表里上下,联系脏腑器官;通行气血,濡养脏腑组织;经络有感应刺激、传导信息的作用;经络能调节人体的功能活动,使之保持协调、平衡。

56. 经络学说有哪些临床应用?

经络是人体通内达外的一个联络系统,在生理功能失调时,又是病邪传注的途径,具有反映病候的特点。如在有些疾病的病理过程中,常可在经络循行通路上出现明显的压痛,或结节、条索等反应物,以及相应的部位皮肤色泽、形态、温度等变化。通过望色、循经触摸反应物和按压等,可推断疾病的病理状况。

57. 经络在指导辨证中有什么作用?

辨证归经,是指通过辨析患者的症状、体征以及相关部位发生的病理变化,以确定疾病所在的经脉。辨证归经在经络学说指导下进行。临床上根据所出现的证候,结合其所联系的脏腑,进行辨证归经。

58. 经络在指导针灸治疗时有什么作用?

针灸治病是通过针刺和艾灸等刺激体表经络腧穴,以疏通经气,调节人体脏腑气血功能,从而达到治疗疾病的目的。腧穴的选取、针灸方法的选用是针灸治疗的两大关键,均依靠经络学说的指导。针灸临床通常根据经脉循行和主治特点进行循经取穴。

第四节 肾元理论

59. 什么是天癸?

天癸即元阴,肾精。是促进生殖功能的一种物质。癸,五行中属阴水,也有说法专指女子月经。

60. 肾的生理功能及生理特性?

肾主藏精,主生长发育和生殖,主脏腑气化;肾主水、津液代谢,肾气具有生尿和排尿作用;肾主纳气。生理功能:主蛰守位(主封藏)。

61. 为什么说肾为先天之本?

肾为先天之本,是指肾是决定人体先天禀赋的强弱、生长发育的迟缓、脏腑功能盛衰的根本。因为来源于父母的先天之精藏于肾,而肾又主人的生殖。肾为先天之本是与脾胃后天之本相对而言的,先天是指人体受胎时的胎元,人始生,先成精,意思就是人的胚胎在刚开始出现时,要先生精,精成而脑髓生、骨为干、脉为营、筋为刚、肉为墙、皮肤坚而毛发长。在个体的生命过程当中,先身而生,是后天脏腑形成,以及人体生长发育的动力。

62. 肾气和元气是什么关系?

肾气与元气、真气的内涵类同,在人体生命活动中起着极为重要的作用。肾气所含的肾阴又称为元阴或真阴,肾阳又称为元阳或真阳。肾阴是一身阴气之源,肾阳是一身阳气之根,所谓"五脏之阴气,非此不能滋;五脏之阳气,非此不能发"。

63. 肾元是指什么?

肾元(也称肾原)主要是指肾中的本源能量,有时也指肾中元气,元:有"初始""基本"的意思,就像我们化学中常说的"元素"中的元,就有基本的意思。

64. 肾元充足是什么意思?

我们如果看到书上说"肾元充足"的话,一般就是指肾精、肾气、肾阴、肾阳都充足。也就是说,肾元是包括先天的肾精、肾气、肾阴、肾阳这些统统在内的(在某些特殊情况下,有的书上也用它单指先天肾气)。

65. 怎么看待"引火归原"这一说法?

"引火归原","火",上浮之火,龙火也;"原","元"也,肾之命门也。即引上浮之火回命门。有人认为是"土不伏火"所致龙火上浮,当补土而"引火归原",有人认为是的"八脉失养,冲脉上攻"所致龙火,当补八脉而"引火归原"等。总的还是围绕肾元来说。

66. 如何看待"肾主水"与"肾藏精"的关系?

肾水为壬癸水,也可认为是肾之精微,《丹溪心法·子嗣》云:"经水不调,不能成胎。说明受孕的前提就是肾精充足。"《血证论》云:"肾又为先天,主藏精气,女子主天癸,男子主精,水足则精血多,水虚则精血竭。"阐明了肾水可化生充养肾精,两者相互促进。可见天癸便是肾水,具有与肾精一样促进胎儿生长发育的功能。

67. 为什么说"年老肾衰,精亏髓减是致病之本"?

年龄是发病的基础,随着年龄的增长和机体的自然衰老,人的记忆呈现出渐进演变过程,肾中精气亦呈现出由初生→盛壮→衰退→耗竭的动态变化过程,正如《素问·上古天真论》中描述:"肾气盛,齿更发长,……天癸竭,精少,肾藏衰,形体皆极。"人至老年,五脏六腑功能逐渐减退,气血阴阳俱虚,精亏髓减,神明失养。随着年龄的增长和机体的自然衰老,故可出现头晕眼花、健忘失眠、反应迟钝、语言不利等症状。

68. 现代医学对"肾藏精生髓"的认识?

中医学理论的"肾"与下丘脑-垂体-肾上腺皮质系统和下丘脑-垂体-性腺系统密切相关。有学者从干细胞学说阐述了"肾藏精生髓"的科学内涵,认为肾精与干细胞均来源于父母之精,进而化身成形;干细胞属先天之精,是先天之精在细胞层次的存在形式。肾"主生殖""主生长发育",干细胞则参与人体生殖、生长、发育、衰老的全过程。因此,肾藏精与干细胞的作用具有异曲同工之妙。

69. 为何肝脏受损后会久病及肾?

比如肝体受损,藏血失司,肝血虚少无以滋养肾精,后天之本亏虚亦无力培育先天之本,终累及肾。《内经》云:"正气存内,邪不可干……邪气所凑,其气必虚。"

肺病日久,真气生化乏源,气道壅塞,导致肾气亏虚随病情发展损伤人体气血、精津、肾阳,终致五脏六腑功能失和。

70. 如何理解"肾者,胃之关也"?

"关"可以体会为水液出入的关口。肾开窍于二阴,与膀胱相表里。肾主水,在人体水液中起极为重要的作用。在通常情况下,水入于胃,由脾上输于肺,肺气肃降,水下流而归于肾,这是水液由体外摄取以后在体内升降的过程。水液排泄障碍,积聚体内,就形成水肿,而这种水肿是由于肾的"聚水"发展而来的。水饮入胃后,依赖于肾的蒸腾汽化作用排泄,若肾的气化功能正常,则开合有度。若肾气衰弱,气化功能失常,则开合不利。

(郝巍)

第三章

麻醉手术相关中医病机

第一节　体质中医说

1. 何为中医体质理论？

中医体质学理论起源于《黄帝内经》藏象理论，是人体在先天遗传和后天获得的基础上所形成的功能和形态上相对稳定的固有特性。体质的特殊性是由脏腑之盛衰，气血之盈亏所决定的，反映了机体阴阳运动形式的特殊性。人体正常体质大致可分为阴阳平和质、偏阳质和偏阴质三种类型。体质的固有特性或特征表现为机能、代谢以及对外界刺激反应等方面的个体差异性，对某些病因和疾病的易感性，以及疾病传变转归中的某种倾向性。

2. 中医体质理论对麻醉手术实施有何指导意义？

中医学强调"因人制宜"指导临床实践。围术期麻醉实施的目标为"个体化和舒适化"，与中医体质理论的因人制宜原则不谋而合。麻醉手术前评估最重要的任务就是评估患者的身体条件、伴随的疾病以及这些疾病可能给患者系统器官功能带来的损害。先天不足、体质羸弱者对麻醉与手术的耐受力较差，对麻醉手术的耐受和对伤害性刺激的抵抗力也就变弱。因此，中医体质理论对围术期麻醉的疗效和减轻不良反应等方面具有积极的指导意义。

3. 麻醉手术实施中，如何根据不同体质用药？

中医体质有阴阳偏颇的差异，临证应视体质用药。① 药物性味，阴虚体质者宜甘寒、酸寒、咸寒、清润，忌辛热温散、苦寒沉降；阳虚体质者宜益火温补，忌苦寒泻火；气虚体质者宜补气培元，忌耗散克伐等；② 用药剂量，体长而壮实者剂量宜大，体瘦而弱者，剂量宜小。老年人机体功能减退，气血亏虚，多表现为虚证，麻醉用药量应比青壮年少，应该尽量避免快速、大剂量给药，所选药物应"药性温和"，避免循环、呼吸系统大幅波动。

4. 偏阴质的患者在麻醉手术中有何不同？

　　偏阴质是指具有偏阳不足、偏寒、多静等特性的体质。偏阴质者，阳气偏弱不足，脏腑功能偏弱，水湿内生，形成阳虚病理性体质，主要与肾中元阳（阳气）不足有关。手术创伤在肾气本虚的前提下会导致肾元气的大量消耗，致使元气不足，机体根本受损，使各脏腑气无源可化，影响脾胃之气，导致脾胃疾病；且脾胃气虚，运化失职，后天之精更加不足，元气失其所养，肾气更加虚衰，形成恶性循环，以至于最后正气大虚，亡阳竭阴。

5. 偏阳质的患者在麻醉手术中有何不同？

　　偏阳质是指具有偏于亢奋偏热、多动等特性的体质。偏阳质者，多见阴虚，气血津液不足，形体偏瘦。麻醉手术必然伴随气血津液丢失，由于津血同源，故津液亏乏或枯竭，导致阴血亏乏，出现血燥虚热内生或血燥生风等津枯血燥的病理改变。若津液耗损，使血液减少而血行郁滞不畅，从而发生血瘀之变，终致津亏血瘀。气与津液相互依附、相互为用。气要依附于津液而存在，如人体津液大量丢失，气失其依附而随之形成气随液脱的危重状态。

第二节　伴随疾病的中医病机以及对麻醉手术的影响

6. 如何从脏腑病机理论理解心脏疾病对麻醉手术的影响？

　　心为"君主之官"，主神志和血脉。心之阴阳气血失调是心脏病变的内在基础。麻醉用药和手术创伤本身作为一种"外邪"，起作用出发点就是抑制呼吸、循环系统正常运行，使人体处于一种"假死"状态，即中医所谓"失神"；加之手术过程中伴随失血，血虚心失所养，多出现心律不齐等。循环功能受阻，心脉气血运行不畅，甚则可见血凝气滞、瘀血阻闭、心脉不通，易出现血栓等并发症。

7. 如何从脏腑病机制论理解肺脏疾病对麻醉手术的影响？

肺脏疾病对麻醉手术的影响主要有：① 肺主气司呼吸，是体内外气体交换的场所；② 肺宣发肃降功能，朝百脉而助心行血。麻醉药物抑制呼吸功能，阻碍气机活动，人工机械通气破坏了正常的肺的呼吸调节，肺的呼吸调匀是气的生成和气机调畅的根本条件。气的不足和升降出入运动异常，影响肺的呼吸运动，而出现呼吸异常。全身血的运行，又依赖于气的推动，随着气的升降而运行到全身。血液的运行，亦有赖于肺气的敷布和调节。

8. 如何从脏腑病机制论理解肝脏疾病对麻醉手术的影响？

肝为将军之官，主疏泄而藏血，其气升发，喜条达而恶抑郁。肝病之人，容易肝气郁结，出现情志异常，焦虑抑郁，气机不畅等，加之患者对手术本身的恐惧感、焦虑感，因此术前应注意调节患者情绪状态，减轻手术风险。肝藏血，手术失血导致肝阴血不足，筋脉失养，引起肝风内动，导致患者出现肢体抽搐。肝体阴而用阳，阴虚则阳亢，肝阳上亢，上盛下虚，阳亢无制而生风，为肝风内动，引起快速心率、心律不齐、血压升高等异常。

9. 如何从脏腑病机理论理解肾脏疾病对麻醉手术的影响？

肾主藏精，主水液，主纳气，为人体脏腑阴阳之本，生命之源，故称为先天之本。麻醉手术本身是一个创伤过程，需要耗散大量的肾精，即肾阴阳受到损伤，引起机体的免疫功能下降，导致围术期出现各种并发症。肾元气大量消耗，致使元气不足，根本受损，从而使各脏腑气无源可化，进而影响脾胃之气，导致脾胃疾病，由于脾胃气虚，运化失职，后天之精更加不足，元气失其所养，肾气更加虚衰，形成恶性循环，以至于最后正气大虚，亡阳竭阴。

10. 如何从脏腑病机制论理解脾脏疾病对麻醉手术的影响？

脾主运化、统血，输布水谷精微，为气血生化之源，后天之本。术前禁食禁饮，导致脾无以化源，则血液亏虚，出现头晕眼花，贫血、低血压等血虚征象。脾的运化功能健旺，则气血充盈，气能摄血，使之正常运行而不致溢于血脉之外。脾的运化功能减退，化源不足，则气血虚亏，气虚则统摄无权，血离脉道，从而导致出血。脾之升清，是和胃之降浊相对而言，脾不升清，导致胃不降浊，引起恶心呕吐等反应。

第三节　麻醉手术与气机的关系

11. 中医"气"指的是什么?

中医"气"是真实存在而至精至微的生命物质,是生命活动的物质基础,负载着生命现象。人生所赖,惟气而已。"惟气以形成,气聚则形存,气散则形亡。"人体的气处于不断的运动之中,它流行于全身各脏腑、经络等组织器官,无处不有,时刻推动和激发着人体的各种生理活动。气的升降出入运动一旦停止,就失去了维持生命活动的作用,人的生命活动也就终止了。因此,气是构成人体和维持人体生命活动的最基本物质。

12. "气"在麻醉手术实施过程中受到如何影响?

麻醉手术的病理生理变化过程对一个患者来说是极其复杂多变的,甚至可以说是"从生到死又死而复活"的过程。麻醉和手术的实施破坏了气机的正常运行,麻醉药物的镇静抑制、机械通气、手术对器官组织脏腑本身的损伤等均阻碍了气的正常功能和运行,因此,麻醉手术对人体气的影响是最直接和最重要的。

13. 中医"气"是如何生成的?

人体的气,从其本源看,是由先天之精气、水谷之精气和自然界的清气三者相结合而成的。一是藏于肾中的精气(肾元气),二是化生于食饮的水谷之气,三是从自然界吸入的清气。气的生成有赖于全身各脏腑组织的综合作用,其中与肺、脾胃和肾等脏腑的关系尤为密切。

14. 中医"气"的生产和哪些脏腑最相关?

肺为气之主:肺为体内外之气交换的场所,通过肺的呼吸吸入自然界的清气,呼出体内的浊气,实现体内外之气的交换。脾胃为气血生化之源:脾为五脏之轴,胃为六腑之首,脾胃合为后天之本,气血生化之源,在气的生成过程中起着中流砥柱的作用。脾胃在气的生成过程中,不仅化生水谷精气,提供物质基础,参与宗气的生成,而且又能滋养先天之精气。肾为生气之源:肾有贮藏精气的作用,肾的精气为生命之根,生身之本。

15. 中医气的分类？

《内经》关于人体之气,依据其功能和部位的不同命名。主要有元气、宗气(水谷之气、清气)、营气、卫气等。基于"气本一元"之说,就元气、宗气、营气和卫气而言,元气在生命之初,源于父母之精,是生命物质系统中最高层次、最根本的气,对人体的代谢和功能起推动和调节作用;而宗气、营气、卫气均来自后天的水谷精气与清气,根据其主要组成部分,分布部位和功能特点不同而称谓各异,它们是较低层次的气,能供给人体以营养和动力。

16. 元气与麻醉手术的关系？

元气,为生命本始之气,包括元阴、元阳之气。《灵枢·逆顺肥瘦》云:"年质壮大,气血充盛",体质强大一定和脏腑气血充盛有关,而脏腑之血气是否充盛,根本上取决于自身元气是否充盛。同样的麻醉、相同的手术和医疗技术,患者麻醉与手术后的结局却迥然不同,原因之一就是患者体质不同,也就是元气存在差异。体质较弱、年龄较大、久病卧床的患者往往元气不足,其术后并发症的发病率就高,且较为严重,结局往往也差。

17. 何为宗气？

宗气由肺吸入的清气与脾胃化生的水谷精气结合而成,其形成于肺,聚于胸中者,谓之宗气。宗气在胸中积聚之处,《灵枢·五味》称为"气海",又名为膻中。宗气的生成有两个来源,一是脾胃运化的水谷之精所化生的水谷之气;一是肺从自然界中吸入的清气,二者相结合生成宗气。因此,脾的运化转输功能和肺主气、司呼吸的功能是否正常,对宗气的生成和盛衰有着直接的关系。

18. 宗气与麻醉手术的关系？

全身麻醉患者要用麻醉呼吸机进行人工通气,需要插管和肌肉松弛药的配合,扰乱了机体正常的呼吸功能,致肺气机失司。开腹开胸手术使整个呼吸机制的完整性受到破坏,本该执行呼吸功能的所有器官都被排除在运气之外,因此伤损清气进入;同时,麻醉用药对呼吸有影响,特别是吸入麻醉药、静脉麻醉药和阿片类镇痛药等,从中枢、周围神经系统和肌肉运动系统影响了呼吸进程,损伤机体清气。其次,术前的禁食禁饮就是断机体的水谷之气,断精气之源。

19. 何为营气？

营气主要由脾胃运化的水谷精微化生，分布于脉中，其主要功能是化生血液。营气与血共行于脉中，发挥营养作用。血是氧的载体，所以氧供就是血供。虽然不能将这里的氧气笼统地称为"营气"，但营气除营养物质外肯定也包含有氧气的含义，所谓营气通过肺中清纯之气的渗注、心中阳火之气的温煦，变化成赤色的物质，称为血液。中医用"营"或"荣"，有营四末、荣脏腑之意，确有异曲同工之妙。

20. 营气与麻醉手术的关系？

围术期病理生理学中常提及器官的氧供需平衡的问题，器官没有氧供或氧供低下，均会发生代谢与功能障碍。麻醉与手术对营气的伤害有三，一是术前禁食禁饮必伤营气；二是手术中的创伤出血，必然导致气随血脱而伤营气；三是手术切口与麻醉必干扰经络循行，从而阻碍营气环行。

21. 何为卫气？

卫气也由水谷之气化生，是人体阳气的一部分，其性活动力强，行于脉外。主要是护卫肌表，防御外邪，故有"卫阳"之称。其主要作用具体有护卫肌表，防御外邪入侵，温养脏腑、肌肉、皮毛和调节控制肌腠的开合、汗液的排泄。

22. 卫气与麻醉手术的关系？

麻醉手术伤卫气有三点：一是卫气也由水谷之气化生，故手术禁食禁饮亦会伤及卫气，使卫气虚弱；二是手术有切口，包括开腹、开胸，必然先破卫气，手术切口越大，伤筋动骨，部剖胸破腹，卫气损伤就愈加严重；三是手术多在昼日进行，而卫气昼行于阳，因此手术创伤导致卫阳之气外泄更多些。这也是术后患者大多都是以"阳虚"为主的气血失衡最重要的原因之一。

23. 气机与麻醉手术的关系？

麻醉与手术对气机的影响：① 麻醉药物的抑制作用；② 局部麻醉、椎管麻醉等区域麻醉都是通过局部麻醉药物直接抑制了神经的传导，使整个器官脏腑气机被阻抑；③ 麻醉的人工机械通气干扰了整个呼吸过程，使呼吸相关的中枢、神经和肌肉都受到影响；④ 手术对器官组织脏腑本身的损伤，阻扰气机的正常运行；⑤ 手术对某些组织器官的切除，切断了各脏腑器官之间的联系，使原来循行的气机运行发生混乱。

第四节　麻醉手术与气血的关系

24. 中医理论的"血"指的是什么?

中医更看重用血的功能来认识。血主于心,藏于肝,统于脾,布于肺,根于肾,有规律地循行脉管之中。血液的正常循行,是依靠心肺之气推动布散全身;血液运行前必须先经过肺气的作用,否则血无论循行到哪里没有"肺气"都将毫无意义,可以被认为是血循行前的准备,也是承载"气"的过程(有"氧气"的概念);血要循脉而行必须靠心气的推动;同时肝主疏泄而藏血,脾主统血,防止血液逸出脉外,引起各种出血。

25. 何为中医气血理论?

中医学认为气血是体内中最重要的两种物质,它不仅是四肢百骸,脏腑经络的能源和动力,也是营卫津液精神情志的气化源泉和物质基础。"气主煦之,血主濡之",只有全身气血的温煦濡养,才能使五脏六腑、四肢百骸维持并发挥正常生理功能。气血任何一方有问题,或相互间协调出现异常,均会导致各脏腑功能的失调,引发疾病。总之,气与血循行周身、贯通上下,无处无气血,无时不运行,"气血理论"应是祖国医学体系的理论基础。

26. 如何从中医气血理论理解麻醉用药和手术创伤对机体的损伤?

患者行手术之时,手术创伤与麻醉药物都会对机体造成伤害,甚者会威胁患者的免疫、血液、神经以及内分泌系统等,一旦这些系统遭到伤害,患者的循环、呼吸、消化以及代谢功能都会受到损害。手术本身而言,最基本的两个变化就是手术切口和出血,手术切口必然破气,切口也使出血成为必然。因此,从基本层面看,手术就意味着气与血的丧失或平衡紊乱。气血问题也是手术过程中产生的基本问题,因此气血理论也就成为围术期最基本的理论。

27. 麻醉用药和手术实施对机体的损伤,如何从中医病机理论认识进行干预?

中医学讲究调整患者内环境,减轻手术创伤以及麻醉药对气血产生的伤害。术前患者可能伴随疾病或创伤,中医药在术前培元固本、补气养血、调和阴阳,提高患者对麻醉手术的耐受力;术中麻醉与手术创伤损害机体的功能和完整性,容易造成气血亏虚,通过舒经活络,调节气血运行,保证系统功能的稳定;术后患者机体大量消耗,器官系统功能发生紊乱,出现气虚血瘀,可补肾益气、回阳固本、调理脏腑失衡,以促进机体康复。

28. 如何从"气血理论"理解术后疼痛的发生?

中医学认为术后疼痛多为手术耗伤气血所致"不荣则痛",术中气虚血瘀及术后卧床气滞血瘀所致"不通则痛",减轻术后疼痛依赖于气的营养和调控作用。"营气"行于脉中,"化而为血,以奉生身",营气在术后主要由摄入的水谷精微分化而成,以滋养受损的五脏六腑、四肢百骸。营气属阴,具有宁静、抑制等作用,可缓解疼痛及相应的应激反应。营气还具有推动术后瘀血消散,促进精血、津液生成和运输的作用。

29. 如何从"气血理论"理解术中机体需要保持体温?

卫气属阳,"卫气者,热气也。凡肌肉之所以能温,水谷之所以能化者,卫气之功用也"。麻醉药和肌肉松弛药可阻断体温调节系统,且麻醉药物增加机体散热,冲洗液及补充输液均可使患者体温降低,影响凝血机制,增加血管负担及术后血栓风险。术中体温的维持与卫气护卫肌表、温煦脏腑、抵御外邪的作用相关。营卫互生互用,卫气之功,需要有充足的营血,术中失血导致营血不足,进而卫气不足。术中保温不容忽视,有一分阳气,便有一分生机。

30. 麻醉手术对血的影响?

术前禁食禁饮使水谷精微气化来源减少而化生血液不足;麻醉药物本身会抑制呼吸和循环功能,影响心肺助行血液;手术的创伤和出血导致血容量不足;手术创伤的应激反应引起血液凝血功能障碍,影响肝脾的藏血和统血功能;血的主要功能一是营养滋润全身,二是构成神志活动的物质基础,因此,麻醉手术对血的影响最终会造成多个器官脏器缺血缺氧,严重者发生休克、昏迷等麻醉意外。

31. 何为针刺麻醉,在现代麻醉手术中是否有作用?

针刺麻醉理论基础是针刺相应穴位或特定部位,能激发相关经络的经气,使之"通其经脉,调其血气",达到病变部位或手术部位镇痛或抗痛的效果。目前针刺麻醉多结合药物进行麻醉,即针药复合麻醉。针刺辅助麻醉在术前能抗焦虑,缓解紧张情绪,使术前准备充分;术中可减少麻醉药物用量;术后可镇痛,降低术后恶心、呕吐等并发症的发生;在肺、肾、肝等器官保护及围术期心脑血管功能、胃肠道功能调节方面均有一定的临床作用。

32. 在快速康复外科指导下,中医药是否能在麻醉手术中发挥作用?

快速康复外科是微创和损伤控制理念的深化,为使患者在围术期中维持平稳的状态,手术方式的改进,术前的健康教育以及应用各种药物治疗来减少手术的应激反应、疼痛及其他不适。基于中医药的特色和优势,针对术前、术中和术后的关键问题,包括围术期情志调理、中医饮食调护、功法锻炼、针药复合麻醉、术后充分止痛、胃肠功能恢复、并发症防治等,控制围术期病理生理变化,进而改善预后。

33. 快速康复外科术前用中医理论指导胃肠道管理有何方法?

合理禁食:食物所化精气最为纯粹,让患者术前少量服用理气通腑的中药汤剂,以及进食流质碳水化合物,使手术过程中患者机体细胞保持合成代谢状态,能一定程度上减少麻醉药物的不良反应。取消灌肠:手术前一晚和手术当日清晨指导患者服用 200 mL 莱菔子汤剂,对患者肠胃有一定裨益,有助于术后胃肠功能恢复。另采用针刺疗法还能促进肠胃气血运行,有助于患者术后消化系统功能恢复,对调节其免疫功能和内分泌功能也有独特优势。

34. 如何从"气血理论"理解针刺麻醉技术的特点?

麻醉药物的效应与"气"的中介作用有关。《内经》称经穴为"气穴",经络系统最主要的功能即是气血运行,可见针刺的作用主要在于调理气血,通过针刺刺激产生信息将气的感应运载并传导于内脏。"用针之类,在于调气",针刺得气后,配合补泻手法,使人体气机通畅,以行荣卫,升降出入有序。故针刺麻醉可通过调理腧穴之气来调整体内物质基础的平衡,达到气血平衡,并进一步对脏腑功能产生影响。

第五节　术中意外发生的中医病机

35. 麻醉手术中出现心律失常,其中医病因病机如何理解?

麻醉手术中经常会遇到各种心律失常,中医归为心悸、怔忡等病名,其病因病机主要有:麻醉药物本身抑制心肺功能,导致心血运行受阻,引起心悸;手术切口创伤造成身体应激反应,扰动心神而发心悸;术中出血过多,或气血失衡,血随气脱,导致心失所养,引起心悸;麻醉手术引起的凝血功能障碍,如气虚血瘀,引起心脉瘀阻,导致心悸发生。

36. 麻醉手术中出现休克,其中医病因病机如何理解?

无论何种手术均会导致不同脏器受伤,加之麻醉药本身对内脏的抑制作用,均致脏气内伤,气机逆乱,营卫不行,脉道不通,气血不通则出入废止,终致神机化灭,有阴阳离决之势。气不摄血,手术创伤致机体气机受损,影响气机的正常运行,导致气不摄血,固摄血液的生理功能减弱,血不循经,溢出脉外,而导致机体不同脏腑出血,引起休克。气随血脱,手术意外导致出血过多,大量失血则气随血脱,从而形成阳随阴亡,致阴阳将绝。

37. 术后认知功能障碍的中医病机是什么?

术后认知功能障碍在中医学中属"痴呆""呆病"等范畴;其病机为髓减脑消,神机失用。髓减脑消可由肾精不足、气血亏虚或情志所伤导致髓海失充,脑失所养,亦可由瘀血、实邪痹阻脑络,清窍失养所致。属本虚标实之证,本虚主要是由于肝肾亏虚及气血不足,标实则主要是由于气滞、血瘀、毒邪等,诸邪相互掺杂,交互为患。痰瘀之邪蕴久易化火上扰清窍,或心肝火旺上犯清窍而致病情加重。

38. 术后认知功能障碍如何在中医理论指导下进行干预?

中医治疗术后认知功能障碍以早期预防为主。根据患者的病理生理特点,使用中医辨证论治,通过培元固本、健脾益气、滋阴养血、活血祛瘀等"补虚泄实"的治则,调理体质,充分发挥中医"不治已病治未病"的思想,口服中药或使用中医特色疗法,可以为防治术后认知功能障碍提供一定参考。

39. 围术期消化功能紊乱的中医病机是什么?

术后消化功能紊乱的主要病机有二:一为术前患者中焦脾气不固致湿热痰癖凝滞,形成病灶,久留不去,进而日益耗伤脾气,腑气不畅;二为手术创伤出血,脏气大耗,癖血停滞不散,致腑气不通。故因二者双重因素造成脏气不固、腑气失畅,特别是脾气无以升达,六腑之气通降失司。《内经脏象篇》曰:"五脏藏精气而不泄;六腑传化物而不藏。"从经文中体会到脏之精气充满,腑气应疏通流畅,该病正是与正常脏腑功能相逆,故而发病。

40. 如何从中医角度理解围术期应激反应的发生？

　　从中医整体理论出发,围术期应激反应的发生发展的病机相对比较简单。中医理论注重整体内环境改变,麻醉用药及手术创伤可能干扰、损及气血运行的病理变化,造成的机体某部位气血扰动,导致全身气血运行不畅,并强力调动肾元以弥补亏损,最终力竭而致阴阳及脏腑功能失衡而致病。因此,采用中医药进行术前补气血、固阴阳,即培元固本,术后调气血、和阴阳,即益气回阳,可以达到预防和治疗机体功能紊乱的目的。

第六节　麻醉手术与气虚、血虚

41. 针刺技术在围术期有何作用？

　　手术前可在一定程度上减轻患者紧张、焦虑的情绪;镇痛作用,可减少吸入麻醉药物的用量,减少镇静、镇痛药物的用量;有效降低术后恶心呕吐的发生率;能提高人体免疫力、降低机体应激反应;对心、脑、肺、肝、肾、胃肠道等有一定的器官保护作用;有利于术中呼吸、循环系统的稳定,术后患者苏醒时间缩短,康复快,麻醉相关并发症减少,可以使者更平稳的度过围术期。

42. 气血平衡与麻醉手术的关系？

　　麻醉手术过程中,麻醉医师要尽可能的维持患者血液动力学的稳定,减少伤害性刺激对机体的损伤和侵害,使患者保持在一种平稳的生命状态,麻醉学上称为"麻醉理想状态"。但麻醉手术创伤伴随失血的过程中,也伴随气随血脱,所以会造成气血双虚,但要维护一种气血的相对平衡,必须在补血补液的过程中时刻考虑容量平衡的问题,避免机体过度负重,出现气血失衡。

43. 麻醉手术应激反应对心脏有何影响？

　　麻醉手术的应激反应会引发脏器功能的相对亢进,耗损大量元气和血液,最后发生脏器功能衰竭,造成阴阳离决。中医认为心为"生之本",主要表现为心藏神,主血脉。围术期应激反应通过下面两条途径影响到心:一是从术前的精神紧张、焦虑恐惧,神明受扰而致心气大乱,心气乱则血脉瘀滞;二是手术破气伤气,伤及肾元气,致心肾不交而难以主血,遂血行不畅。

44. 麻醉手术应激反应对肺脏有何影响？

　　麻醉手术的应激反应会促进体内激素的分泌,影响肺主气之功能,造成肺水肿,引发急性呼吸窘迫综合征。围术期应激反应通过两条途径影响肺的气机:一是术前禁食,脾胃无法化生清气与水谷之气结合形成宗气,宗气弱则肺宣发输布功能减弱;二是麻醉机械通气干扰肺之气机宣降,肺辅助心血运行,肺气宣降失常,则全身气血敷布不及。如果是开胸、开腹手术,则整个肺的气机受到干扰,出现功能障碍,失去原本的升降作用,发生肺功能的衰竭。

45. 麻醉手术应激反应对肾脏有何影响？

　　患者年老体弱、久病及肾等因素造成肾气本虚,麻醉手术本身消耗肾元气。肾气本虚是超强应激反应发生的内在因素。应激反应的高消耗需要肾气的不断调动补充,但手术过程是一个相对独立的阶段,此时靠水谷、药物是不能达到目的的。因此,肾气的大量消耗,最终导致肾气耗损无法及时得到补充,造成元气不足;机体的根本受损,各脏腑气化及运化功能受到影响,后天之精更加不足,形成恶性循环,最后发生多器官功能衰竭。

46. 为什么麻醉手术中气虚大于血虚？

　　"气虚大于血虚"是麻醉手术综合作用的结果,麻醉阻抑气机;机械通气缺清气;手术切口破卫气;术中出血伤营气;开胸开腹伤宗气;术前禁食断水谷之气;年老体弱肾气本虚。伤气的某些过程也伴随耗血的情况,但临床通过输血、输液以及大量的血管活性药物的应用,使原本也虚的"血"得到一定的补充。但手术过程当气虚大于血虚时,是无法通过干预手段去补充"气"的相对不足,加上患者原本肾气本虚,导致最后的气虚大于血虚的局面。

第七节　气虚血瘀与术后并发症

47. 从中医气血理论出发,术后并发症的主要病理病机是什么？

　　围术期应激反应发生发展都伴随着脏器器官的缺血、缺氧和功能衰竭。麻醉阻抑心肺脾胃的气机使水湿中停、运化受阻;大量输血、输液、肾气不足使运化失调;大量炎性因子纠结体内;气虚血瘀导致胃肠道黏膜水肿,黏膜屏障功能减弱,细菌与毒素的吸收等。"湿热"纠结于体内也是术后血栓形成的重要因素。麻醉与手术的伤气过程最终使气虚大于血虚,导致气虚血瘀。这几乎是一切与手术相关并发症发生的病理生理学基础。

48. 从中医气血理论出发,深静脉血栓(deep vein thrombosis,DVT)形成的主要病理病机是什么?

　　麻醉手术必然伴随应激反应的发生,应激反应的病理变化就是气血失衡的表现,形成气虚大于血虚,造成气虚血瘀,最终导致器官功能障碍,包括形成 DVT。其具体的病因病机包括:老年、孕妇及体弱是 DVT 发生的明确危险因素(肾气虚);胸腹、关节部位的手术 DVT 发生率最高,胸腹手术可引起强烈应激反应,手术中易发生缺氧;关节手术失血量较大,伤骨动髓,耗损真气更多(气虚大于血虚)。

49. 如何基于"气虚血瘀"理论预防深静脉血栓的发生?

　　"肾气虚"是术后深静脉血栓(DVT)发生的内在因素;麻醉手术导致的"气虚大于血虚"是 DVT 发生的关键因素,"气虚血瘀"是导致 DVT 发生的病理生理基础。"虚"→"湿热"→"瘀"的过程是围术期应激反应发生发展的过程,也是 DVT 发生发展的过程。术前培元固本以补"肾气虚";手术采用微创缩小手术切口、针刺辅助麻醉减少麻醉药使用量,减轻气血丢失;术后温里回阳以治"气虚大于血虚",补气益气以防"气虚血瘀"。

50. 中医理论对麻醉实施有何指导意义?

　　中医理论注重整体内环境改变,针对麻醉用药及手术创伤可能干扰、损坏气血运行的病理变化,采用中医药结合其他疗法进行术前补气血、固阴阳,引领气血运行,调理脏腑失衡,以达到预防和治疗术后并发症的目的,使我们看到了解决这一类问题的曙光。中医学在抗病治病的传统理论中强调的是整体观念和辨证论治,其经典的气血与阴阳五行理论,都是从整体的高度看待疾病的发生、发展,并从辨证施治中寻求机体气血脏腑失衡后的再平衡。

51. 麻醉实施如何辨证论治?

　　中医辨证论治理论重视个体化的诊治,其与临床麻醉强调个体化施麻的思想不谋而合。因此辨证论治下的麻醉实施就是"辨证施麻","辨证施麻"是根据患者的具体情况和体质状况制定的专门、个体化的麻醉方案,遵循基本原则是根据循证医学的指导,准确地应用当前所能获得的最佳研究证据,结合麻醉专业技能和监测手段,考虑患者的一般状况、体质、合并疾病以及自身愿望等,将几方面完美地结合,制订患者的麻醉管理策略,做到"辨证施麻"。

52. 如何用中医理论指导中医药保护围术期靶组织器官?

中医药理论认为:① 术前患者可能伴随诸多疾病或创伤,为更好的适应手术,中医药在术前培元固本、补气养血、调和阴阳,以提高患者对麻醉手术的耐受力;② 术中麻醉与手术创伤损害了机体的功能和完整性,中医理论通过舒经活络引领气血运行,从而调节内环境的平衡,保证系统功能的稳定;③ 手术造成了身体大量消耗,各器官系统功能发生紊乱,中医理论可回阳固本、温补下焦、调理脏腑失衡,以促进机体康复,防止并发症。

(高巨)

第三章

第四章

围术期中医药应用常用技术

第一节　四诊八纲辨证

1. 如何理解中医诊断疾病的特点?

整体观念是中医学的基本概念之一,诊断疾病时的整体观念是指要考虑整个人体(内)与自然环境(外),或称"审察内外"。整体观念的意义在于既注意局部病变与整体的关系,也考虑到外界对人体的影响。

2. 中医诊断学的基本内容包括哪些?

中医诊断疾病,包括诊(诊察、调查)与察(分析、判断)两部分。中医诊断学的基本内容可按此分为诊法与辨证两大部分。

3. 中医诊断学的诊法包括哪四种?

中医对患者进行检查,收集与患者健康变化有关资料的方法称为"诊法"。外部的疾病表现可以反映内在疾病的本质,这种"以表知里"的诊法包括望诊、闻诊、问诊与切诊四种方法。

4. 中医诊断的四诊含义?

望诊是观察患者的神、色、形、态的变化;闻诊是分辨患者的语言、呼吸、咳嗽、声音与排泄物、分泌物的气味。问诊是医生询问患者的症状、病因、病变过程、治疗经过等;切诊是医生用手触按患者的体表病变部位。

5. 为什么在临床诊断时,必须要四诊合参?

望诊、闻诊、切诊是医生运用视觉、听觉、嗅觉与触觉来对患者进行诊察,而问诊则概括了患者的感觉及对疾病发生、发展的有关问题的叙述。它们之间只能相互补充,不能彼此取代,必须四诊合参。

6. 辨别病症在中医诊断的重要性?

辨别病症就是在整体观念的指导下,运用四诊方法及辨证理论,对人体在致病因素影响下所出现的一系列症状进行细致地观察与分析,确定其所患的疾病与所属证候。

7. 如何理解症、证、病的相互关系?

"症"是指疾病的单个症状,以及舌象、脉象等体征。"证"是指证候,即疾病发展过程中,某一阶段所出现若干症状的概括。症是疾病的现象,证则反映疾病的本质,病是对疾病全过程特点与规律的概括。

8. 什么是八纲辨证?

八纲,即阴、阳、表、里、寒、热、虚、实等八种辨证纲领。具体的讲是指阴阳、表里、寒热、虚实等四对纲领性证候。临证时,通过四诊,收集资料,根据病位的深浅、病邪的性质以及邪正的关系,加以综合分析,最后归纳为八类证候,做出判断,称为八纲辨证。

9. 为什么八纲是辨证的总纲?

疾病基本上都可用八纲加以归纳。如疾病的类别,可以分阴证与阳证;病位的深浅,可分表证和里证;疾病的性质可以分寒证与热证;邪正的盛衰,邪盛为实证,正衰则为虚证。根据八纲辨证,找出疾病的关键,预测其发展,为治疗提供依据。

10. 阴证与阳证的主要临床表现是什么?

里证、寒证、虚证可概属于阴证的范围:如面色暗淡,精神萎靡,身重蜷卧,形寒肢冷,倦怠无力等;表证、热证、实证,概属于阳证的范围:如色发红、发热,肌肤灼热,神烦,躁动不安,脉象浮数、洪大、滑实等。

11. 八纲之间有何联系?

八纲辨证是互相联系的。如表里与寒热虚实相联系,寒热与表里虚实相联系,虚实又与表里寒热相联系。此外,尚有寒热虚实夹杂,寒热虚实真假,以及阴中有阳、阳中有阴等。

第二节　耳穴治疗

12. 耳穴诊治的起源?

耳穴诊治法起源于中国。早在《内经》成书之前,古代医学家就积累了关于耳与整体相联系的经验与知识,并总结归纳在早期的医学书籍中。在经脉学和灸疗学专著《阴阳十一脉灸经》中就记载有与上肢、眼、颊、咽喉相联系的"耳脉"。

13. 耳穴的定义及分布规律?

耳穴是耳郭表面与人体脏腑、经络、组织器官、四肢百骸相互沟通的部位,也是脉气输注的所在。在耳郭上能反应机体生理功能和病理变化的部位统称为耳穴。分布规律与面颊相应的穴位在耳垂;与上肢相应的穴位在耳周;与躯干相应的穴位在对耳轮体部;与下肢相应的穴位在对耳轮上,下脚;与腹腔相应的穴位在耳甲艇;与胸腔相应的穴位在耳甲腔;与消化道相应的穴位在耳轮脚周围等。

14. 围术期镇痛常用的耳穴部位?

耳针对疼痛性疾病的治疗效果最佳。对相应部位、神门取穴是治疗痛症疾患的首选。神门是止痛的要穴,相应部位是不受耳穴名称限制的,疼痛疾病的反应,有些可反应在相应部位的区域处。因此,耳穴治疗时在相应区域上用耳穴电测仪探测出疼痛部位的反应点,是治疗痛症疾病的关键。

15. 用于围术期止吐的耳穴疗法如何取穴?

止吐的取穴:贲门、胃、枕、皮质下、神门。贲门穴是止吐要穴,对呕吐及吞食性痉挛有明显效果;胃是相应部位取穴,有和胃降逆的作用;枕、神门有镇静止吐的作用;皮质下有调节胃肠功能的作用。

16. 耳穴常见的诊断方法？

视诊法以目视的方法用于定位和定性诊断；压痛法是探压耳穴上的痛点，观察患者的疼痛反应；压痕法是指用探笔按压时观察压痕深浅、色泽的改变，用于急性、慢性病的诊断以及辨别虚症和实症；触诊法是根据人体患病时相应体内脏器部位耳穴出现压痛，主要适用于慢性病、器质性疾病和既往史的诊断等。

17. 围术期应用耳穴治疗的适应证？

治疗手术后疼痛，可以减少阿片类药物的用量，对五官、脑外、胸、腹、四肢等各种手术后所产生的疼痛均有一定效果；缓解患者术前的焦虑、紧张及神经衰弱，调节大脑皮质的功能，促进病症的缓解；预防和治疗术后的恶心呕吐；耳穴治疗可以提高内源性肾上腺皮质激素的含量，故有脱敏、消炎、预防变态反应性疾病、提高机体免疫功能等作用。

18. 耳穴治疗的禁忌证？

耳穴治疗比较安全，无绝对禁忌证，但以下情况要注意：① 严重心脏病不宜使用，更不宜采用强刺激；② 严重的器质性疾病，如重度贫血、血友病，不宜针刺，可用耳穴贴压法；③ 孕妇及有习惯性流产者禁用耳穴治疗；④ 月经期内不宜针刺治疗；⑤ 外耳患有疾病，如溃疡、湿疹、破溃时，暂不宜针刺。

19. 围术期最常用的耳穴治疗方法？

耳穴治疗方法中最常用的是耳穴贴压法，是指用硬而光滑的药物种子或药丸、磁珠等物在耳穴表面贴压并用胶布固定治疗疾病的一种方法，是在耳毫针、埋针治疗疾病的基础上产生的一种简易疗法。耳穴贴压法能持续起到刺激作用且安全无不良反应，患者易于接受。

20. 耳穴贴压应准备的物品？

① 贴压药物：可因地制宜选用材料，如植物种子、药物种子等，凡是表面光滑、质硬、适合贴压穴位面积大小，而无不良反应的物质均可选用；② 胶布、75％酒精、2.5％碘酒、消毒棉签、耳穴电测仪等；③ 自制耳穴贴压板或购买使用完整的耳穴压贴。

21. 耳穴贴压如何操作？

① 用耳穴电测仪在耳郭上进行探测，寻找阳性反应点，结合临床症状进行辨

证、分析,明确诊断并确定治疗方法、选穴配方;② 用 75%酒精棉球消毒耳郭,左手固定耳郭,右手用蚊式钳将粘有药籽的胶布取下,对准穴位贴压;③ 贴压穴位:双耳取穴,若一侧病变,可取患侧耳穴;④ 贴压手法:耳穴贴压时要逐渐在穴位处施加压力,刺激强度根据患者具体情况而定。

22. 耳穴贴压治疗的注意事项?

　　每穴位贴压 1 次,可在耳穴上放置 3~7 天,初诊患者、痛症患者可放置 3~4 天,贴压期间嘱患者每天自行按摩 2~3 次,每 5 次为 1 个疗程,疗程间休息 1~2 天后进行下 1 个疗程。

第三节　穴位埋线

23. 穴位埋线的定义?

　　穴位埋线法(acupoint catgut-embedding therapy)是指将可吸收性外科缝线置入穴位内,利用线对穴位产生的持续刺激作用防治疾病的方法,具有操作简便、作用持久、适应证广等特点,可广泛应用于临床各科病症。

24. 穴位埋线的方法包括哪几种?

　　穴位埋线包括套管针埋线法、埋线针埋线法和医用缝合针埋线法。

25. 穴位埋线的适应证?

　　穴位埋线法主要用于慢性病症,如哮喘、萎缩性胃炎、腹泻、便秘、面神经麻痹、腰腿痛、颈椎病、单纯性肥胖症、眩晕、癫痫、阳痿、月经不调、小儿遗尿、神经性皮炎、视神经萎缩等。

26. 穴位埋线的选穴与疗程?

　　穴位埋线根据针灸治疗的处方原则辨证选穴,取穴宜少而精,每次埋线 1~3 穴为宜,多取背、腰及腹等肌肉比较丰厚部位的穴位;在同一穴位做多次治疗时应偏离前次治疗的部位。每 2~4 周埋线 1 次,3~5 次为 1 个疗程。

27. 穴位埋线引起的术后反应?

　　① 正常反应:穴位局部组织损伤造成无菌性炎症反应,埋线后局部出现酸、

麻、胀、痛的感觉；② 异常反应：治疗时无菌操作不严，或治疗后伤口保护不好，易致感染。一般在治疗后 3～4 天出现埋线局部红肿、疼痛加剧，并可伴有发热，脂肪液化、外科缝线溢出、肌肉群瘫痪或感觉异常等；③ 局部出现小结节；④ 出针后出血等。

28. 穴位埋线引起局部感染的处理？

一般治疗时无菌操作不严，或治疗后伤口保护不好，易致感染。在治疗后 3～4 天出现埋线局部红肿、疼痛加剧，并可伴有发热，应予局部抗感染处理；个别患者局部反应是由于对外科缝线过敏引起，应予抗过敏处理。

29. 穴位埋线的注意事项？

① 操作过程中应保持无菌操作；② 埋线宜埋在皮下组织与肌肉之间，不能埋在脂肪层或过浅，肌肉丰满的部位可埋入肌层，避免伤及内脏、大血管和神经干，不应埋入关节腔内，埋线后线头不可暴露在皮肤外面；③ 肺结核活动期、骨结核、严重心脏病或妊娠期等均不宜使用本法；④ 外科缝线用剩后，可浸泡在 75％乙醇中，或用苯扎溴铵处理，临用时再用生理盐水浸泡；⑤ 埋线后应定期随访，注意术后反应，有异常现象时应及时处理。

第四节 穴位注射

30. 穴位注射法的定义？

穴位注射法（acupoint injection therapy），又称"水针"，是以中西医理论为指导，依据穴位作用和药物性能，在穴位内注入药物以防治疾病的方法。该方法将针刺和药物的双重刺激作用有机结合起来，具有操作简便、用药量小、适应证广、作用迅速等特点。

31. 穴位注射的适应证？

穴位注射法的适用范围很广泛，针灸疗法的适应证大部分可用本法治疗。

32. 穴位注射如何选穴？

一般根据针灸治疗的选穴原则辨证选穴，亦可选取阳性反应点，如在背俞穴、募穴和四肢部特定穴出现的条索、结节、压痛,以及皮肤凹陷、隆起、色泽变异等,软组法中耳廓探查方法选取。选穴以精为要,一般每次 2~4 穴。

33. 穴位注射针具如何选择?

针具多使用一次性注射器。根据使用药物剂量大小以及针刺深浅,选用不同规格的注射器和针头,一般可使用 1 mL、2 mL、5 mL 注射器,若肌肉肥厚部位可使用 10 mL 或 20 mL 注射器。针头可选用 5~7 号普通注射针头、牙科用 5 号长针头等。

34. 穴位注射法如何操作?

根据所选的穴位患者取舒适体位。局部皮肤常规消毒,快速将注射针头刺入腧穴或阳性反应点,然后慢慢推进或上下提插,针下得气后回抽,若无回血,即可将药液注入。慢性病或体弱者用轻刺激,将药物缓慢推入;急性病、体壮者用强刺激,将药物快速推入。

35. 穴位注射的常用药物?

常用的中药注射剂包括复方当归注射液、丹参注射液、银黄注射液、柴胡注射液等;常用西药注射剂包括维生素 B_1、维生素 B_6、维生素 B_{12},以及生理盐水、神经生长因子、阿托品、山莨菪碱、利多卡因等。

36. 穴位注射治疗的注意事项?

① 注意药物的性能、药理作用、剂量、药物的质量、有限期、配伍禁忌、不良反应和过敏反应等,必要时可先做皮试;② 项颈、胸背部注射时,切勿过深,控制剂量,注射宜缓慢;③ 注射时先回抽,必须避开血管后再注射;④ 孕妇的禁针穴位如下腹、腰骶部和三阴交、合谷等;⑤ 注射器、针头、注射的部位消毒必须严密;⑥ 预防晕针、弯针、折针等情况。

第五节　针刺疗法

37. 什么是人体的经络?

经络学说是研究人体经络系统的循行分布、生理功能、病理变化及其与脏腑相互关系的一种理论学说。经络是经脉和络脉的总称,经络内属于脏腑,外络于肢节,沟通脏腑与体表之间,将人体脏腑组织器官联系成为一个有机的整体。针灸临床治疗的辨证归经、循经取穴、针刺补泻等,无不以经络理论为依据。

38. 什么是针灸治疗的"针感"?

针刺时会产生酸、麻、肿、胀等感应,称为"针感",这种"针感"常沿着一定路线向远部传导。温灸时也会有热感由施灸部位向远处扩散。

39. 常用的针灸方法包括哪几类?

常用的针灸方法有毫针刺法,灸法(包括拔罐法),其他针法(三棱针、皮肤针、皮内针、电针、水针)和头针、耳针、针刺麻醉等。

40. 毫针刺法的进针法包括哪些?

进针方法临床常用的有:指切式进针法,适宜于短针;夹持进针法,适用于长针;舒张进针法,主要用于皮肤松弛部位的腧穴;提捏进针法,主要用于皮肉浅薄部位的腧穴进针如印堂穴等。

41. 如何掌握针刺的角度和深度?

针刺的角度是指进针时针身与皮肤表面所形成的夹角,根据腧穴所在的位置和医者针刺时所要达到的目的结合而定,主要包括直刺、斜刺和平刺。针刺的深度是指针身刺入人体内的深浅度数,一般来讲深刺多用直刺,浅刺多用斜刺或平刺。

42. 行针的手法包括哪些?

行针亦名运针,是指将针刺入腧穴后,为了使之得气,调节针感以及进行补泻而行施的各种针刺手法。分为基本手法(提插法、捻转法)和辅助手法(循法、刮柄法、弹柄法、搓柄法、摇柄法、震颤法)两类。

43. 临床常用的针刺补泻手法包括哪几类?

针刺补泻就是通过针刺腧穴,采用适当的手法激发经气以补益正气,疏泄病邪而调节人体脏腑经络功能,促使阴阳平衡而恢复健康。临床常用的针刺补泻手法包括:捻转补泻、提插补泻、疾徐补泻、呼吸补泻、迎随补泻、开阖补泻、平补平泻。

44. 针刺时有哪些常见的异常情况？

① 晕针，是在针刺过程中患者发生的晕厥现象；② 滞针，在行针时或留针后医者感觉针下涩滞，捻转、提插、出针均感困难而患者则感觉剧痛；③ 弯针，进针时或将针刺入腧穴后，针身在体内形成弯曲；④ 断针，指针体折断在人体内；⑤ 血肿，指针刺部位出现的皮下出血而引起的肿痛。

45. 针刺的注意事项有哪些？

患者过于饥饿、疲劳、精神紧张时，不宜立即行针刺；妇女怀孕 3 个月内，不宜针刺小腹部的腧穴；小儿囟门未合时，头顶部腧穴不宜针刺；自发性出血患者不宜针刺；皮肤有感染、破溃、瘢痕或肿瘤时，不宜针刺；胸、胁、腰、背部不宜直刺、深刺；针刺眼区、项部以及脊椎部的腧穴时，不可过深，避免大幅度的行针法；对尿潴留患者在针刺小腹时，掌握好针刺的方向和角度、深度，以免误伤膀胱等器官。

46. 电针的临床应用适应证？

电针是在针刺腧穴"得气"后，在针上通以接近人体生物电的微量电流以防治疾病的一种疗法。临床常用于各种痛症，痹症，痿症，心、胃、肠、胆、膀胱、子宫等器官的功能失调，癫狂，肌肉、韧带、关节的损伤等，也可用于针刺麻醉。

47. 针刺疗法在围术期有哪些作用？

针刺疗法在围术期的应用，主要包括辅助镇痛、防治恶心呕吐、防治术后胃肠功能紊乱、缓解围术期应激反应等方面，其作用机制与"中枢-外周-局部"通路相关。

48. 针药复合麻醉在临床应用的意义？

针药复合麻醉是中西医结合的典范，针刺麻醉的作用机制主要包括参与神经反馈调节和促进内源性阿片肽的释放两方面。针药复合麻醉目前主要应用于头面部、胸部、腹部手术等，减少了围术期镇痛药的用量，也有效减少并发症的发生，同时拓展了针刺麻醉的内涵，充分发挥了中西医结合的优势。

49. 针刺如何干预围术期应激反应？

针刺在围术期抗应激反应的应用，主要通过以下几个方面：通过镇痛作用减轻术中的应激反应;术前缓解焦虑降低心理应激反应;调节患者术后适应性的免疫应答。针刺是一种安全的非药物疗法,在加速康复外科的多学科干预中有核心优势。

50. 针刺治疗如何在加速康复外科中发挥作用?

加速康复外科(enhanced recovery after surgery,ERAS)以循证医学证据为基础,优化治疗措施,符合人体在围术期的应激代谢改变,可降低机体的应激反应,达到加速康复的目的。围术期针刺治疗能缓解患者术前焦虑,缩短术前禁食时间,减少麻醉药物用量,保护器官功能,减轻术后疼痛,减少术后恶心呕吐,加快术后康复。针刺的加入能为 ERAS 理念的建设提供新方法、新思路。

51. 针刺治疗慢性疼痛的穴位选择及机制?

针刺在慢性疼痛的治疗以神经病理性疼痛及炎性痛为主,包括颈椎病、关节炎、腰痛、头痛、肩关节周围炎、偏头痛、痛经、坐骨神经痛、三叉神经痛、带状疱疹后遗神经痛等。针刺镇痛的高频穴位依次为颈夹脊、阿是穴、风池、腰夹脊、大肠俞、后溪、阳陵泉、天柱、大椎、太阳。针刺治疗慢性疼痛的机制为激活了脑干、丘脑和大脑皮质等痛觉调节系统,同时也激活了与疼痛记忆有关的海马、前扣带回、皮质体感区等感觉认知相关的边缘系统。

第六节　经皮穴位电刺激

52. 什么是经皮穴位电刺激?

经皮穴位电刺激是在电针基础上,将输出端改为电极贴片,贴在人体皮肤上进行穴位刺激。具有可操作性强、无创无痛、降低感染发生率及操作简便等优点。

53. 经皮穴位电刺激在围术期的应用有哪些?

经皮穴位电刺激(transcutaneous electrical acupoint stimulation,TEAS)具有操作简单、无创、患者接受度高等优点,被广泛应用于临床。TEAS 在围术期中的镇痛、调节胃肠道、调节循环、改善术后认知功能、调节免疫功能、抗炎和抗应激作用中发挥了优势,进一步扩展了中医药疗法在围术期的应用范围。

54. 经皮穴位电刺激的镇痛原理？

经皮穴位电刺激频率范围较宽，多在 2～100 Hz。在镇痛方面，2 Hz 的低频刺激可以激活内啡肽、内吗啡肽、脑啡肽等，以及 5-羟色胺、去甲肾上腺素等单胺类物质，100 Hz 的高频可以刺激脊髓释放强啡肽，低频和高频交替的疏密波型刺激可以同时释放多种肽类物质，发挥协同镇痛作用。

55. 使用经皮穴位电刺激治疗的注意事项？

不能用于埋置有按需式心脏起搏器的患者；已知有心脏疾病者，必须经医生检查允许或医生亲自操作；对心前区、眼区、颈前区的穴位电刺激要避免使用强电刺激；局部皮肤红肿反应，要及时减小电量或暂停使用；治疗要按照从最小刺激强度逐渐加大；定期检查仪器。

56. 经皮穴位电刺激在围术期应用的治疗效果？

经皮穴位电刺激可以缓解手术患者术前的焦虑情绪、缩短患者术前禁食时间；围术期干预可以有效缓解术后尿潴留、腹胀、术后的恶心、呕吐等不适；还可以促进老年胃肠肿瘤患者术后胃肠功能及认知功能的恢复，促进早期下床活动，加速早期康复。

57. 经皮穴位电刺激缓解患者术前焦虑的穴位选择？

在中医理论中，焦虑障碍与"郁症""怔忡""不寐"病症有关，故治疗焦虑多取心经、心包经，次取膀胱经、督脉穴。建议采用多个穴位间的协同作用。

58. 经皮穴位电刺激缓解患者术后恶心呕吐的治疗波形及强度的选择？

取穴主要以内关、足三里、三阴交为主。刺激部位消毒脱脂，正确选取穴位，采用疏波，诱导时间为 15～20 分钟，于术前、患者苏醒后进行经皮穴位电刺激治疗，刺激强度以患者感到较为舒适或可以忍受的中等偏强的强度为宜。

第七节　灸法治疗

59. 什么是灸法治疗？

灸法是借灸火的热力给人体以温热性刺激，通过经络腧穴的作用，以达到治病、防病目的的一种方法。

60. 灸法种类常用的有哪几种？

常用的灸法包括艾灸和其他灸法，其中艾灸包括艾炷灸（直接灸：瘢痕条、无瘢痕条；间接灸：隔姜灸、隔蒜灸、隔盐灸、隔附子饼灸）、艾卷灸（艾条灸；太乙针灸；雷火针灸）、温针灸和温灸器灸，其他灸法如灯草灸和天灸。

61. 常用的施灸原料？

施灸的原料很多，但多以艾为主，艾属菊科多年生草本植物，艾叶气味芳香，易燃，用作灸料，具有温通经络，行气活血，祛湿逐寒，消肿散结，回阳救逆及防病保健的作用。

62. 灸治的注意事项有哪些？

施灸的先后顺序：一般先灸上部，后灸下部，先灸阳部，后灸阴部，壮数是先少而后多，艾炷是先小而后大。特殊情况下，则可酌情而施。施灸的补泻方法：对艾灸的补泻，《灵枢·背腧》载"以火补者，须自灭也。以火泻者，疾吹其火，传其艾，须其火灭也"。

63. 施灸的禁忌证？

对实热症、阴虚发热者，一般不适宜灸疗；对颜面、五官和有大血管的部位，不宜采用瘢痕灸；孕妇的腹部和腰骶部也不宜施灸。

64. 艾灸治疗产后身痛的优势？

产后身痛患者多属正虚邪盛的特点，相对于传统艾灸而言，艾灸配合中药的辅灸方法在治疗产后身痛方面具有较好的临床效果，在此研究的基础上，为今后灸法治疗用于临床围术期的应用提供了新思路新方法。

65. 艾灸治疗有哪些反应？

有皮肤潮红、灸疱、灸疮、口渴、灸感传导（施灸部位或远离施灸部位产生其他感觉，例如酸、胀、麻、热、重、痛、冷等）。治疗中应注意避免烧伤皮肤。

66. 施灸后有哪些注意事项？

施灸后,局部皮肤出现微红灼热,属于正常现象,无需处理。如因施灸过量,时间过长,局部出现小水疱,只要注意不擦破,可待其自然吸收。如水疱较大,可用消毒的毫针刺破水疱,放出水(疱)液,并以纱布包裹。施灸时应注意艾火勿烧伤皮肤或衣物。

第八节　拔罐和推拿

67. 什么是拔罐法？

拔罐法是以罐为工具,利用燃烧排除罐内空气,造成负压,使之吸附于腧穴或应拔部位的体表,产生刺激,使被拔部位的皮肤充血、瘀血,以达到防治疾病的目的。

68. 临床常用的拔罐种类？

临床常用的种类包括竹罐、陶罐和玻璃罐。对于腰椎患者术后的疼痛、恶心等症状,药物竹罐有良好的疗效,因取材较容易轻巧,在临床得以广泛应用。

69. 拔罐的常用方法？

拔罐以火罐、气罐和水煮法为主:火罐对于外感风寒、头痛眩晕、眼暴肿痛、风寒湿痹、关节酸痛等有明显效果;气罐是抽气的方式造成负压。同样起到行气、活血、止痛等作用;水煮法是将祛风活血等中草药放入锅内,与竹罐同煮,即称药罐,对于风寒湿痹症有奇效。

70. 什么是推拿？

中医指用手在人体上按经络、穴位用推、拿、提、捏、揉等手法进行治疗。

71. 推拿的适应证？

① 各种扭挫伤、腰肌劳损、风湿性关节炎、漏肩风以及骨折后遗症等;② 内科中的胃脘痛、头痛、失眠等;③ 外科中的乳痈初期、褥疮和手术后肠粘连等;④ 妇科中的痛经、闭经、月经不调、产后耻骨联合分离症等;⑤ 儿科中的发热、咳嗽、腹泻、呕吐、疳积、痢疾、便秘、尿闭、夜啼、遗尿等;⑥ 五官科中的声门闭合不全、咽喉痛、

眼丹、鼻炎与近视眼等。

72. 推拿的禁忌证?

① 某些感染性疾病,如丹毒、骨髓炎、化脓性关节炎等;② 某些急性传染病,如肝炎、肺结核等;③ 各种出血症,如便血、尿血等;④ 烫伤与溃疡性皮炎的局部等;⑤ 结核病、肿瘤及脓毒血症等;⑥ 外伤出血,骨折早期,截瘫初期等。

73. 推拿有哪些作用?

① 补泻作用:通过在一定的部位或选取的穴位,给予各种手法操作,起到补益肝肾脾胃、宣肺止咳、清热解表等作用;② 止痛作用:推拿在一定的穴位、压痛点操作,使肢体的循环得到改善,达到止痛目的;③ 温通作用:温经散寒、舒筋活络、温养经脉;④ 整复作用:使错缝或脱位得到复位,消肿止痛,恢复功能的目的。

74. 常用的推拿手法有哪些?

手法是以手或肢体其他部分(亦可借助于器械)按照特定的技巧动作,是推拿的主要手段。手法以"持久、有力、均匀、柔和、深透"为基本要求。基本手法主要包括摆动类手法(一指禅推法、滚法、揉法),摩擦类手法(推法、摩法、擦法、抹法、搓法、运法),挤压类手法(按法、点法、肘压法、拿法、捏法、捻法等),振动类手法(振法、抖法),叩击类手法(拍法、击法、捣法),运动关节类手法(摇法、背法、拔伸法、扳法)。

第九节　中药治疗在围术期的应用

75. 中医手法在人工全膝关节置换术围术期有哪些辅助作用?

中医手法运用于人工全膝关节置换术(total knee arthroplasty, TKA)围术期可以缓解患者术后的疼痛,降低视觉模拟评分法(visual analogue score, VAS)评分,且中医手法治疗后不会增加术后引流量,有效促进患者快速康复。

76. 如何利用中医补法使中药为手术创造良机?

运用中医辨证论治的观念,针对患者术前的各种虚证采取"虚则补之"的治疗原则,改善患者的全身状况,做好术前准备。例如以四君子汤加减组成的"健脾益气汤""八珍汤"酌情加生黄芪、桑葚、太子参等益气补血药物可以改善合并贫血或低蛋白血症患者术后脏腑功能失调、气血两亏的症状。

77. 中医中药如何在肠道手术患者术前准备中应用?

术前常规的灌肠使大量灌肠液和抗生素进入肠道,对肠道黏膜屏障和肠道微生物状态产生了影响和损害,易造成肠道细菌移位,诱发细菌性腹膜炎的发生。中医倡导术前少量多次口服中药方剂,例如中药复方(小承气汤加减)灌肠治疗可以增加混合痔患者的舒适度、减少了患者术后肛门坠胀、排便困难等并发症,促进患者的术后快速康复。

78. 中药预防术后肠粘连及肠梗阻的研究进展?

在结直肠癌切除术中在关腹前行生物多糖冲洗胶液腹腔注入,术后并予以中药灌肠处理,能有效降低结直肠术后肠粘连的发生率,改善患者预后,值得临床积极借鉴;运用中药组方预防阑尾切除术后肠粘连的临床研究发现,治疗组患者术后肠粘连和肠梗阻的发生情况明显低于对照组。

79. 如何使用中药雾化预防患者气管切开术后肺部感染?

中药雾化吸入:基本方前胡 10 克、桔梗 10 克、枳壳 10 克、紫菀 10 克、百部 10 克、浙贝 12 克、白前 10 克、甘草 6 克、瓜蒌皮 10 克,上述药方每天 1 剂,用水浸泡后煎煮,过滤成无颗粒溶液,浓缩成药液 10～20 mL,置于雾化机内,选择一次性氧化喷雾装置行雾化吸入,每次 10～20 分钟,每天 2 次,可以减少器官切开患者术后肺部感染的发生,缩短带管的时间。

80. 中医药在胃肠道手术中有哪些作用?

中医药可增加胃肠动力和洗涤肠胃,在消化道手术中,采取通里攻下法选用大承气汤或调胃承气汤加减做术前准备,此类中药有明显增加胃肠动力和洗涤肠胃积滞的作用外,还有改善脏器血流及腹膜吸收,促进术后肠功能早期恢复,预防肠源性感染和内毒素血症的。

81. 中药在围术期口腔护理有哪些方法?

随着临床医学的发展,口腔护理的研究逐渐深入,而中西医护理方法并无明显差异,其类型大致可以分为含漱法、搽拭法和冲洗法三种。搽拭法主要针对无意识患者或者存在出血倾向、无牙及开口困难的患者。

82. 术前中药使用如何预防气管插管患者术后肺部感染?

基于中医药理念,临床术前应用自制中药漱口液(黄芩 10 克,连翘 10 克,甘草 5 克,薏苡仁 15 克煎制)对各类口腔并发症的预防效果明显优于对照组,且还能够有效预防气管插管患者术后肺部感染的发生,但漱口法只适用于吞咽功能正常的患者。

第十节　食疗

83. 食疗文化的概念?

中国的饮食文化,源远流长,丰富多彩,其最大的特点是精湛和美味,色、香、味与食者的精神内涵有和谐的统一。由于食疗与精湛和美味结合在一起,浸溶在中国特色的饮食文化中,与传统的中医文化融成一体,于是食疗的文化意义和价值就已大大超出单纯的治疗作用之上,食疗文化是中国饮食文化的特殊组成部分。

84. 食疗作用的中医学原理?

① 以阴阳五行为指导:病分阴证、阳证,治疗的食物、药物也要辨认其阴阳属性,才能作针对性的调节;② 以气血津液为基础;③ 脏腑功能是关键;④ 以辨证论食为准则:辨证既是根据每个人的不同状况,综合做出其疾病部位、证型诊断,以便有的放矢地给予相应食药处方;⑤ 明辨食物四气五味,五味指辛、甘、酸、苦、咸。

85. 药膳的含义?

药膳就是选用某些具有一定药效的食物或在食物中配以适当的中药通过烹饪制成各种佳肴。"药食同源",许多食品既是食物,又是药物,根据中医辨证论治的原则,因人的体质或病症不同,运用药膳起到一定的保健和医疗功效。

86. 四季的食物养生原则?

因时施膳的基本原则是用寒远寒,用凉远凉,用温远温,用热远热。春季养生:增加营养,减酸增甘以养脾气,食性宜凉,饮食宜清淡。夏季养生:清新去暑,清热解毒,清热利湿,生津止渴,健脾养胃,补气益阴。秋季养生:养肺平补,润燥生津,味宜辛甘,滋阴补气。冬季养生:补肾填精,宜为温补,连续进补,量宜适度,温补。

87. 结直肠癌患者围术期基于中医理论如何食疗营养?

食疗营养方案根据辨证分型选用:① 气血亏虚,补气养血。中药汤剂:八珍汤加减。食疗营养方案:原则上应用高血红蛋白、高维生素 C、高铁元素的补气养血饮食。② 脾胃虚弱,健脾益胃。中药汤剂:补中益气汤加减。食疗营养原则上应保证膳食结构合理,进食促进消化、易于吸收的食物,进餐定时、定量,饮食少量多餐,避免过饥过饱、过冷过热,少食肥肉、甜腻食物、饮料等。

第十一节　传统运动疗法

88. 传统运动疗法的含义是什么?

运用我国传统的体育运动方式如太极、八段锦、五禽戏等传统运动健身术来进行锻炼,以活动筋骨,疏通气血,调节气息,来畅通经络,调和脏腑,增强体质,达到治病强身的方法,称为传统运动疗法。

89. 运动疗法的定义是什么?

运动疗法(exercise therapy)指以运动学、生物力学、神经发育学为基础,针对性改善躯体、生理、心理和精神的功能障碍为目标,用作用力和反作用力为主要因子(主动和被动运动)的治疗方法。

90. 传统运动疗法的特点是什么?

① 以我国医学理论为指导,无论哪种传统运动疗法均以中医的阴阳、脏腑、气血、经络等理论为基础,以养精、练气、调神为运动的基本要点;② 注重意守、调息和动形的协调统一,即强调意念、呼吸和躯体运动的配合;③ 融导引、气功、武术、医理为一体,融诸家之长为一体,则是传统运动疗法的一大特点。

91. 传统运动疗法的治病原理是什么?

可促进血液循环,改善大脑的营养状况,促进脑细胞代谢,使心肌发达,促进血液循环,改善末梢循环,增加膈肌和腹肌的力量,促进胃肠蠕动,促进和改善体内脏器自身的血液循环,有利于脏器的生理功能,提高集体的免疫机能和内分泌功能,使人体的生命力更加旺盛,增强肌肉关节的活力,使人反应敏捷、迅速。

92. 传统运动疗法有哪些主要流派?

传统运动疗法,种类繁多,门派各异,各有特色,流传我国民间几千年,通过历代人的修整、提炼、归纳,普遍认为具有养生、治疗作用的传统运动方式有:太极拳、八段锦、五禽戏、道家的内养功、佛家的易筋经等优秀项目。

93. 传统运动疗法如何在临床中应用?

太极拳对预防高血压、动脉粥样硬化、心脏病、提高人体免疫力和调整人体内分泌功能有确切的作用;易筋经主要适用于失眠、健忘、头痛、胸痹、胃肠痛和风湿痹症;五禽戏主要适用于眩晕、头痛、不寐、脾胃不和、半身不遂的治疗和病后康复;八段锦主要用于郁闷、焦虑不安,消化不良和腹胀,头痛、耳鸣、失眠、健忘等。

94. 运动养生的原则是什么?

我国传统运动疗法之所以能达到健身、延年益寿、治病的作用,是因为它有一套较为系统的理论、原则和方法,注重和强调机体内外的协调统一,和谐适度。主要有三大原则:掌握要领,强调适度,贵在坚持。

95. 传统运动疗法在围术期如何应用?

八段锦可以缓解患者术前的紧张、焦虑情绪;以运动疗法为核心的肺康复训练可以促进患者术后肺功能的恢复;运动疗法可以预防膝关节、髋关节患者术后的关节粘连,起到锻炼关节功能的作用;传统的运动疗法可以预防四肢骨折术后患者的关节畸形、肢体功能障碍等并发症。

第十二节　音乐疗法

96. 音乐与健康的关系是什么?

音乐与健康的关系是密切的,音乐可以对人的生理、情感以及举止行为等产生多方面的影响。音乐通过人体的共振、共鸣、协调、感染、感化等现象,直接或间接地作用于人的健康:声波的频率与声压引起生理上的反应;节奏的能量推动人的情绪发展;感情和陶冶作用使音乐与健康的关系更为密切。

97. 音乐治疗的概况?

随着科学技术的发展,医生和音乐家不断探索音乐与人体生理和心理健康的关系,研究音乐对人体组织器官的影响。我国的音乐治疗起步比较晚,现在很多医院建立了音乐治疗专科。音乐治疗不仅是简单的欣赏音乐,而是由其特殊规律的,同时作用于生理和心理方面,为增进人民的健康做出了贡献。

98. 音乐治疗有哪些形式?

音乐治疗的形式大体可以分为被动疗法、主动疗法、音乐电疗、音乐导引四种。

99. 音乐治疗有哪些不同形式的适应证?

被动疗法适用于大部分临床患者,通过欣赏音乐可以加快恢复。主动和交流疗法,最多应用于抑郁症等精神疾病的患者,通过亲身演奏音乐,充分地抒发感情,可以使患者得到愉快和健康。音乐电疗常用于治疗急慢性肌肉损伤、神经痛、肌肉萎缩等疾病。音乐引导适用于各类疾病患者的康复治疗。

100. 选择哪些音乐可预防患者术前精神紧张引起的高血压?

巴赫《d 小调小提琴协奏曲》、巴托克《钢琴奏鸣曲》、贝多芬《c 小调第 8 钢琴奏鸣曲》、肖邦《g 小调奏鸣曲》、莫扎特《c 小调弥撒曲》、舒伯特《降 E 大调弥撒曲》、柴可夫斯基《天鹅湖组曲》。

(高秀梅)

第五章

术前中医药应用

第一节　术前康复与养生宣教

1. 术前焦虑在中医学中属于什么范畴？

　　研究表明大多数患者术前有明显的心里不安和焦虑反应，这会增加手术应激及麻醉处理的风险和难度，可导致术后持续焦虑，增加术后疼痛的敏感性并抑制免疫功能，延长术后恢复时间。这种状态在中医学归属于"郁证""惊悸""怔忡"等范畴。中医情志学说部分提出：七情皆可致病。术前焦虑评分与术后疗效评分呈现明显的负相关。

2. 针对术前焦虑，中医可以做些什么？

　　中医认为，情志异常可导致脏腑内伤，导致气机紊乱和脏腑功能失调，引起病情加重。可采取的措施有情志疗法，包括语言开导疗法、移情易性疗法、顺意疗法、行为干预疗法等。耳穴压豆是根据中医经络理论，通过对耳郭穴位进行刺激达到预防疾病的一种治疗方法，手术前给予耳穴压豆护理，可达到镇静安神、调节阴阳平衡等作用。此外，研究证实术前穴位刺激可优化患者的生理和心理状态，辅助手术患者的术前镇静，降低患者的焦虑评分。

3. 基于中医情志学说理论，术前应该如何缓解患者焦虑？

　　术前管床医生应及时注意患者情绪变化，制订个体化干预方案：① 喜胜悲忧，嘱患者听笑话或相声可缓解焦虑，疏泄肝气；② 嘱患者在安静状态"嘘""呼"或"嘻"声，呼吸调控，"嘘"以养肝，"呼"以养脾，"嘻"以养心，每天练习 30 分钟，有疏肝养脾静心之功;③ 五音疗法:可遵循五行生克制化的规律,因季、因时、因人辨证选乐,促进气机稳定,疏肝宁心定志,从而达到"阴平阳秘,精神乃治"。

4. 穴位刺激可以缓解术前焦虑,可选择的穴位有哪些?

常用的穴位包括耳穴、内关穴、印堂穴,此外,针刺足三里、四神聪、百会穴、合谷穴、神庭穴等在术前抗焦虑中均具有良好的效果。中医认为耳穴是人体内脏器官、四肢及躯干在体表的反应点,刺激耳穴可促进经络气血运行、调整脏腑的功能,使人体功能趋于平衡。印堂穴归属于经外奇穴,具有清热止痛,安神定惊的功效。

5. 手术前需要戒烟吗? 为什么?

对于需要手术的患者,术前戒烟尤为重要。吸烟对人体产生危害主要通过烟草烟雾中含有的有毒生物碱——尼古丁及一氧化碳。尼古丁会刺激交感神经系统释放儿茶酚胺,引起周围血管收缩,降低组织灌注率;一氧化碳增加血液黏稠度,抑制血红蛋白与氧的结合,使伤口皮肤血液和氧供减少,导致术后伤口愈合延迟。吸烟还会削弱呼吸道清除功能,使咳嗽反射的敏感性下降,致使痰液增多,增加术后肺部的感染风险。

6. 耳穴埋豆对术前戒烟有什么帮助?

耳穴埋豆对戒烟帮助作用明显,通过埋豆产生压痛的良性刺激,作用于神经元,抑制病理性病灶,从而降低吸烟的兴奋性元素需求,起到帮助戒烟的作用。一般的耳穴埋豆法,采用中药王不留行子敷贴,也可以白芥子、绿豆等进行敷贴。对一些自制力较差的患者而言,耳穴埋豆不仅需要患者自身贴敷,家属还要做好沟通监督工作,将每日的贴敷疗法落到实处。这种穴位治疗法安全可靠,易为患者所接受。

7. 什么是腹部术后胃肠功能紊乱? 主要表现有什么?

腹部术后胃肠功能紊乱指的是患者在进行了腹部手术之后胃肠道功能没有及时恢复所表现出来的一系列症状和体征的统称,主要由于术中使用镇静剂、手术前后禁食、术中机械牵拉、腹腔渗血渗液等引起,主要表现为腹痛、腹胀、反酸、排气及排便困难等,并可能因此导致后续消化不良、切口愈合延迟,甚至出现多器官功能衰竭等并发症。

8. 从中医角度如何解释腹部术后胃肠功能紊乱的发病机制？

依据术后大便不顺畅、无矢气、脘腹胀满、恶心呕吐、身热心烦等表现可归于"腹胀""痞满""胃脘痛""肠结"等范畴，脾、胃、大小肠等是主要发病器官。术中手术刀会对人体的各个部位产生直接作用，耗气伤血；手术前后不能饮食，后天之本乏源，脾胃之气虚弱，水谷精微不能输布全身，浊气阻塞不通，导致胃气上逆症候，进而恶心、呕吐等；脾胃运化水湿功能失调，湿与热结，内蕴于肠道故见腹部胀满、排气排便障碍等症候。

9. 为有利于术后胃肠功能恢复，术前可采取哪些中医药干预措施？

用中医中药"通里攻下"的治疗原理开展结直肠手术前肠道准备，一定程度上取代传统的抗生素肠道准备，减少了抗生素带来的不良反应；本着虚则补之的治疗原则，运用中医中药，如参芪注射液，可改善患者的术前营养状态，为手术创造良好条件，提高患者对手术的应激能力；术前针刺治疗可有效降低因麻醉药物对身体重要器官生理功能的抑制作用所带来的一系列并发症，减少术后肠胀气、恶心、呕吐等副反应，有助于术后胃肠功能的快速康复。

10. 术前肠道准备的目的是什么？常用方法有哪些？

一般认为，术前肠道准备是腹部外科围术期必须处理的内容，其目的是清洁肠道，减少肠道细菌数量，促进切口愈合，加速术后肠功能恢复，减少术后肠瘘、腹腔脓肿和伤口感染等并发症的发生。常用方法包括术前饮食管理、肠道清洁、使用抗生素等。术前饮食管理包括饮食限制和术前禁食两部分；肠道清洁包括传统灌肠法（即机械性肠道准备）和口服导泻法（常用药物有番泻叶、乳果糖、硫酸镁、甘露醇、复方聚乙二醇电解质散、磷酸钠盐等）。

11. 中药在术前肠道准备中有什么独特作用？

中药中的理气通肠汤剂有明显增加胃肠蠕动和洗涤肠胃的作用，且方法简单易行。将大承气汤、小承气汤和调胃承气汤用于结、直肠术前肠道准备，除具有泻下攻实、洗涤肠胃积滞作用外，还能促进术后肠功能早期恢复。一些比较温和的促进肠道蠕动的中药制剂可以减少抗生素带来的不良反应，也更容易被患者接受。在手术前晚及手术晨给患者口服莱菔子汤剂 200 mL，对患者术后肠道功能的恢复很有帮助。

12. 术前行预防性针刺治疗可以促进术后胃肠功能恢复,常选用的穴位有哪些

利用针刺法来对腹部术后胃肠功能紊乱进行预防性治疗过程中应用最多的穴位为足三里、上巨虚、天枢、三阴交、中脘、内关等,在所选择的经脉之中主要为胃经、脾经、任脉,应用最多的特定穴主要为下合穴、合穴、八会穴。

13. 术前行预防性针刺治疗可以促进术后胃肠功能恢复,其作用机制有哪些?

针刺治疗对胃肠功能的调节与胃肠道神经系统、内分泌系统作用机制紧密相关。通过刺激不同穴位可兴奋胃肠道神经系统,改善自主神经递质的释放,激活肾上腺素能和去甲肾上腺素能纤维,调节 5 - 羟色胺和血管紧张素的分泌,促进胃肠道动力的恢复和黏膜组织的修复。针刺治疗可以调节胃动素、胃泌素、胆囊收缩素、血管活性肠肽等胃肠激素的表达水平,加快患者胃肠功能的恢复。

14. 使用针刺法调节胃肠功能时,各个穴位应如何进行配伍?

应该根据患者不同体征进行不同的穴位配伍:足三里配上巨虚具有和脾健胃的功效,是治疗胃肠道疾病的主要穴位。足三里配中脘穴可增加胃黏膜中表皮生长因子和一氧化氮的含量,降低胃泌素分泌,促进损伤胃黏膜的修复。双侧足三里与上巨虚、下巨虚、内关、太冲配伍可显著缩短患者术后肠鸣音恢复的时间、首次排气、排便时间,加快胃肠道功能恢复。足三里与三阴交、合谷、曲池等穴位配伍可促进小肠的蠕动,缩短肠梗阻的时间。

15. 为什么有的人在术后会发生严重的恶心呕吐?

目前研究认为术后恶心呕吐的原因多样而复杂。主要有两个方面:① 发生恶心呕吐的神经传导通路;② 与恶心呕吐相关的神经递质及其受体。神经包括迷走神经、舌咽神经、膈神经、三叉神经、舌下神经。神经受体包括 5 - 羟色胺受体、组胺受体、阿片受体以及 M 胆碱能受体等,患者自身因素、手术刺激、麻醉药物作用等都会使这些受体将动传到呕吐中枢从而引起术后恶心呕吐。

16. 对于成人手术患者,术后恶心呕吐的高危因素有哪些?

术后恶心呕吐是临床常见的术后并发症。对于成人患者,术后恶心呕吐的高危因素包括:女性患者,女性的发生率约为男性的 3 倍,可能与激素水平有关;年轻患者,年龄在 50 岁以下的患者发生率更高;不吸烟患者;一些手术方式后易发生,如胆囊手术、腹腔镜手术、妇科手术、中耳手术等;既往发生术后恶心呕吐史或晕动病症史;使用阿片类药物镇痛。

17. 对于儿童手术患者,术后恶心呕吐的高危因素有哪些?

　　与成年人相比,儿童手术患者发生术后恶心呕吐的概率更高,特别是学龄儿童的发生率最高,发生率在 34%~50%。对于儿童手术患者,术后恶心呕吐的高危因素包括:年龄≥3 岁;既往有术后恶心呕吐史或晕动病症史;术后恶心呕吐家族史;手术类型如斜视矫正、腺样体扁桃体切除术、耳郭成形术等;手术时间≥30 分钟;使用抗胆碱能药物;使用长效阿片类药物。

18. 针对术后恶心呕吐,可采取的防治措施有哪些?

　　可采取传统的止吐药物进行预防治疗,包括抗胆碱药、抗组胺药、丁酰苯类药物、皮质激素类药物、5-羟色胺 α 受体拮抗药物等;目前临床上也有很多针对术后恶心呕吐的中医类防治措施,分为有创治疗和无创治疗,其中有创治疗包括毫针针刺、电针针刺与穴位注射、穴位埋线等;无创治疗包括经皮穴位电刺激、穴位按压、耳穴贴压、穴位贴敷以及芳香疗法等。

19. 穴位刺激防治术后恶心呕吐的可能机制是什么?

　　根据十二经脉辨证,术后恶心呕吐的病机在于胃失和降、胃气上逆,临床特征为饮食、痰涎等胃内之物从胃中上涌,自口而出。防治也主要为和胃降逆、理气止呕。穴位刺激防治术后恶心呕吐可能是通过增加体内 β-内啡肽的释放,减少阿片类药物的剂量,直接和间接产生止吐作用;也可能是通过改变迷走神经功能,改善胃肠道功能来实现;穴位刺激也可能通过激活肾上腺素能和去甲肾上腺素能神经纤维改变 5-HT$_3$ 的传递来防治术后恶心呕吐。

20. 为防治术后恶心呕吐,可选择的穴位有哪些?

　　防治术后恶心呕吐临床常用穴位为内关穴、足三里和中脘穴。内关穴属于手厥阴心包经穴,又是八脉交会穴之一,具有宽胸和胃,镇静安神之功效。针刺内关穴不仅能够激活机体的免疫系统,还可以直接作用于延髓化学呕吐中枢,减少恶心呕吐的发生。电针刺激足三里可以疏通经络,兴奋迷走神经,增加胃肠道蠕动,缩短术后首次胃排空时间,加快胃肠功能恢复,对恶心呕吐有潜在治疗作用。

21. 从中医角度来讲,为促进患者康复,围术期在饮食方面应注意什么?

中国自古有"药食同源"之说。基于中医辨证理论,患者围术期应该在保证日常营养之余,选择性服用具有特殊功效的药膳,以食物偏性之不同,调节机体之偏,为治疗及康复提供条件。中医不仅鼓励术后早期进食,而且贯穿整个住院期间。在围术期,若脾胃运化尚健,可根据病情适当增加营养,为治疗及康复提供条件;若脾胃虚弱,可加健脾食物,如山药、薏苡仁等;如痈疽疔疖等外科病处于疾病发作期,热毒炽盛,食用马齿苋等可清热解毒。

22. 为促进患者康复,围术期可以进行适当的功法锻炼,具体有哪些?

术前练习健身气功,通过自身形体活动、配合呼吸吐纳、心理调适可以提高患者心肺功能,增强手术的耐受能力,从而降低术后并发症的发生率。健身气功还可以有效促进肌肉强度恢复,术后早期下床练习可以预防静脉瘀血和血栓的形成。研究发现,马王堆导引术锻炼对改善机体免疫力有一定作用。健身气功八段锦通过锻炼可以增强呼气、吸气肌的肌节舒缩力量,提高膈肌活动度,进而使肺功能得到改善,还有助于精神、情绪的调整。

23. 术后疼痛最可怕,对此麻醉医师可以做些什么呢?

目前临床上对于术后疼痛的预防治疗,已经从以往的单一模式镇痛转变为多模式镇痛,通过联合不同作用机制的镇痛药物和多种镇痛方法获得最佳镇痛疗效。如联合阿片类药物、非甾体类抗炎镇痛药、选择性环加氧酶 2 抑制剂、对乙酰氨基酚等多种镇痛药物;对于腹腔镜、胸腔镜等微创手术的小切口可以在伤口局部注射局部麻醉药物或阻滞附近相关位置的支配神经,对于较大的手术切口可以行神经阻滞,或者使用患者自控镇痛装置来保证舒适无痛。

24. 有哪些中医措施可以用来缓解术后疼痛?

在镇痛方面,中医可以运用针刺、艾灸、中药汤剂等手段缓解或消除痛感。其中,针刺治疗优势突出。针刺治疗通过影响生理性调节机制,降低患者疼痛敏感性而产生镇痛效应。围术期采用针刺治疗一方面可以减少阿片类药物的需要量,降低阿片类药物所引起的呼吸抑制、恶心呕吐、便秘及尿潴留等不良反应的发生。另一方面还可以通过调控脑肠轴中疼痛/炎症相关细胞因子和神经递质的水平,明显减轻术后内脏疼痛。

25. 围术期行针刺治疗可以缓解术后疼痛,常选择的穴位有哪些?

　　针刺镇痛的取穴原则以局部取穴、远端取穴和经验取穴为主。局部取穴多以病变为中心,在其周围进行取穴,可选取经穴、经外奇穴和阿是穴等。远端取穴多采用循经选穴的方法,即选择与患病局部相同经脉上的穴位或相对应的表里经取穴或者选择有相应效应的穴位,如阳陵泉为足少阳胆经穴,在肝胆手术中具有较好的疏肝利胆和镇痛效果。经验取穴多选择合谷、足三里、内关、人中、三阴交等与疼痛性疾病相关的穴位刺激,达到镇痛的效果。

　　　　　　　　　　　　　　　　　　　　　　　　　　(安立新　李文静)

第二节　术前体质评估

26. 如何理解"体质"这一概念?

　　体质是指个体生命过程中,在先天遗传和后天获得的基础上表现的形态结构、生理机能和心理状态方面综合的、相对稳定的特质,它反映生命过程的某些形态特征和生理特性方面,对自然社会环境的适应能力方面,以及发病过程中对某些致病因素的易罹性和病理过程中疾病发展的倾向性方面。

27. 从中医体质学的角度来讲,体质是如何形成的?

　　中医体质的概念强调体质的形成是先后天因素共同作用的结果。体质的构成包括形态结构、生理功能和心理状态三个方面,秉承于先天,得养于后天。先天禀赋包括种族、家族遗传,婚育以及养胎、护胎、胎教等,决定着群体或个体体质的相对稳定性和个体体质的特异性。后天各种因素如饮食营养、生活起居、精神情志以及自然社会环境因素、疾病损害、药物治疗等,对体质的形成、发展和变化具有重要影响。

28. 体质的分型依据是什么?

　　《灵枢·寿夭刚柔》云:"人之生也,有刚有柔,有弱有强,有短有长,有阴有阳。"中医体质类型是对个体在未病状态下所表现的阴阳气血津液偏颇状态的描述。体质的分型主要以人体生命活动的物质基础——阴阳、气血、津液的盛衰、虚实变化为依据。

29. 体质可以分为哪几种类型？

在体质分型方面,比较有代表性的分型方法是王氏九分法:将人体体质分为平和质、气虚质、阳虚质、阴虚质、痰湿质、湿热质、血瘀质、气郁质、特禀质九种基本类型。

30. 平和质的特征是什么,常见表现有哪些？

平和质总体来说阴阳气血调和,以体态适中、面色红润、精力充沛为主要特征。常见表现:面色、肤色润泽,头发稠密有光泽,目光有神,鼻色明润,嗅觉通利,唇色红润,不易疲劳,精力充沛,耐受寒热,睡眠良好,胃纳佳,二便正常,舌色淡红,苔薄白,脉和缓有力。性格随和开朗,对自然环境和社会环境适应能力强,平素患病较少。

31. 气虚质的特征是什么,常见表现有哪些？

气虚质总体来看元气不足,以疲乏、气短、自汗等气虚表现为主要特征。常见表现:平素语音低弱,气短懒言,容易疲乏,精神不振,易出汗,舌淡红,舌边有齿痕,脉弱。性格内向,不喜冒险,不耐受风、寒、暑、湿邪。易患感冒、内脏下垂等疾病,病后康复缓慢。

32. 阳虚质的特征是什么,常见表现有哪些？

阳虚质总体阳气不足,以畏寒怕冷、手足不温等虚寒表现为主要特征。常见表现:平素畏冷,手足不温,喜热饮食,精神不振,舌淡胖嫩,脉沉迟。性格多沉静、内向,易患痰饮、肿胀、泄泻等疾病,耐夏不耐冬;易感风、寒、湿邪。

33. 阴虚质的特征是什么,常见表现有哪些？

阴虚质总体特征:阴液亏少,以口燥咽干、手足心热等虚热表现为主要特征。常见表现:手足心热,口燥咽干,鼻微干,喜冷饮,大便干燥,舌红少津,脉细数。性情急躁,外向好动,活泼,易患虚劳、失精、不寐等疾病,耐冬不耐夏,不耐受暑、热、燥邪。

34. 痰湿质的特征是什么,常见表现有哪些？

痰湿质总体来看痰湿凝聚,以形体肥胖、腹部肥满、口黏苔腻等痰湿表现为主要特征。常见表现:面部皮肤油脂较多,多汗且黏,胸闷,痰多,口黏腻或甜,喜食肥甘甜黏,苔腻,脉滑。性格偏温和、稳重,多善于忍耐。易患消渴、卒中、胸痹等病,对梅雨季节及湿重环境适应能力差。

35. 湿热质的特征是什么,常见表现有哪些?

湿热质总体特征:湿热内蕴,以面垢油光、口苦、苔黄腻等湿热表现为主要特征。常见表现:面垢油光,易生痤疮,口苦口干,身重困倦,大便黏滞不畅或燥结,小便短黄,男性易阴囊潮湿,女性易带下增多,舌质偏红,苔黄腻,脉滑数。容易心烦气躁,易患疮疖、黄疸、热淋等病,对夏末秋初湿热气候,湿重或气温偏高环境较难适应。

36. 血瘀质的特征是什么,常见表现有哪些?

血瘀质总体来说血行不畅,以肤色晦暗、舌质紫黯等血瘀表现为主要特征。常见表现:肤色晦暗、色素沉着,容易出现瘀斑,口唇黯淡,舌黯或有瘀点,舌下络脉紫黯或增粗,脉涩。易烦,健忘,易患癥瘕及痛证、血证等。不耐受寒邪。

37. 气郁质的特征是什么,常见表现有哪些?

气郁质总体特征:气机郁滞,以神情抑郁、忧虑脆弱等为主要特征。常见表现:神情抑郁,情感脆弱,烦闷不乐,舌淡红,苔薄白,脉弦。性格内向不稳定、敏感多虑,易患脏躁、梅核气、百合病及郁证,对精神刺激适应能力较差,不适应阴雨天气。

38. 特禀质的特征是什么,常见表现有哪些?

特禀质的总体特征:先天失常,以生理缺陷、过敏反应等为主要特征。常见表现:过敏体质者常见哮喘、风团、咽痒、鼻塞、喷嚏等;患遗传性疾病者有垂直遗传、先天性、家族性特征;患胎传性疾病者具有母体影响胎儿个体生长发育及相关疾病特征。心理特征随禀质不同情况各异。对外界环境适应能力差。

39. 中医体质类型与人的健康状况存在怎样的关系?

从中医体质的分类判定标准来说,平和质为正常体质,其他八种体质均为偏颇体质。不同中医体质类型的健康状况因性别或年龄呈现出不同特点,以性别或年龄为分层因素,研究发现不同性别或年龄人群中,八种偏颇体质人群的健康相关生命质量量表的得分显著低于平和质,健康状况较差。说明中医体质越是阴阳协调平和,健康状况越好,应该通过调整偏颇体质使之趋于平和来提高人群生命质量,使人群保持良好的健康状态。

40. 人群中体质类型的分布有什么规律吗?

不同年龄阶段存在不同的体质特点,小儿群体中均衡质人数较少,以不均衡质人数最多,在不均衡中以脾肾质人数最多,肺脾质次之。对成人的体质调查结果表明均衡质多为青壮年,而体质发生阴阳偏颇以中壮年为多,且阴阳偏亏者明显多于阴阳偏亢者,其中尤以阴亏者居多,气亏或气血两亏者次之,阳亏者最少。不同性别之间在体质上也存在众多差异,概括地说女子多虚弱、偏颇、失调体质,与男子相比,尤以精血不足等虚弱体质为多见。

41. 如何区分中医体质类型与中医证候类型这两个概念?

中医体质类型是对个体在未病状态下所表现的阴阳气血津液偏颇状态的描述,而中医证候类型是对人体疾病状态下脏腑气血阴阳盛衰情况及病因、病位等方面的概括。中医证候类型是机体发病时的阶段性表现,具有快速转变的特点。相对证型来说体质更稳定也更简化,各种易变的证型相当于一个点或片段,而相对稳定的体质却贯穿始终。

42. 体质与证候之间存在怎样的关系?

一方面,体质的偏颇是疾病发生的内因,是决定疾病发展过程及证候类型演变的重要因素,特殊体质的疾病源于特定的体质基础。另一方面,体质决定着证候种类的倾向性,又是决定病性、病位、病程阶段和病变趋势的重要因素,决定证候的转归和疾病的预后。可以说体质是"同病异治"和"异病同治"的物质基础。

43. 体质与疾病的关系如何?

众多研究利用体质辨识来了解体质与疾病的关系,结果证实体质与疾病存在一定的相关性,体质差异在疾病中真实存在,各种偏颇体质是疾病发生、发展与转归的内在依据。不同疾病患者存在体质的差异有其规律性,根据体质不同给予不同的调体方案,有助于疾病的治疗及预防疾病的复发。

44. 中医体质理论在疾病的预防与治疗中起什么作用?

在临床对疾病的诊治活动中,把对疾病的防治措施和治疗手段建立在对体质辨识的基础上,充分考虑到患者的体质特征,并针对其体质特征采取相应的治疗措施。强调"同病异质异治,异病同质同治"与"因质而病,因质而变"的治疗理念,贯彻中医学"治未病"的学术思想,结合体质进行预防,通过改善体质、调整功能状态可以对疾病起到预防治疗的作用。

45. 从中医学的角度如何理解术后认知功能障碍这一概念？

术后认知功能障碍（postoperative cognitive dysfunction，POCD）是指手术后患者持续存在的记忆力、抽象思维、定向力障碍，同时伴有社会活动能力的减退。根据 POCD 的定义和临床表现，其应属于中医学的"健忘""善忘""呆病""喜忘"范畴。相关记载可散见于"多忘"（《诸病源候论》）、"喜忘"（《内经》）、"好忘"（《千金要方》）等病症中。

46. 从中医体质学的角度来讲，如何预防术后认知功能障碍的发生？

中医学认为心气血亏虚健忘，《灵枢·大惑论》有云："人之善忘者，何气使然？岐伯曰：上气不足，下气有余，肠胃实而心肺虚，虚则营卫流于下，久之不以时上，故善忘也。"中医学还认为瘀血可以导致"健忘"，《素问·调经论》云："血并于下，气并于上，乱而喜忘。"有研究观察了发生术后认知功能障碍患者的中医体质类型分布情况，发现气虚质或瘀血质是引发 POCD 的重要因素，故可从改善气虚质或瘀血质的角度预防并治疗 POCD。

47. 中医体质学说对于临床上麻醉药物的应用具有什么指导意义？

研究发现，不同的中医体质分型是影响丙泊酚麻醉效果的因素之一。丙泊酚主要通过引起 γ-氨基丁酸 A 型（GABAA）受体反应增强从而达到麻醉作用，而环磷酸腺苷（cAMP）依赖性蛋白激酶可以促进 GABAA 受体电流增强，即 cAMP 对 GABAA 受体电流有增强作用。研究发现不同中医体质的人群中 cAMP 的含量具有明显差异，所以不同体质分型会影响丙泊酚的麻醉效果。临床上可以根据不同体质分型个体化使用丙泊酚以提高丙泊酚静脉麻醉的安全性。

（安立新　李文静）

第三节　术前针刺干预

48. 什么是针刺？

针刺是指根据手术部位、手术病种等，按照循经取穴、辨证取穴和局部取穴原则进行针刺，在得到了麻醉的效果后施行外科手术的一种麻醉方法。可通过刺激人体的穴位，起到疏经通络、行气活血、扶正祛邪，进而治疗疾病的作用。

49. 手术前针刺干预有什么作用？

针刺能减轻患者的焦虑与应激。术前焦虑会增加手术应激及麻醉处理的风险和难度，还可导致术后持续焦虑，增加术后对疼痛的敏感性并抑制免疫功能，增加术后感染及延长术后恢复时间。针刺合谷、内关、外关、神门穴等，能达到术前镇静效果。

针刺能优化患者的术前状况。术前控制原发病，稳定血压、血糖等合并症，提高重要脏器的机能和储备，降低术中麻醉风险，是手术成功的前提，减少术后并发症，加速患者康复。

50. 针刺分为哪几种？

手法针刺、电针、皮内针法。

51. 什么是手法针刺？

手法针刺是承用传统的针治方法，采用毫针等针具刺激人体的穴位，以起到疏通经络、行气活血、调节脏腑的作用，从而达到调节整体功能，是防治疾病之目的。

52. 针刺前需要做什么？

首先需正确选择使用不同规格的针具，这是提高疗效和防止医疗事故的一个重要因素。其次需选择正确的体位，临床上常用的体位有仰卧位、俯卧位、侧卧位、仰靠坐位、俯伏坐位及侧伏坐位等。最后针刺治疗的同时要切实做好消毒工作。

53. 选择不同针具的标准是什么？

一般而言，男性、体胖、身强且病位较里者可选较粗、较长的毫针；女性、体弱、形瘦，且病位在表者，应选较短、较细的毫针。皮肉薄处和较浅的穴位，选针宜短而针身宜细；皮肉丰处和较深的穴位，宜选用针身稍长稍粗的毫针。临述上选针时常以将针刺入穴位应至的深度，而针身还应外露于皮肤上约 0.5 寸为宜。

54. 选择不同体位时应注意什么？

针刺时患者体位的选择应考虑是否有利于正确取穴、针刺操作、持久留针以及是否可以防止晕针、滞针、弯针与断针。在针刺和留针过程中应嘱患者不可随意改变体位。

55. 进针前的消毒工作包括哪几个方面？

针具器械消毒：以高压蒸汽灭菌法为佳，临床最常用。药液浸泡消毒法、煮沸消毒法也经常使用。医者手消毒：在针刺前，医者应先用肥皂水将手洗净，再用75％酒精棉球擦拭后，方可持针操作，医者手在操作时应尽量避免接触针身。针刺部位消毒：在患者需要针刺的穴位皮肤上用75％酒精棉球擦拭消毒。治疗室内的消毒：治疗室需要定期消毒净化、同时物品也要消毒。

56. 手法进针时应注意的问题有哪些？

首先进针的姿势须端正审慎，方可顺利进针，减少患者疼痛。一般应先快速刺进皮肤，再缓慢进入到所需深度，并予以捻转提插等，必要时改变针刺方向和深度，以获得针感效应为准。其次进针深度应视穴位所在部位，患者体型、体质、年龄等具体情况而定，应注意避开血管和防止刺破胸膜或伤及心、肺、肝、脾、肾等重要脏器。除非穴位处方本身的要求，一般应避免直接刺激粗大的神经干。

57. 在手法进针中刺手和押手分别是什么？

临床上一般右手持针操作，称为"刺手"，以拇指、示指及中指挟持针柄，拇指与示指，中指相对，其状如持毛笔。左手切压所刺部位，或辅助针身，称之"押手"。刺手的作用是掌握针具、施行手法操作，进针时运指力于针尖，而使其顺利刺入皮肤，行针时捻转提插、弹刮搓震以及出针时手法操作。押手的作用是固定穴位位置，挟持针身协助刺手进针，使针身有所依附，保持其垂直，力达针尖，协助调节和控制针感。两手应相互配合，协同操作。

58. 常用的手法进针的方法有哪些？

单手进针法：单手进针法即只用刺手将针刺入穴位。一般以右手拇指，示指两指挟持针柄，中指端靠近穴位，当拇指，示指向下用力时，中指随之屈曲，针尖迅速刺透皮肤，直至所需深度。

双手进针法：双手进针法即左右手配合将针刺入。常用方法有4种。指切进针法、挟持进针法、提捏进针法、舒张进针法。

管针进针法：即利用塑料、玻璃或金属等材料制成的套管代替押手进针的方法。此法进针痛感较小,多适用于儿童或惧针者。

59. 什么是行针?

行针又名运针,是指将针刺入穴位后,为了使患者产生针刺感应、或进一步调节针感强弱和进行补泻而施行的各种针刺手法。手法行针是重要的穴位刺激方法,可随时根据施针者的手下感觉调整手法和强度。一般针刺麻醉时手法较针治强,行针频率较高,捻转提插的幅度较大。行针的手法可分为基本手法和辅助手法。

60. 行针的基本手法有哪几种?

提插法:先将针刺入穴位一定深度后,施以上提下插的操作手法。使针由浅层向下刺入深层的操作谓之插,从深层向上退至浅层的操作谓之提,如此反复地做上下纵向运动就构成了提插法。

捻转法:将针刺入穴位一定深度后,用拇指与示指、中指挟持针柄实施向前向后交替旋转捻动的动作。捻转角度的大小、频率的快慢和时间的长短,应根据患者的病情、穴位的特征以及医者所要达到的目的而灵活运用。

61. 行针的辅助手法有哪几种?

① 循法是针刺后如无针感,用手指顺着针刺穴位所属经脉循行径路,在穴位上下左右轻轻按揉或扣打的方法。② 刮柄法是用指甲刮动针柄的方法。③ 弹柄法是用手指轻弹针柄,使针体轻微振动的方法。④ 搓柄法是将针向内或外如搓线单向捻转的方法。⑤ 摇柄法是手持针柄将针轻轻摇动的方法。⑥ 震颤法是将针刺入穴位一定深度后,手持针柄,用小幅度、快频率的提插、捻转动作,使针身产生轻微震颤的方法。

62. 什么是得气?

得气是指将针刺入穴位后所产生的经气感应,又名针感,古称气至。当这种经气感应产生时,医者的刺手会感到针下有徐和或涩滞沉紧的感觉,如鱼吞钓饵。同时,患者也会在针下出现相应的酸、麻、胀、重等感觉,有时还出现热、冰、痒、抽搐、蚁行等感觉,这种感觉可沿着一定部位、向一定方向扩散传导。若无经气感应,医者则感到针下空松虚滑,患者亦无酸、麻、胀、重等感觉。

63. 什么叫作针刺补泻?

补法,是泛指能提振人体正气,促使减弱的功能恢复正常的方法。泻法,是泛指能疏泄病邪,使亢进的功能转向平和的方法。针刺补泻就是通过针刺穴位,采用适当的手法激发经气以补益正气、疏泄病邪而调节人体脏腑经络功能促使阴阳平衡而恢复健康的方法。

64. 手法针刺需注意的问题有哪些?

不宜对饥饿疲劳、精神紧张者立即针刺。妇女怀孕 3 个月以内,不宜针刺小腹部穴位。小儿囟门未合时,头顶部的穴位不宜针刺。自发性出血或损伤后出血不止的患者,不宜针刺。皮肤有感染、溃疡、瘢痕或肿瘤的部位,不宜针刺。对胸、胁、腰、背脏腑所居之处的穴位,不宜直刺、深刺。针刺眼区穴和项部的风府、哑门等穴以及脊椎部的穴位,要注意角度。对尿潴留等患者在针刺小腹部的穴位时,注意针刺方向、角度、深度。

65. 什么是电针?

电针是在针刺得气的基础上,对毫针通以适宜的电流刺激穴位,以防治疾病的一种疗法。电针是以针和电两种刺激形式相结合作用于人体,可以代替手法行针,节省人力,同时可以客观准确地控制刺激量。其治疗范围较广,临床常用于各种痛证、痹证和脏腑功能失调,以及肌肉、韧带的损伤性疾病等,也可用于针刺麻醉。

66. 电针和手法针刺有什么区别?

电针和手法运针是两种不同性质的刺激：手法运针是借助提插、捻转等机械动作刺激穴位及组织,根据患者机体的寒热与虚实、正气与邪气盛衰的情况进行施治,经捻转、提插,病者随之出现的酸、麻、重、胀的感觉,经过机体整合转化为治疗效应。电针是依赖电流的作用来刺激穴位及组织,毫针与肌肤一起跳动,经过一系列的调节,使人体的神经、血管、肌肉兴奋或抑制,从而改变功能平衡,达到消炎、止痛、解痉、活血、消肿等功效。

67. 电针常用的输出波形有哪些?

常用电针输出波形为疏密波、断续波和连续波。① 疏密波：是疏波、密波交替出现的一种波形,疏波、密波各自持续的时间各约 1.5 秒,由于单波型易产生适应,疏密交替进行可克服这一缺点。② 断续波：是有节律地时断时续的一种波形。中断期间无脉冲电输出,继之是密波连续工作1.5秒。③连续波:是单个脉冲采用不同方式组合而形成。频率有每分钟几十次至每秒钟几百次不等。频率快的称为密波;频率慢的称为疏波。

68. 电针的操作方法是什么?

针刺入穴位获得针感后,将输出电位器调至"0"位,将两根导线接在两个针柄上,打开电源开关,选择波形,根据患者的耐受度,逐步调整输出电流量。治疗过程中,患者若感觉刺激变弱时,可适当调高输出电流量,或断电1~2分钟后再行通电。治疗结束后,先将输出电位器退至"0"位,然后关闭电源开关,取下导线,最后按照一般出针方式起针。治疗时间一般为5~20分钟,镇痛则一般15~45分钟。

69. 电针需要注意的问题有哪些?

体质虚弱、精神紧张者,电流不宜过大,需要防止晕针。调节电流时,切忌突然增强,以防肌肉强烈收缩,引起弯针或断针。应避免电流回路通过心脏。在接近延髓、脊髓部位使用电针时,电流量宜小,切勿通电太强。安装心脏起搏器者,禁用电针。孕妇亦当慎用电针。电针仪器在使用前须检查性能是否完好。

70. 什么是皮内针法?

皮内针法是将特制的小针固定于穴位皮内或皮下作较长时间留针的一种方法,又称"皮下埋针法""浅刺留针法"。针固定留置一段时间,给穴位皮肤以微弱长程的刺激,进而调节经络脏腑功能以防治疾病。

71. 皮内针有哪几种且如何操作呢?

皮内针的针具有两种。一种呈颗粒形(麦粒形),一般长1 cm,针柄形似麦粒;一种呈揿钉形(图钉形),长0.2~0.3 cm,针柄呈环形。颗粒式皮内针:左手拇、食指撑开穴位上下皮肤,右手持镊子挟住针柄,对准穴位,横向刺入皮内,针身可刺入0.5 cm,针柄留于皮外,然后用小方胶布粘贴固定。揿钉式皮内针:用镊子挟住针圈,将针尖对准选定的穴,轻轻刺入,然后用胶布固定。

72. 皮内针法注意事项有哪些?

皮内针可根据病情决定其留针时间的长短,一般为3~5天,最长可达1周。若天气暑热,留针时间不宜超过2天,以防感染。在留针期间,可每隔4小时用手按压埋针处 1～2 分钟，以加强刺激，提高疗效。埋针后若疼痛影响患者日常生活，应改用其他穴位。

（安立新　季雨薇）

第四节　术前耳穴压豆、埋线及穴位注射

73. 什么是耳穴?

人的五脏六腑均可以在耳朵上找到相应的位置，当人体有病时，往往会在耳郭上的相应穴区出现反应，刺激这些相应的反应点及穴位，可起到防病治病的作用，这些反应点及穴位就是耳穴。

74. 耳穴如何分布?

耳穴呈倒置胎儿形分布：① 头面部相应的穴位在耳垂或耳垂；② 上肢相应的穴位在耳舟；③ 躯干和下肢相应的穴位在对耳轮体和对耳轮上下脚；④ 与腹腔脏器相对应的穴位分布在耳甲艇；⑤ 与胸腔脏器相对应的穴位分布在耳甲腔；⑥ 与盆腔脏器相对应的穴位分布在三角窝；⑦ 与消化道相应的穴位在耳轮脚周围环形排列。

75. 为什么耳穴可以发挥作用?

耳与脏腑关系密切，《内经》《难经》等书记载，耳与五脏均有生理功能上的联系。"耳为宗脉之聚""十二经通于耳"表明耳通过经络和脏腑及全身发生密切关联，耳部穴位和人体部位反射区是对应的，身体与反射区保持对应关系，通过刺激耳穴，使经络的感应传导发挥作用，调节机体各器官的功能和作用。

76. 术前应用耳穴诊疗有何优势?

不受患者身体情况与年龄及伴随疾病等情况的影响；治疗中所使用的王不留行籽具有镇痛、益气与补肾的效果，大小合适，取材方便；通过对选取穴位进行刺激能够起到安神、解郁、利胆、止痛、理气、养血、疏肝、排石与止痛的效果；治疗成本低，治疗过程中仅需要使用酒精、胶布、王不留行籽与棉球即可；无需住院也可进行，不会对患者的工作、生活与学习产生影响。

77. 耳穴如何减少恶心呕吐症状？

耳穴神门穴具有镇静、镇痛、消炎的作用,减缓了恶心程度和减少了呕吐发作次数;贲门穴、胃穴及十二指肠穴利膈降逆,交感穴、内分泌穴具有安定和止吐功效;脾穴有理气通腑、降气化逆的作用。诸穴合用能通过刺激经络穴疏通经气,调节人体脏腑气血功能,从而达到疏肝理气降逆止呕的效果。进而减少恶心呕吐症状。

78. 耳穴压豆术前镇痛作用机制是什么？

耳穴压豆可将良好刺激传入相应神经元,使相应神经元间产生生态抑制,阻碍了某些伤害性感觉传入冲动和交感神经的传出冲动。良性的刺激可产生强烈的兴奋性,阻断了病理冲动的恶性循环,抑制交感神经核对疼痛的应激反应,稳定机体皮质醇水平,强啡肽和 β-内啡肽含量增加,提高痛阈、减轻疼痛。

79. 除了上述作用,其还有什么辅助作用吗？

耳穴压豆还可以帮助患者术前戒烟,减少肺部并发症,吸烟是由口到肺,吸入尼古丁等物质刺激呼吸道感受器传入神经,在大脑皮质产生兴奋灶,形成条件反射。耳穴治疗是通过经络对大脑皮质产生作用,对吸烟大脑兴奋灶起抑制作用,消除和阻断吸烟的条件反射。通过耳穴贴压可以抑制烟瘾,使戒烟者不想吸烟和消除戒烟后出现的戒断症状,对吸烟味道改变次数少,且不出现戒断症状,戒烟者没有不良感受。

80. 术前应用如何改善患者全身状况？

术前可以选择上耳根、降压沟具有降压功效;取耳穴心、冠状动脉后(位于三角窝内侧和耳轮脚末端)、小肠、前列腺后穴,辅助治疗冠心病;取耳部支气管、肺、肾上腺、前列腺、内分泌等穴,辅助控制支气管哮喘的发作等等,术前不同穴位治疗可改善人体精神状态,达到神定、魂安、志坚之效,结合因人制宜的心理干预,可缓解患者紧张、焦虑、烦躁不安的情绪,稳定生命体征,从而能顺利配合手术。

81. 实施操作前需要进行哪些评估？

对于患者处理常规麻醉评估之前,还要需要再评估患者以下几个方面:① 当前主要症状、临床表现以及既往史;② 耳针部位的皮肤情况;③ 女性患者的生育史,有无流产史,当前是否妊娠,是否在月经期;④ 对疼痛的耐受程序;⑤ 目前的心理状况以及一般状态等。

82. 选穴原则都有什么？

辨证选穴：按中医的脏腑、经络学说辨证选用相关耳穴。对症选穴：根据现代医学的生理病理知识，对症选用有关耳穴；也可根据中医理论对症选穴。相应部位选穴：根据临床诊断某病，选用相应的耳穴。经验选穴：临床试验发现有些耳穴可以治疗本部分以外疾病的作用。

83. 常用的选穴方法有哪些？

直接观察法：对耳郭进行全面检查，观察有无脱屑、水疱、丘疹、充血、硬结、色素沉着等，出现以上变形、变色点的相应脏腑器官往往患有不同程度的疾病，可以用耳穴贴压治疗。

压痛点探查法：当身体患病时，往往在耳郭上出现压痛点，而这些压痛点，大多是压豆刺激所选用的穴位。方法：用前端圆滑的金属探棒或火柴棍，以近似相等的压力，在耳郭上探查，当探棒压迫痛点时，患者会呼痛、皱眉或出现躲闪动作。

84. 如何确认耳针部位有效？

在针刺或者留针期间，患者可感到局部热、麻、肿、痛或者循经络放射传导视为"得气"，同时应密切注意观察有无晕针等不适情况，执行无菌操作，预防感染，起针后针孔发红应及时处理，治疗扭伤或者肢体活动障碍者，埋针后带耳郭充血发热的感觉时，适当活动患部，并配合患部按摩、艾灸等。

85. 什么是耳穴压豆法？

耳穴压豆法是将王不留行贴准确地粘贴于耳穴处，给予适度的揉、按、捏、压，使其产生酸、麻、胀、痛等刺激感应，以达到治疗目的的一种外治疗法，这样痛苦小，患者可自行随时随地按压，非常的方便。

86. 如何进行耳穴压豆操作？

① 取材：王不留行籽、油菜籽、小米、绿豆、白芥子等；② 用物准备：弯盘、王不留耳穴贴、75％酒精、无菌棉签、镊子、探棒、治疗卡、笔；③ 操作方法：选择1～2组耳穴，进行耳穴探查，找出阳性反应点，结合病情，确定主辅穴位，以酒精擦拭消毒，左手手指托持耳郭，右手用镊子夹好耳穴贴，对准穴位紧贴其上，并轻轻按压1～2

分钟,每天按压 3~5 次,隔 1~3 天换 1 次,两耳交替贴用。

87. 常用的按压手法有哪些?

(1)对压法:以拇指、示指置于耳郭的正面和背面,相对压迫贴与耳穴药粒,拇指、示指边压边左右移动或做圆形移动,寻找痛、胀较明显的位置,持续压迫 20~30 秒。

(2)直压法:以指尖垂直按压贴压,至贴压处产生胀、痛感,持续按压 20~30 秒。

(3)点压法:用指尖一压一松、间断地按压耳穴,不宜用力过重,以贴压出感到肿而略感沉重刺痛为度,每次点压 20~30 下。

88. 耳穴诊疗的注意事项有哪些呢?

询问患者是否为耳穴禁忌人群;用酒精为患者耳朵进行消毒时,从里到外擦拭,对胶布及酒精过敏者均不能治疗;交代患者以自己承受的疼痛程度,每天 3~5 次,每次 1~2 分钟,3 日后便可取下;告知患者,在耳穴贴压期间,局部感到热、胀、麻、痛是正常现象。对疾病的耳穴治疗,要提倡少而精,一般以 2~5 个穴位为宜,主穴选 2~3 个,配穴 1~2 个。

89. 穴位埋线是什么?

穴位埋线是在中医针灸理论指导下,将可吸收性外科缝线羊肠线埋入穴位后对人体产生相应的刺激。最开始时为全部的羊肠线,会产生强刺激,可以制约脏腑阴阳中相对亢盛的部分,随着时间的延长羊肠线逐渐吸收,随之刺激逐渐减小,这样的弱刺激又弥补了脏腑阴阳中相对虚损的部分。而这种刚柔相济的治疗方法,可以从整体上使脏腑调和,气血充足,使人达到"阴平阳秘"的状态,心神安定。

90. 穴位埋线如何操作?

常用的操作方法是:患者取仰卧位或俯卧位,穴位常规消毒,根据穴位的可刺深度及穴区组织结构、病情证型情况,选择镊取一段长 1~2 cm,合适粗细已浸泡好的羊肠线,放置在穴位埋线针管前端后接针芯,左拇指食指绷紧或捏起进针部位皮肤,右手持针,刺入到所需深度,当出现针感后,边推针芯,边退针管,将羊肠线埋植在穴位皮下组织或肌层内,出针后,用消毒干棉球按压针孔 15~30 秒以防出血。针孔处敷盖创可贴。

91. 穴位埋线需要注意什么?

注意:严格无菌操作,勿将线头露在皮外以防止感染;严格掌握埋线深度勿损伤内脏、大血管、神经干,或造成气胸;避免剧烈运动,告诉患者 1 天内不洗澡,避免吃辛辣食物;局部有轻度肿胀、痒感或体温轻度升高(<37.5℃)属正常反应,无需处理,3 天至 1 周以后会自行缓解。埋线的频率有 1 周 1 次、10 天 1 次,2 周 1 次的,甚至 1 个月 1 次,一般 3～5 次为 1 个疗程。

92. 埋线治疗穴位如何选择?

耳穴埋线穴位的选择与耳穴压豆选穴原则以及方法相同,除此之外,全身其他部分也可以进行穴位埋线治疗,其选择其多选肌肉比较丰满的穴位,以背腰部及腹部穴位做常用,原则与针刺疗法相同,保证穴位刺激有效又可保护皮肤及周围组织。

93. 何时实施耳穴诊疗?

目前并没有明确的合理的规定时限,由于现在住院平均期限的限制,患者入院后到出院流程加快,在以往的研究中,大多选择术前 1～3 天进行干预,主要帮助住院患者缓解焦虑情绪,改善睡眠质量,随着日间手术门诊的开展以及疼痛门诊的发展,对于既定手术患者可于疼痛门诊进行耳穴压豆或者埋线治疗,以达到更好的治疗效果。

94. 耳穴压豆术前应用如何和其他干预措施相结合?

采用润燥通便,清热泻火等作用的中药芒硝外敷腹部,配合耳穴压豆贴压肝、胰、胆、三焦、脾、胃穴,调节阴阳平衡、扶助正气,用于治疗 ERCP 术后腹胀;联合复方精油穴位(太阳穴、印堂穴、神庭穴、内关穴)按摩治疗,治疗患者术前失眠;加用苍术二陈汤联合耳穴压豆治疗高血压;耳部铜砭刮痧联合耳穴压豆治疗骨折后失眠;或者与针刺治疗合用,相辅相成共同发挥疗效。

(安立新　白亚燔)

第五节　术前中药应用

95. 术前使用中药的目的?

针对患者伴随疾病、麻醉用药及手术创伤可能损及气血运行的病理变化,通过术前使用中药,培元固本,补气养血,调和阴阳,改善患者的机体状况,以提高患者麻醉手术的耐受力。术前应用中药调理经络气血,维护阴阳平衡,引领气血运行,调理脏腑失衡,进而提高术前功能储备,从整体上达到防治麻醉手术意外及术后并发症,促进患者早日康复。有研究证实,术前应用中药具有器官保护和免疫调节作用。

96. 术前应用中药的理论基础?

理论基础以阴阳理论为大纲,阴阳互根,互生互长。《素问·调经论篇》曰:"血气不和,百病乃变化而生",可以用中医气血理论把围术期相关并发症的理论概括为气虚血瘀,进而导致机体各个脏腑气血功能失调。中医藏象理论对应各器官功能,五脏坚固,脾肾为本。在术前评估可应用肾元理论,特别年老、体弱、伴随疾病、久病卧床的手术患者,肾气本虚。应用六经辨证对应病程,同时在整体观、治未病的理论指导下实现标本兼治。

97. 术前中药的使用原则?

术前中药的使用以重视个体化的中医辨证论治为原则,其与临床麻醉强调个体化麻醉的思想一致。对于患者术前伴随疾病采用固本培元、扶正祛邪法以增强器官功能储备;镇静安神以减轻术前焦虑;回阳补气以纠正术前失血或者贫血。麻醉与手术是一个伤气耗血的过程,为预防手术创伤,气机、经络受阻,伤血耗气,采用通经活络、调气补血,预防再灌注损伤;调理脏腑阴阳,疏通经络,活血化瘀,实现器官功能保护。

98. 术前应用的中药剂型有哪些?

《黄帝内经》中记载了汤、丸、散、膏、药酒等不同剂型及其制法;随着临床用药需求和现代科技发展,中药剂型不断增加。剂型如汤剂、散剂、片剂、胶囊剂、颗粒剂、气雾剂、滴丸剂、中药注射剂、膜剂等。另外,按照给药途径分类,经胃肠道给药的剂型有颗粒剂、丸剂、片剂、灌肠剂、栓剂等;呼吸道给药的剂型有气雾剂、吸入剂等;皮肤给药的剂型有洗剂、搽剂、软膏剂、透皮贴膏等;黏膜给药的剂型有滴鼻剂、舌下片剂、含漱剂等。

99. 常用的术前中医用药有哪些?

术前使用的扶正方主要为补气养血、健脾益气、滋补肝肾的方药,如四君子汤、保元汤、八珍汤、十全大补汤、四逆汤并结合中医辨证施治加以调理;多种单药也有免疫增强作用,如黄芪、人参、白术等;或用参芪扶正注射液、参附注射液、黄芪注射液、丹参注射液、参麦注射液、醒脑开窍注射液、生脉注射液、血必净注射液、血栓通注射液等调节脏腑功能。

100. 围术期中药应用的注意事项有哪些?

① 应用某些中药有潜在危险,应尽量避免使用。如麻黄、乌头类等中药会对心血管产生不良影响,增加围术期循环的不稳定性;马钱子、附子等会影响大脑神经,引起神经系统症状;银杏、丹参等可能会增加术后出血风险;部分中药有肝肾毒性。② 应坚持辨证施治,随症调方,制定合适的方药。③ 注意方剂配伍,中药方剂讲究君臣佐使配伍,不可随意堆砌中药。④ 树立整体治疗观念,中医讲究整体施治,因此运方施药应从全局出发,并突出重点。

101. 术前中药治疗对麻醉及手术有何影响?

中医中药应用于围术期,可有效减轻麻醉和手术对机体造成的不良刺激和创伤,减少并发症,促进患者快速康复。改善患者术前各器官功能状态、提高各器官功能储备。缓解患者围术期的焦虑情绪,改善围术期睡眠。有助于术前肠道准备,促进术前肠道清洁及术后胃肠功能恢复。减轻术后恶心呕吐。辅助术后镇痛。

102. 参麦注射液的药理作用有哪些?

其主要原料是红参和麦冬,主要活性成分有人参皂苷 Rb1、Rb2、Rg1 和麦冬皂苷 D。药理作用:① 提高肾上腺皮质系统及网状内皮系统对病理性物质的清除作用,改善心脑肝等重要脏器的供血,改善微循环;② 能强心升压,提高心输出量,改善冠脉供血,减少心肌耗氧量;③ 辅助放化疗有明显的增效减毒作用,提高免疫机能;④ 通过调节促炎因子和抗炎因子的释放抑制机体的炎症反应;⑤ 调节机体的氧化应激反应,减轻手术创伤诱发的强应激反应。

103. 参附注射液的药理作用有哪些?

其主要由红参、黑附片的提取物制成,含人参皂苷 Rb1、Rg1、Rc、乌头类生物碱等生物活性成分。药理作用:① 改善体循环;② 改善心功能,保护心肌细胞;③ 增加微循环血流量,改善微循环;④ 增加氧输送、提高氧摄取率,改善组织代谢;⑤ 减轻炎症反应,改善线粒体功能结构,防止钙超载,调节细胞凋亡等途径,减轻心脑肺肝等脏器的缺血再灌注损伤,发挥器官保护作用;⑥ 增强机体免疫功能,辅助放化疗,提高生存质量。

104. 丹参注射液的药理作用有哪些?

其主要成分为丹参酮,药理作用:① 抑制血小板聚集,扩张微血管,而改善微循环,抑制血栓形成。② 保护心功能:扩张冠状动脉;抑制心肌细胞的异常凋亡;改善缺血区微循环,促进心肌恢复。③ 改善神经功能:抑制神经细胞异常凋亡,促进神经系统血管发生及神经重塑。④ 保护肝脏:改善肝脏微循环,抗脂质过氧化;抑制肝纤维化,促进肝细胞再生。⑤ 抗炎作用:降低促炎因子的表达,抑制氧自由基,减轻炎症。⑥ 调节血脂,抗动脉粥样硬化。

105. 可以调节胃肠功能的中草药有哪些?

调节胃肠功能的中草药主要分为以下几类:① 行气疏肝类:枳实、枳壳、厚朴等;② 消食类:山楂、神曲、谷芽等;③ 补气健脾类:人参、党参、白术等;④ 芳香化湿类:藿香、佩兰、白豆蔻等;⑤ 利胆类:茵陈、郁金、金钱草等;⑥ 降下类:大黄、芒硝、番泻叶等。

106. 可以参与免疫调节的中草药有哪些?

研究显示多种中药均能参与免疫调节,较常见的有太子参、茯苓、枣仁、山药、白术、山楂等可以增强机体免疫力激活各种酶的生理功能,缓解化疗药物使用引起的不良反应及不适;人参、黄芪、当归、阿胶、鹿茸、党参等可改善免疫器官功能,促进免疫细胞发育分化;五味子、山萸肉、金樱子、五倍子等能增强屏障防御功能;党参、黄芪、白术、当归、何首乌等能增强吞噬细胞吞噬功能;川芎嗪、天花粉、柴胡等能明显增强 NK 细胞活性。

107. 肿瘤手术患者术前使用中药的价值?

① 改善营养状况,改善患者的机体状态,增加手术的安全性;② 减轻患者术前焦虑情绪,提高围术期患者的睡眠质量,减少因焦虑带来的不良影响;③ 增强机体正气,改善胃肠功能,提高机体抗病、耐受手术能力;④ 减轻化疗不良反应,提高机体细胞免疫功能,有利于患者围术期恢复,并为下一步治疗创造良好条件,在一定程度上提高癌症的治愈率及生存质量。

108. 术前使用中药对心脏功能的不良影响？

　① 术前使用人参、黄芪、附子、细辛、麻黄等可引起患者心率加速，具有强心作用，使用过量有引起心律失常风险。其中麻黄的有效成分麻黄碱具有拟交感神经作用，通过促进交感神经递质释放，可导致高血压、心动过速甚至心肌缺血、心搏骤停的发生；② 术前使用苦参、山豆根、酸枣仁可减慢心率；③ 增加心血管不良反应的中草药包括：乌头类（川乌、草乌、附子），洋地黄叶、蟾酥及含蟾酥类制剂（六神丸、喉症丸）、麻黄等。

109. 哪些中药会影响患者血压？

　具有降血压作用的中药包括：葛根、杜仲、当归、黄芪、红芪、人钩藤、地龙、罗布麻、丹参、银杏叶、羊红膻、苦丁茶；具有升血压作用的中药包括：人参、附子、党参、干姜、麻黄。

110. 患有心血管疾病患者术前使用中药有哪些注意事项？

　① 忌长期服用一种药物：长期服用一种药物容易造成机体阴阳平衡失调；② 忌中西药联用不当：中西药合用其相互作用十分复杂，合用时应有医生指导；③ 忌超剂量用药：如常用的复方丹参滴丸、速效救心丸等含冰片，若加大剂量，会加重胃肠道不良反应；心可宁、血栓心脉宁等含蟾酥，若超剂量服用，可能造成心律紊乱；④ 忌同类中药联用：治疗心血管病的中成药大多属于治气滞血瘀型药物，若几种药物同时使用，会造成药效叠加，引起不适。

111. 术前使用中药对中枢神经系统有何影响？

　中药对中枢神经系统的作用主要根据其药性来决定。① 寒凉药具有抑制中枢神经系统功能。例如：天麻有镇静作用，主要成分天麻素可透过血脑屏障，在脑组织中降解为天麻苷元，天麻苷元作用于苯二氮䓬受体，产生镇静，抗惊厥等中枢抑制作用。② 温热药能提高中枢神经系统功能。例如：麻黄兴奋中枢，其主要成分麻黄碱脂溶性高，易通过血脑屏障，能兴奋大脑皮质及皮质下中枢，使精神振奋；同时会缩短巴比妥类催眠时间。

112. 老年患者术前使用影响神经系统中药时应注意什么？

　老年人中枢神经系统的改变（脑血流量明显减少、脑内酶活性减弱）会影响中药的疗效。因此老年人术前服用该类中药的时候一定要对剂量作出相应的调整。

比如服用具有抑制中枢神经系统功能的寒凉药,术前尽量少用或者不用,以免与术中麻醉药物发生叠加效应,导致苏醒延迟;如果服用具有提高中枢神经系统功能的温热药,也应当适当减量,以免术后神经系统兴奋性增加,导致失眠、认知功能异常。

113. 术前使用中药对凝血功能有何影响?

术前服用中药汤剂一般不会改变术前凝血功能正常的患者的凝血功能。然而,中药可能影响术前凝血功能异常的重症患者,研究表明益气养阴中药对脓毒症凝血功能障碍患者的凝血指标有积极的改善作用,特别是对 DIC 评分<5 分的非显性 DIC 患者干预效果更为明显。中药可通过改变血小板表面受体和促进血小板内皮细胞释放多种抗凝血因子,从而抑制血小板的黏附性,如白花丹参能显著缩小血小板黏附面积,具有明显的抗血液凝集作用。

114. 如何看待中药的肝肾毒性?

近年来,有很多关于中药毒性的报道,"是药三分毒",只要是药物,都不可避免会出现一些不良反应,甚至毒副反应。中医药流传应用几千年,当然存在诸多问题与不足,需要发展与改进。中药应用需要以中医药理论为指导,以药典为依据。需要做到:① 讲究炮制,减少毒性;② 合理配伍,增效减毒;③ 理论指导,辨证用药;④ 剂量、用法须依据药典。只有这样,才有可能最大限度减少中药的肝肾毒性。

115. 口服或注射用中药制剂术前是否应该停药?

口服的中药术前一天一般不需要停药,手术当日尽量避免,如服用口服中药,应满足术前禁饮禁食时间。注射用中药制剂不受禁食禁饮限制,但目前静脉注射用中药制剂不良反应较多,且术中麻醉患者不容易发现这些不良反应,所以不推荐手术日继续使用。其中过敏反应是中药注射剂最常见的不良反应,轻者表现为瘙痒,皮疹等症状,重者可致过敏性休克,甚至导致死亡。

116. 术前使用具有镇静安神或镇痛作用的中药是否会对麻醉用药产生影响?

麻醉用药主要是指镇痛药、镇静药、肌肉松弛药等,药物使用剂量主要依据药物的药物代谢动力学研究,与人的年龄、性别、个体差异和遗传因素等有关。术前或术后使用的镇静安神或镇痛作用中药不会对麻醉过程麻醉用药产生影响,但可能对术后疼痛或睡眠质量有改善作用。这是一个值得深入研究的领域,也是中医药在围术期进行干预的方向。

117. 中药特殊制剂在围术期有何应用价值?

中药特殊制剂包括注射剂、气雾剂、丸剂、散剂、膏剂等,在围术期广泛使用。术后患者采用中成药气雾剂进行雾化,可减轻插管后咽喉部不适感及疼痛;中药封包热敷腹部可以促进胃肠蠕动,改善胃肠道的功能;围术期耳穴压豆,中药沐足可以减少围术期患者焦虑情绪,提高围术期睡眠质量;艾灸有助于术后患者气血运行,处理术后患者早日康复等。

118. 术前中西药联合应用时应注意的配伍禁忌有哪些?

中西药联合使用可能会引起药物本身的酸碱度发生变化、沉淀、络合反应等,进而会影响药物吸收、代谢、改变药物作用、产生有毒物质、加重药物的毒副反应。中西药的联合作用十分复杂,特别是中成药注射剂使用中,可能发生的不良反应多,而且甚至可导致生命危险。中药使用要辨证,根据中药性味、归经、药效合理配伍使用。不断通过临床实践,尽量发挥中西药特长,安全合理配伍使用中西药。

（赵高峰　白雪）

第六节　传统三联预康复技术

119. 何谓三联预康复技术?

三联预康复技术是指术前获得以有氧锻炼为主的运动支持,以蛋白补充为主的营养支持和以减轻焦虑为主的情绪支持。一项针对结直肠手术的临床研究表明,与对照组相比,术前进行预康复组有更多患者的步行功能在术后 8 周恢复到甚至超过术前水平。如果不综合考虑运动、营养和情绪的作用,单纯地针对某一项进行干预,也并不能达到最好的效果。

120. 中医有哪些传统康复技术?

中医康复技术包括:① 中药:根据患者的体质和证候特点,辨证给予中药汤剂,可整体调整患者脏腑功能,有效促进脏腑功能恢复;② 针灸:针灸可缓解术后恶心呕吐和疼痛,它可使腹部手术患者术后恶心呕吐的发生率下降 20%～30%;

③ 功：术前练习五禽戏、八段锦、呼吸六字诀可调节患者心肺功能、调畅患者情志，有效减轻术后并发症；④ 其他：耳穴压豆可缓解患者胃肠功能紊乱、术后疼痛以及术后尿潴留；穴位注射可缓解肛肠手术患者术后疼痛。

121. 中医健身气功有哪些？

健身气功具有鲜明的中医特色，其内涵丰富，种类多样，各类人群都能找到适合自己的具体方法。国家体育总局气功中心发出《关于健身气功推广功法目录的公告》，明确了 11 种健身气功方法，分别有易筋经、五禽戏、六字诀、八段锦、太极养生杖、导引养生功十二法、十二段锦、马王堆导引术、大舞、明目功、校园五禽戏。

122. 中医健身气功学对人体影响的现代研究有哪些？

中医气功可提高锻炼者的焦虑和抑郁水平，对呼吸系统有积极作用、促进身心健康，对患者的机体功能、耐力、心理状态等方面有积极作用，可提高患者的生活质量。研究显示气功八段锦可改善中老年受试者上下肢力量素质、呼吸机能等；气功五禽戏对中老年女性受试者的身心健康水平有明显积极作用；气功易筋经、六字诀等均能提高患者的心肺功能。

123. 何为中医健身气功六字诀？

健身气功六字诀是我国流传下来的中医传统运动疗法，其实质为吐纳法，即通过"嘘、呵、呼、呬、吹、嘻"六种不同的口型、发音。

124. 健身气功六字诀的操作要领？

① 校准口型：吐气发声是六字诀独特的练功方法，通过口型产生特定的气息运动方式，进而脏腑功能产生影响。因此，习练者必须注意口型的要求，校准口型。② 寓意于气（呼吸），寓意于形：六字诀功法强调意念与舒缓圆活的动作、匀细柔长的吐气发声相结合，寓意于气（呼吸），寓意于形，不过分强调意念活动。

125. 健身气功六字诀的作用原理？

健身气功六字诀通过"嘘、呵、呼、呬、吹、嘻"六种不同的口型、发音，使唇、舌、齿、喉产生不同的形状和变化使胸腹腔产生压力，通过十二经脉及任督二脉的联络作用，与人体的五脏六腑、形体乃至情志等进行关联，达到旺盛脏腑功能、调节气血和锻炼呼吸肌等功效。对呼吸系统而言，呼吸训练可通过增加膈肌运动范围，增强腹式呼吸可改善呼吸功能、提高肌肉力量、增强运动耐力。

126. 健身气功六字诀的作用及特点？

健身气功六字诀中的呼吸方法主要是逆腹式呼吸，这种呼吸方法使横膈膜升降幅度增大，对人体脏腑产生按摩作用，有利于促进全身气血的运行。通过嘘、呵、呼、呬、吹、嘻六个字的不同发音口型，利用唇齿喉舌间的用力不同，来促进不同脏腑经络的气血运行。它最大的特点是：通过呼吸引导，加强人体内部的功能联系，充分诱发和调动脏腑的潜能来抵御疾病侵袭。

127. 练习健身气功六字诀的注意事项？

① 注意呼吸："健身气功六字诀"中的呼吸方法主要是逆腹式呼吸。其方法与要领是：鼻吸气时，胸腔慢慢扩张，而腹部随之微微内收，口呼气时则与此相反。这种呼吸方法使横膈膜升降幅度增大，对人体脏腑产生类似按摩的作用，有利于促进全身气血的运行。② 动作要松柔舒缓，协调配合：本功法辅以动作导引，有活动关节、强筋健骨的作用。习练时要注意动作与呼吸吐纳、吐气发声的协调配合，不破坏呼吸吐纳和吐气发声。

128. 哪些疾病练健身气功六字诀获益？

现已有临床研究证明，长期进行健身气功六字诀训练，可以在呼吸系统、心血管系统、认知功能、心理健康等方面具有显著的改善。健身气功六字诀治疗慢性阻塞性肺气肿稳定期具有较好疗效，可提高患者运动能力、改善肺功能指标，延缓疾病发展进程；六字诀锻炼配合穴位贴敷亦可减少哮喘急性发作次数和呼吸道感染次数；六字诀锻炼也可以改善血浆脂质和脂蛋白组成使原有的致动脉硬化的血浆脂蛋白组成向良好方向转变，降低动脉粥样硬化的风险。

129. 中医食疗的基本概念？

"食疗"一词最早出现于孙思邈《千金要方》。中医食疗学是在中医理论指导下，结合现代营养学知识，利用食物的性味功能和合理搭配，以达到治疗疾病，恢复人体健康的一种中医传统疗法，是中医治疗学的重要组成部分。中医学认为药食同源，食物与药物均能表现四性、五味等特性，具有类似的功效和作用机制，适用于补益身体和预防治疗疾病。

130. 中医食疗学的特点？

中医食疗学在中医药理论的指导下，用具有药理作用的食物治疗疾病的方法的一门学科。它是从几千年的实践中总结而来，逐渐完善和形成的一门应用科学。它将人与自然看作有机的整体，并将饮食视为重要的协调因素，通过辨证、辨体施与恰当的饮食调理方法，使机体达到协调，防治疾病。

131. 中医食疗学的理论基础？

中医食疗学是建立在中医学基础上的一门学科，是对中医理论的拓展和应用。它的理论基础包括：① 整体观念：将人体看作一个以五脏为中心的有机的整体，同时与外界环境相互联系互为整体；② 辨证论治、辨体论治：通过望闻问切收集患者的症状体征，分析综合出患者的病证及体质类别，施与恰当的治疗方法；③ 食物的四性五味：根据辨证结果合理选择相应性味的食物针对性施与治疗，达到防治及养生目的。

132. 中医食疗学养生的目的？

中医食疗学养生的目的是合理应用食物性味的偏性，纠正亚健康或患病人群的机体状态，以达到养生、防治疾病的作用。民以食为天，饮食渗透到我们生活的方方面面，中医食疗可以在日常的应用中持续发挥作用，纠正偏失，使人体逐渐达到平衡，最终获得更高的生活质量，延缓衰老，延长寿命。

133. 中医食疗学的辨证施食原则？

中医食疗学的辨证施食主要包括以下三个原则。① 整体原则：人体是一个有机的整体，人与自然环境、社会环境共同构成统一的整体；② 三因制宜原则：即因时制宜，因地制宜，因人制宜，使人体与外环境达到有机协调；③ 平衡膳食原则：饮食的种类多样化，数量做到饮食有节，比例适当，以满足机体的摄取需求，达到平衡。

134. 中医食疗与药膳的区别？

食疗的根本在食，是以饮食作为基本形式，是保证生命延续必不可少的物质，利用食物本身的性味偏经来调和整体，多性平，适用于慢性病，久食多无危害。药膳的根本在药，是将药物配合膳食，烹饪制成的特殊物质，其核心在于食借药力，药助食补，以发挥治疗疾病和膳食营养的作用，药物偏性多强，不可久食多食，不能充饥。

135. 中医食疗的禁忌有哪些?

　　食物用于治疗疾病时,需要"辨证施食",不可一概而论。食疗禁忌有以下几项:① 病中禁忌,治患病期间禁食生冷、黏腻腥臭及不易消化之物;② 配伍禁忌,指某些食物不宜配合实用,如服用人参期间不宜吃萝卜;③ 胎产禁忌,指妇女胎前产后饮食应有所不同,所谓"产前宜凉""产后宜温";④ 时令禁忌,指食疗应顺应四时;⑤ 质变腐烂禁忌,指食物应新鲜卫生,如发芽的土豆不能吃;⑥ 偏食当忌,应平衡膳食,食物品种多样化。

136. 中医食疗食品的分类?

　　中医食疗食品种类有以下几种:① 米饭类,有补脾和胃的作用;② 粥食类,易于进食消化,适用于病后、虚弱之人;③ 汤羹类,具有补益的作用;④ 菜肴类;⑤ 药汤类,如当归生姜羊肉汤,具有温经散寒补血的功效;⑥ 饮料类,如芹菜汁;⑦ 酒类,用粮食或葡萄发酵而成,有散寒活血的功效;⑧ 散粉类,食物研末晒干加水冲服,如葛根粉;⑨ 蜜膏蜜饯及糖果类,如阿胶膏、麻仁糖。

137. 中医食疗的功效有哪些?

　　中医食疗包括食养和食治两方面。食养,指选择适宜的食物以养生的方法。食治,是指选择适宜的食物以预防或治疗疾病的方法。《黄帝内经》提出"五谷为养,五果为助,五畜为益,五菜为充,气味合而服之,以补精益气",因此,中医食疗的功效首要是对身体的滋养补益作用。《养老奉亲书》中记载:"饮食进则谷气充,谷气充则气血胜,气血胜则筋力强。"通过饮食调养,顾护脾胃,可以延缓衰老。

138. 何谓音乐疗法?

　　音乐疗法是指应用音乐艺术治疗疾病的方法。旨在通过生理和心理两方面的途径来达到治疗疾病的目的。一方面,通过适度的音乐频率、节奏和有规律的声波振动,使颅腔、胸腔或某一个组织产生共振,直接影响人的脑电波、心率、呼吸节奏等;另一方面,良性的音乐能提高大脑皮质的兴奋性,改善情绪,激发感情,振奋精神,有助于消除心理、社会因素所造成的紧张、焦虑、忧郁、恐怖等不良心理状态,以提高应激能力。

139. 音乐疗法与中医的关系?

　　五行木、火、土、金、水与自然界的五音宫、商、角、徵、羽及人体的五脏、六腑、五窍、五体、情志都有五行属性。《汉书·律历志》告诉我们五音与五行的关系:"所谓宫为土声,居中央,与四方、四时相应;角为木声,居东方,时序为春;徵为火声,居南方,时序为夏;商为金声,居西方,时序为秋;羽为水声,居北方,时序为冬。"中医学多利用五音的五行属性及之间生克制化关系来治疗或辅助治疗情志病。这就是中医与音乐疗法的关系。

140. 中医五音疗疾的理论基础?

《乐记》最早将"五音(角、徵、宫、商、羽)"理论确定下来,并提出"乐者乐也,琴瑟乐心;感物启动,审乐修德;乐以治心,血气以平。"用音乐调理身心的方法。《黄帝内经》指出"肝在音为角,心在音为徵,脾在音为宫,肺在音为商,肾在音为羽"。东汉《太平经》以阴阳学说解释了音乐的阴阳分类:高为阳,低为阴;刚为阳,柔为阴;大调为阳,小调为阴;金革之声为阳,丝竹之声为阴。后世便以此为五音疗疾的理论基础。

141. 中医音乐治疗的选曲原则?

五音分属五行,且五音的特点为"木声长而高、火声高而尖、土声浊而重、金声响而强、水声沉而低"。因此角音可疏导肝经,促进机体气机条畅,代表曲目《胡笳十八拍》等;徵音疏导心经,可养心安神,代表曲目《紫竹调》等;宫音疏导脾经,有健脾养胃功效,代表曲目《十面埋伏》等;商音疏导肺经,可调节肺气宣发肃降,代表曲目《阳春白雪》等;羽音疏导肾经,可养阴保肾藏精,代表曲目《梅花三弄》等。

142. 中医学理论指导下音乐疗法的价值有哪些?

我国自古有多篇文献记载音乐疗法可以预防和治疗疾病。首先可以通过声音诊断疾病,如《素问·阴阳应象大论》指出:"善诊者,察色按脉,……视喘息听音声,而知所苦";其次《普济方》云:"五脏有余或不足,候之五声五音者",可通过五音补五脏之虚,泄五脏之实以预防和治疗疾病;再次运用音乐疗法可治疗情志病,如"七情之病也,看书解闷,听曲消愁,有胜于服药者也"。音乐配合汤药、针刺等传统疗法治疗疾病效果显著。

143. 中医音乐治疗的现代医学价值?

音乐治疗在精神疾病(精神分裂症)治疗中应用最广,其次在神经系统疾病(失眠、抑郁症、神经)、各类疼痛、恶性肿瘤、心血管疾病、妇产科疾病、内分泌疾病、胎教、儿童智障等方面均有广泛应用。音乐疗法配合中医基础理论,强调心理与生理共同作用,大量研究指出通过中医辨证在上述疾病中应用中医五音理论取得了良好的效果。

144. 中医五音疗法与现代音乐疗法的异同?

中医五音疗法与现代音乐疗法均通过影响人的心理、情绪等进而影响生理变化达到治疗疾病的目的。① 其不同点在于,中医五音疗法作为现代音乐疗法的补充,使得音乐疗法的理论基础更加完善;② 中国古典音乐体现着中国文化,也广泛被现代音乐疗法接受,现代音乐疗法收录了大量中国古典曲目;③ 中医音乐疗法结合了许多其他的中医传统疗法,例如音乐穴位电疗法、音乐气功疗法等,使音乐治疗的手段更加丰富。

(赵高峰　白雪)

第六章

术中中医药应用

第一节　脉象仪应用

1. 何谓脉象？

　　是指脉搏的形象与动态，反映脉搏波动的快慢、强弱、深浅等情况，为中医辨证的依据之一。

2. 脉象代表什么？

　　脉象的形成与脏腑气血密切相关，五脏与六腑相表里，脉象的变化也可反映全身脏腑功能、气血、阴阳等综合信息。

3. 脉象形成的脏器与物质基础是什么？

　　心、脉是形成脉象的主要脏器，气血是形成脉象的物质基础。

4. 诊脉部位有哪些？

　　寸口诊法、三部九候诊法、人迎寸口诊法、仲景三部诊法等。其中寸口诊法最为常用。

5. 何谓寸口诊法？

　　用示指、中指、环指单独切按桡骨茎突内侧一段桡动脉的搏动形象。

6. 脉象分哪几类？

　　浮脉类、沉脉类、迟脉类、数脉类、虚脉类、实脉类。

7. 浮脉类有哪些脉象？

　　浮脉、芤脉、散脉、革脉、濡脉、洪脉。

8. 沉脉类有哪些脉象？

　　沉脉、伏脉、牢脉、弱脉。

9. 迟脉类有哪些脉象？

　　迟脉、缓脉、涩脉、结脉。

10. 数脉类有哪些脉象？

　　数脉、疾脉、促脉、动脉。

11. 虚脉类有哪些脉象？

　　虚脉、微脉、细脉、短脉、代脉。

12. 实脉类有哪些脉象？

　　实脉、长脉、滑脉、弦脉、紧脉。

13. 哪些脉象代表危象，各反映什么？

　　芤脉：浮大中空，如按葱管。主失血，津液大伤。

　　革脉：浮而搏指，中空外坚，如按鼓皮。主亡血、失精、半产、漏下。

　　伏脉：重按推筋着骨始得，伏而不现。主邪闭、厥证、痛极。

　　疾脉：一息七至以上，强而有力。主阳亢无制，阳气将绝。

　　代脉：脉来时一止，止有定数，良久方至。主脏器衰微，心系疾病。

14. 何谓脉象仪？

　　脉象仪指采集脉象信息，描记脉象（图）的仪器。

15. 脉象仪的工作原理是什么?

通过高精度传感器精确模拟中医切诊指法,采集分析脉象的位、数、形、势特征,最终分析出单脉与相兼脉类别,并通过时、频、域的几十种参数输出相应脉象图。

16. 脉象仪的主要构成包括哪些?

脉象仪主要包括脉象传感器、脉象预处理单元以及计算机信号处理单元等部分组成。

17. 脉象仪传感器根据工作原理可分为哪些?

压力传感器、光电式脉搏传感器、传声器、超声多普勒等。

18. 脉象波形图包含哪些信息?

脉象波形图主要反映所测动脉血管壁张力、血管内压力及血管位移运动的综合力,也反映了脉搏时相变化的轨迹。

19. 主要有哪几种脉象信号的提取方法?

速率(斜率)分析法、时域分析法和频域分析法。

20. 何谓脉象图的时域分析法?

通过对脉象信号输出图形的形态与大小进行处理的过程,分析出动脉血管内流体参数与时间和空间的函数关系,进而了解脉动的频率、强弱、虚实等。

21. 何谓脉象图的频域分析法?

把脉搏波分解成一系列频率为基本频率整数倍的正弦曲线,并构成频率谱,用频率谱与倍频的不同分析脉象。

22. 何谓脉象图的速率(斜率)分析法?

速率分析法,速率又称斜率,反映动脉内压力的变化率,即脉波在每一点上的变化速度。正向波为升支斜率,反映脉波上升的变化速度;负向波为降支斜率,反映脉波下降的变化速度。

23. 脉象图的时域分析法中有哪些主要时间参数,各代表什么?

t:为脉图起始点到终止点的时值,对应于左心室的一个心动周期,亦称为脉动周期。t_1:为脉图起点到主波峰点的时值,对应于左心室的快速射血期。t_2:为脉图起点到主波峡之间的时值。t_3:为脉图起点到重搏前波之间的时值。t_4:为脉图起点到降中峡之间的时值,对应左心室收缩期。t_5:为降中峡到脉图终止点之间的时值,对应左心室舒张期。

24. 时域分析法中有哪些主要振幅参数,各代表什么?

主波幅度,反映左心室射血力和大动脉的顺应性;重搏前波幅度,主要反映动脉血管弹性和外周阻力状态。

25. 时域分析法中 As 和 Ad 各代表什么?

As:心脏收缩期脉图面积;Ad:心脏舒张期脉图面积。

26. 时域分析法中 w_1 表什么?

为主波脉图基线到峰顶上 1/3 处的脉图宽度,反映动脉内压力维持在高水平状态的时间。

27. 脉象仪临床应用范围有哪些?

目前脉象仪主要应用于肿瘤疾病、心血管系统疾病、代谢性疾病、肾脏疾病、自身免疫缺损类疾病等的辅助诊断。

28. 脉象仪在外科手术中的应用如何?

目前围术期应用较少。

29. 心系疾病从脉象仪中表现出的最常见的脉象有哪些?

以结脉、代脉、弦脉为主。

30. 患者出现早搏,脉象仪的表现是什么?

结脉(缓而时一止,止无定数)或代脉(脉来时一止,止有定数,良久方至)。

第六章

31. 脉象仪出现弦脉时,有何提示?

提示外周阻力高,血管弹性差。

32. 脉象仪的优点有哪些?

无创操作、操作简便、便于携带、价格低廉。

33. 脉象仪的缺点有哪些?

干扰因素较多,尚无统一规范化标准,特异性指标较少,缺乏权威研究,具体机制不明确。

第二节　针刺干预

34. 针刺镇痛的可能神经机制?

针刺穴位产生的神经冲动和痛源部位的疼痛信号传入脊髓,通过脊髓的负反馈调节机制,在脊髓水平将传入的神经冲动与疼痛信号相互作用、整合,减少或抑制疼痛信号继续传入中枢神经系统,改变痛觉阈值,达到镇痛的目的。

35. 针刺镇痛的可能神经化学机制?

内源性阿片肽类是中枢神经系统内起镇痛作用的主要物质,主要包括内啡肽、脑啡肽和强啡肽等,这类物质与机体特异的阿片类受体结合可产生镇痛作用,针刺可影响局部的脑活动,促使内源性阿片类物质释放。

36. 针刺主要通过哪些途径激活内源性阿片肽系统?

激活内源性阿片肽能神经元释放内源性阿片肽类物质,作用于初级感觉神经,抑制传入神经末梢释放 P 物质;激活大脑核团内的内源性阿片肽能神经元释放相应递质,并参与下行抑制系统的调控;激活大脑垂体,将内啡肽释放入血。

37. 除了内源性阿片肽,与针刺相关的神经递质还有哪些?

五羟色胺、去甲肾上腺素、乙酰胆碱等。

38. 针刺信号的外周传入途径是什么？

　　主要通过穴位深部的感受器和神经末梢的兴奋传入中枢的，针刺可兴奋的神经纤维包括 Aα、Aβ、Aδ 和 C 纤维。

39. 针刺信号的脊髓内传导途径是什么？

　　针刺信号传入脊髓后，通常交叉到对侧脊髓腹外侧束上行。

40. 负责针刺信号与疼痛信号整合的中枢有哪些？

　　脊髓背角、延髓网状结构、中脑内侧网状结构、中脑中央灰质、丘脑束旁核、中央外侧核等。

41. 针刺效应中枢有哪些？

　　尾状核头部、丘脑中央中核、中脑中央灰质、中缝核等。

42. 哪些特定穴镇痛效果较好？

　　腧穴、合穴、原穴、络穴、郄穴、八脉交会穴。

43. 什么是针刺镇痛耐受？

　　针刺镇痛耐受，也称针刺耐受，是指由于长时间针刺或反复多次针刺后，镇痛效应明显下降的一种现象。

44. 针刺耐受的可能机制？

　　韩济生院士于 1979 年提出"多次电针可能引起某种程度的耐受"的观点，他认为，既然存在介导电针镇痛的内源性阿片肽，那么就可能存在其对立面阿片肽。经过研究发现，中枢缩胆囊素-8 是决定针刺镇痛和麻醉镇痛有效性的重要因素，电针的有效性取决于中枢阿片肽与八肽胆囊收缩素的相对平衡，其他的神经递质如 5 羟色胺、去甲肾上腺素也参与针刺耐受的过程。

45. 电针常用频率是多少？

　　低频：2 Hz；高频：100 Hz。

第六章

46. 2 Hz 的电针刺激可以促进神经递质的释放，以哪种递质为主？

   2 Hz 的电针刺激刺激主要引起内啡肽和脑啡肽的释放。

47. 100 Hz 的电针刺激可以促进神经递质的释放，以哪种递质为主？

   100 Hz 的电针刺激刺激主要引起强啡肽的释放。

48. 针刺麻醉中使用电针常规选用哪种波形？

   多数情况下选用疏密波，疏波和密波交替，从而避免产生针刺耐受。

49. 何为电针疏密波及疏密波的作用？

   疏密波是疏波、密波自动交替出现的一种波形，疏、密交替持续的时间各约
1.5 秒，与单一波型相比，不易出现电针耐受。疏密波更侧重于镇痛消炎以及减低
肌张力，能促进气血循环，增强代谢，减轻炎性水肿，改善组织营养。常用于关节周
围炎、扭挫伤、坐骨神经痛、面瘫、气血运行障碍、肌无力等。

第三节　中成药应用

50. 何谓中成药？

   中成药是以中药材为原料，在中医药理论指导下，为预防及治疗疾病需要，按
规定的处方和制剂工艺将其加工制成一定剂型，并经国家药品监督管理部门批准，
成为商品化的一类中药制剂。

51. 中成药有哪些特点？

   性质稳定、疗效确切、毒不良反应相对较小，服用、携带、贮藏、保管等较为
方便。

52. 中成药的剂型有哪些？

   常见的剂型有注射剂、散剂、胶囊剂、片剂、丸剂、口服液体剂型等。

53. 可以降低术后心肌损伤标志物的中成药有哪些？

   血塞通注射液、参麦注射液、川芎嗪注射液、通冠胶囊等。

54. 减轻术后炎性反应的中成药有哪些?

丹参多酚酸盐注射液、血塞通注射液、生脉注射液、银杏达莫注射液等。

55. 改善术后氧化应激的中成药有哪些?

银杏达莫注射液、麝香保心丸、丹参多酚酸盐注射液等。

56. 术后调节血管内皮功能的中成药有哪些?

丹红注射液、生脉注射液、麝香保心丸、通心络胶囊等。

57. 中成药在外科手术中的应用如何?

多应用于围术期,术中应用较少。

58. 中成药四磨汤对妇科手术肠功能恢复体现有哪些?

肠鸣音、排气、排便恢复时间加快。

59. 前列腺增生围术期中成药的辨证应用有哪些?

湿热下注:龙胆泻肝丸;肾阴亏损:六味地黄丸;脾肾阳虚:补中益气丸合金匮肾气丸;气血瘀阻:桂枝茯苓丸。

60. 前列腺癌围术期中成药的辨证应用有哪些?

瘀毒互结:通关口服液、冬凌草片等;气血亏虚:扶正抑瘤注射液、参芪扶正注射液等;气阴两虚:参麦注射液;阴虚挟热:知柏地黄丸。

61. 精索静脉曲张围术期中成药的辨证应用有哪些?

气滞瘀阻:大黄蟅虫丸;痰瘀互结:丹参片;肝肾亏虚:全鹿片。

62. 男科术后中医药对症处理的中成药有哪些?

术后疼痛:元胡止痛片;刀口出血和血尿:十灰散、黄芪注射液或参附注射液;刀口局部感染:双黄连注射液、灯盏花注射液,外用四黄水蜜外敷;术后尿潴留:通关散;术后发热:川芎嗪、柴胡注射液、双黄连、清开灵注射液;术后腹胀:保济丸。

63. 可应用于显微外科手术行血管吻合术后的活血化瘀类中成药有哪些？
复方丹参注射液、刺五加注射液、香丹注射液、川芎粉针剂。

64. 围术期应用活血消瘢冲剂的目的是什么？
预防术后瘢痕形成。

65. 配合肛肠手术的中成药有哪些？
复方薄荷脑注射液、痔炎灵浓缩液、痔炎冲洗灵、拔毒膏、生肌玉红膏、槐榆通便合剂等。

66. 可联合化疗药应用于癌症手术后的中成药有哪些？
参麦注射液、艾迪注射液、复方苦参注射液、康艾注射液等。

67. 宫腔镜治疗人流术后宫腔粘连可选择联合应用的中成药是什么？
妇科千金胶囊。

68. 鼻内镜手术可配合哪种中成药？
鼻渊舒口服液。

第四节　术中穴位刺激

69. 术中穴位刺激的作用？
术中通过穴位刺激能够减轻应激反应，有利于维持术中生命体征的平稳，减轻因麻醉药物及手术所造成的生理功能的紊乱。同时，由于针刺具有一定的镇静、镇痛作用，可以减少术中麻醉药物的用量。

70. 术中穴位刺激的方式？
常用的术中穴位刺激的方式包含手针、电针、经皮穴位电刺激、穴位注射、耳穴压豆、皮内针等。

71. 术中穴位刺激选穴的一般遵从哪些原则?

穴位选取主要遵循 4 个原则,即循经取穴、辨证取穴、同神经节段取穴和经验取穴。

72. 什么是循经取穴?

是指针灸治疗时选取经过手术切口部位或附近,以及和手术所涉及的脏腑有关的经脉,可以选用远隔患部的穴位。如颈前部手术可选取手阳明大肠经,因为该经脉循行到锁骨上窝时发出支脉上至颈前部。

73. 何谓辨证取穴?

是根据病症的性质结合手术患者体质和病情的全面情况,以及脏腑相关原则,进行辨证分析,选取有关经络穴位。

74. 什么是同神经节段取穴?

根据神经解剖原理,考虑到手术部位的神经支配而选取穴位的方法,选用与手术部位属于同一或相近神经节段支配的穴位,如甲状腺手术、胸部手术选取的合谷、内关穴和支配该两种手术部位的脊髓节段是比较靠近。

75. 甲状腺手术中常用的取穴?

甲状腺手术中常规选取内关/合谷穴或者扶突穴,考虑到操作的方便,内关、合谷穴更为常用。

76. 合谷穴的定位?

合谷穴属于手阳明大肠经穴位,在手背一、二掌骨之间,第二掌骨桡侧缘中间凹陷处。

77. 甲状腺手术中选择合谷穴的依据?

合谷穴是手阳明大肠经的原穴,其经脉经过手术部位,符合中医学"经脉所过,主治所及"的理论,为循经取穴。此外,常规针刺合谷穴即可达到通畅气血的功能,辅以电流刺激,从而达到颈部镇痛的目的。

78. 内关穴的位置在哪？

内关穴是手厥阴心包经的常用腧穴之一，位于前臂掌侧，曲泽与大陵的连线上，腕横纹上 2 寸（约三横指宽），掌长肌腱与桡侧腕屈肌腱之间的凹陷处。

79. 内关穴对于维持血流动力学稳定有何作用？

内关穴属手厥阴心包经穴位，心包经起于胸中，出属心包，常用于心、胸疾病的治疗，能够调整循环功能，有利于维持血流动力学的稳定。

80. 甲状腺手术中选择扶突穴的依据是什么？

扶突穴属手阳明大肠经，经典解剖学描述扶突穴的神经支配来自颈 3~4 脊神经节段，既属循经取穴，又有同神经节段取穴及阿是穴的特点，这可能是其用于颈部手术的麻醉效果明显好于其他穴位的重要原因。

81. 用于防治术后恶心呕吐的首选穴位以及选穴依据是什么？

内关穴常作为防治术后恶心呕吐的首选穴位。内关穴是手厥阴心包经穴位，为八脉交会穴之一，通于阴维脉，主治胃、心、心包络疾患，具有降逆止呕的作用。

82. 足三里的定位及功效？

足三里在小腿的前外侧，胫骨与腓骨之间，犊鼻穴下方 3 寸的位置，具有补中益气、健脾和胃、缓急止痛之效。

83. 常用的用于预防老年患者术后认知功能损伤的穴位有哪些？

内关、神门、百会、印堂、神庭、四神聪等。

84. 耳针的选穴原则是什么？

辨证取穴、反应点取穴、经验取穴。

85. 术中常用的耳穴穴位有哪些？

常用的有心、神门、脾、胃、皮质下、交感、内分泌等。

86. 耳穴神门的定位及其功效？

耳穴神门位于三角窝后 1/3 的上部，即三角窝 4 区，它有一定的安神镇静、止痛的作用,常用于失眠、多梦、戒断综合征(戒烟、戒酒、戒毒)、炎症、高血压、疼痛等疾病的治疗。

87. 耳穴心的定位及其功效?

耳穴心位于耳甲腔正中凹陷处,具有安神镇静之效,常用于心动过速、心律不齐、心绞痛、无脉症、神经衰弱、口舌生疮、癔病等。

88. 耳穴交感的定位及其功效?

耳穴交感位于在对耳轮下脚的前端与耳轮内缘交界处,即对耳轮6区前端,具有止痛的作用,常用于自主神经功能紊乱诸证,胃肠痉挛、胆绞痛、输尿管结石、失眠、多汗等。

89. 耳穴皮质下的定位及其功效?

皮质下位于对耳屏内侧面,同额点相对,内分泌穴旁,卵巢穴与平喘穴中间处的相对应点上,对耳屏边缘下1/3的内侧面中点处,即对耳屏4区,具有缓急止痛的作用,常用于痛症、失眠、神经衰弱等的治疗。

90. 足三里穴位注射具有哪种作用?

足三里穴位注射具有一定的镇痛作用,同时能够促进术后胃肠功能的恢复。

91. 与传统电针相比较,经皮穴位电刺激具有哪些优点?

有研究显示,经皮穴位电刺激和电针在效果上作用相当。然较之于传统电针,经皮穴位电刺激更容易为患者接受,减轻患者的紧张程度。同时,经皮穴位电刺激本身对操作的要求不高,更适于非针灸专业人员的使用,有利于穴位刺激的推广。

92. 术中穴位电刺激时刺激强度的选择?

一般情况下,以患者可以耐受的最大刺激强度为宜。

93. 术中应用皮内针的原理?

皮内针法属于浅刺法,它基于经络的"皮部理论"。人体体表的皮肤按经络循行分布部位的分区,是十二经脉功能活动反映于体表的部位,也是络脉之气散布的所在,各经皮部就是该经在皮肤表面的反应区和该经濡养的皮肤区域。通过长时间刺激皮部及腧穴,可以起到调节经络、卫气及脏腑的功能,起着调节阴阳平衡的作用,达到防病、治病的效果。

94. 穴位刺激的禁忌证?

经穴治疗部位有皮肤感染的患者;对穴位循行经线上进行过手术的患者;有目标穴位所在的上肢或者下肢有神经损伤的患者;不能配合的患者,包括语言困难、传染病以及其他病史。

第五节　针刺麻醉

95. 针刺麻醉何时出现?

对于首例针刺麻醉的历史有不同的说法。一种是 1958 年 8 月 30 日,上海市第一人民医院耳鼻喉科一位年轻住院医师尹惠珠在为扁桃体患者手术时,尝试在患者双侧合谷穴进行针刺。在没有注入任何麻醉药的情况下,尹惠珠顺利地对患者的扁桃体进行切开、分离和摘除,整个过程中,患者并没有感到明显疼痛与不适。另一种说法为首例针刺麻醉手术产生于西安。

96. 针刺麻醉类型有哪些?

单一针刺:指采用不同刺激方法进行的单纯穴位刺激麻醉方式;针刺复合(针刺辅助):指穴位刺激与麻醉药物或麻醉方法联合应用的麻醉方式,包括针药符合麻醉、针刺-硬膜外复合麻醉和针刺-气体吸入麻醉等。

97. 针刺麻醉的基础?

针刺麻醉是以针刺镇痛为基础,通过对穴位刺激提高人体各部位的痛阈、耐痛阈从而发挥镇痛作用。

98. 针刺镇痛的中医机制?

中医学认为疼痛主要分为“不通”和“不荣”两大类。“不通则痛”指当人体经络中的气血发生阻滞不通,那么就会引发各种疼痛,称为“实痛”;“不荣则痛”指当人体经络中气血减少不足,也会引发疼痛,称为“虚痛”。针刺之所以能够止痛,主要是因其具有“调气”的作用。调气是指局部得气和行气以促使气的运行正常,进而促进血行正常,通过解决"不通则痛""不荣则痛"的问题,抑制疼痛。

99. **按所取经穴部位不同针刺麻醉分为哪几类?**

针刺麻醉、耳针麻醉、头皮针麻醉、唇针麻醉、面针麻醉等。

100. **针刺辅助麻醉的概念**

针刺辅助麻醉是指在传统经络理论的指导下,结合手术循经取穴,辨证运用针刺手法,持续刺激穴位的同时配合麻醉药物以减轻术中生理功能紊乱、促进患者术后功能恢复的一种临床麻醉方法。

101. **针刺(辅助)麻醉的作用有哪些?**

镇痛;降低内脏牵拉反应;预防创伤性休克;抗感染;维持术中生命指标平稳;减少患者术前焦虑;减少麻醉、镇痛、镇静等药物;促进术后创伤组织修复;

降低恶心呕吐等术后不良反应;促进术后各项生理指标的恢复。

102. **针刺麻醉的优势有哪些?**

安全,不良反应少;适用范围广;适合清醒麻醉;术中生理指标波动较小。

103. **针刺麻醉的缺点有哪些?**

麻醉不全;不能完全抑制内脏反应;个体差异较大。

104. **针刺麻醉的适应证有哪些?**

对麻醉药物过敏者;重要脏器功能不全,病情危重,休克,以及年迈体衰不能接受麻醉药物者;病情诊断明确,无需广泛探查者;接受针刺麻醉,疼痛耐受能力较好的非肥胖患者。

105. **针刺麻醉的禁忌证有哪些?**

凡对针刺治疗有禁忌者;惧怕针刺,术前预测针刺效果欠佳者;精神系统疾病,如痴呆、精神分裂症、躁狂、抑郁性精神病,以及其他神经系统受损导致的精神类疾病;诊断不明,需做术中广泛探查者;病灶局部广泛粘连,手术复杂者;顾虑重重,经反复解释仍不能排除精神紧张者。

106. 针刺麻醉术前准备包括什么？

术前预测、试针和患者心理诱导。

107. 针刺麻醉需要提前诱导吗？

常规需要进行提前诱导。研究显示，针刺麻醉一般需要在手术开始前 30 分钟便开始进行针刺，这样才能减轻手术开始切皮时的疼痛感，这一时期称为"诱导期"。

108. 使用针刺麻醉穴位刺激的时长？

主要包含术前预处理，即在麻醉前提前进行针刺干预，持续约 30 分钟左右后停止。术中持续刺激，即在麻醉前便开始干预，持续整个术中，直至手术结束。另外就是术后的早期干预，按照日常常规针刺的方式，一般单次干预约 30 分钟。

109. 针刺麻醉有哪些常用经验穴？

临床易得气、针感较强，操作方便的穴位，如足三里、合谷、内关等穴位。

110. 针刺麻醉适用于哪类手术？

针刺麻醉目前已被应用于颅脑、五官、颌面口腔、胸、腹、四肢以及妇产科、小儿外科等多种手术病种，具有比较广泛的适应证。

111. 颅脑手术针刺麻醉的常用处方？

（1）前颅窝手术体针麻醉处方：颧髎（双侧）；耳针处方：脑干透皮质下，神门透肾、交感、外肺。综合处方：金门与太冲（患侧）。

（2）颞顶枕手术体针麻醉处方：金门、太冲，风池透安眠；上星透囟会。耳针处方：脑干透枕颞，神门透肾，交感透太阳。

（3）后颅窝手术体针麻醉处方：大椎透哑门，后顶透脑户，足临泣，翳风。耳针处方：脑干透皮质下，神门透肾、交感、外肺。

112. 颅脑功能唤醒麻醉手术穴位处方？

颧髎、风池、帅谷、太冲、足临泣，均取双侧。

113. 拔牙手术中常用的穴位处方?

上前牙:人中、三间透合谷;水沟、颧髎、三间透合谷;人中郗迎香、颧髎;人中透眶下孔。

上后牙:下关、颧髎、颊车;颧髎下关、三间透合谷。

下前牙:承浆、颊车;承浆透大迎、颊车;承浆、颊车、三间透合谷;承浆透颏孔。

下后牙:承浆、颊车、下关;承浆透颏孔。

114. 肺切除术针刺麻醉的主要选穴?

合谷、内关、支沟、后溪。合谷为手阳明大肠经穴位,阳明经多气多血,针刺合谷具有镇静、止痛的作用。内关为手厥阴心包经穴位,心包经起于胸中,出属心包,下膈,历络三焦,具有宁心、安神之效;支沟为三焦经穴位,循属上、中、下三焦,能够治疗胁肋部疾患;后溪为小肠经腧穴,又为八脉交会穴,通于督脉,可调节一身阳经经气。

115. 胆道手术常用的穴位处方?

阳陵泉(或胆囊穴)、足三里、太冲、胆俞(均双侧),合谷、内关(均右侧)。

116. 脾切除术的选穴处方?

(1) 地机透阳陵泉或足三里、大包、脾俞、大肠俞(均为双侧)。

(2) 足三里、内关、鸠尾、章门。

117. 胃大部切除术的常用选穴处方?

足三里、上巨虚(均双侧)。恶心时加内关穴。

118. 阑尾切除术的针刺麻醉穴位处方?

足三里、内关(均为双侧或者右侧)。

119. 妇科手术中常用的穴位处方?

内关、合谷;足三里、三阴交等。

120. 常用于促进术后胃肠功能恢复的穴位有哪些?

天枢,支沟,足三里,三阴交,上巨虚,下巨虚,公孙,太白等,具体可依据手术部位及体位要求选择合适的穴位。

121. 常用于预防术后尿潴留的穴位有哪些?

气海、关元、中级、水道、八髎、秩边等,具体可依据手术部位及体位要求选择合适的穴位。

122. 针刺麻醉中可能出现的与针刺相关的不良反应有哪些?

常见的针刺相关的不良反应有晕针、滞针、皮下血肿等。

123. 晕针应如何处理?

晕针的处理重在预防,首先要做好解释工作,消除恐惧心理,采用舒适体位,最好采用卧位。选穴宜少,手法要轻。避免在饥饿、疲劳、大渴时针刺。一旦有不适等晕针先兆,应立即停止针刺,患者宜平卧,头部放低,松解衣带,注意保暖。重者可刺人中、灸百会、气海、关元、素髎等穴位急救。若病情危急则应立即采取其他急救措施。应及早采取处理措施,防患于未然。

第六节　中药麻醉

124. 我国古代关于中医麻醉的最早记载?

古代中医麻醉最早的记载见于 3 000 年前的《列子·汤问》,文中记载:"鲁公扈、赵齐婴二人有疾,同请扁鹊求治,扁鹊遂饮二人毒酒,迷死三日,剖胸探心,易而置之,投以神药,既悟同初,二人辞归。"

125. 我国最早记载的中医全身麻醉药是什么?

最早记载的中医全身麻醉药是由汉代名医华佗发明的"麻沸散",传说系由曼陀罗花(也叫洋金花、风茄花)1 斤、生草乌、香白芷、当归、川芎各 4 钱,南天星 1 钱,共 6 味药组成;另一说由羊踯躅 3 钱、茉莉花根 1 钱、当归 3 两、菖蒲 3 分组成。

126. 中药麻醉中常见的中药都有哪些?

最常见的是洋金花,另外还有蟾酥、细辛、川乌、草乌、薄荷脑、生南星等。

127. 单味中药麻醉在临床中的应用？

单味中药麻醉在临床上应用较少，主要集中在对洋金花和蟾酥等药物的麻醉及镇痛效果研究上。

128. 复方中药麻醉在临床中的应用？

复方中药麻醉既可用于全身麻醉，也可以用于局部麻醉或表面麻醉。常用的中药有蟾酥、川乌、细辛、洋金花、草乌、生南星、薄荷脑、胡椒、闹洋花等。

129. 洋金花用于麻醉的主要有效成分是什么？

洋金花中以东莨菪碱的含量较高，是洋金花用于麻醉的主要有效成分，与冬眠药物合用才能达到手术所需的麻醉效果。

130. 洋金花用于麻醉的作用机制？

洋金花的有效成分为东莨菪碱，与冬眠合剂合用才能达到手术所需的麻醉效果，其机制目前尚不清楚。一般认为大脑皮质感觉运动区胆碱能神经元的激活作用与维持清醒状态有密切关系。而东莨菪碱系统是抗胆碱药，其发挥麻醉作用可能一方面是由于东莨菪碱阻断大脑皮质感觉运动区的胆碱能神经元，使它们失去原有的激活作用从而不能维持皮质正常清醒状态；另一方面，冬眠合剂的主要成分氯丙嗪又可阻断与皮质惊醒反应有关的脑内肾上腺素能反应系统和脑干网状结构上行激活系统，从而加强了东莨菪碱对皮质的抑制作用。

131. 使用洋金花制剂进行手术麻醉的用量？

各地配方不同，所用剂量也有所不同。一般洋金花生药量为 $10\sim120$ mg/kg 体重，生物碱量为 $0.02\sim0.3$ mg/kg 体重，可达三期一级的麻醉深度。根据各地报道的用量，最小量为 $0.02\sim0.03$ mg/kg 体重；中量为 $0.08\sim0.12$ mg/kg 体重；最大量为 $0.15\sim0.30$ mg/kg 体重。

132. 洋金花制剂麻醉有何不足？

麻醉过浅、肌肉不松和苏醒缓慢是其主要的不足之处。可以通过将洋金花制剂与丙嗪类药物配合起来加深麻醉，也可以联合使用安定、氟哌啶、芬太尼等辅助药物来提高麻醉效果。

133. 洋金花生物制剂进行麻醉时可能出现哪些毒副作用？

洋金花制剂可以抑制腺体的分泌功能，尤其是汗腺功能，可因抑制患者的汗腺分泌，从而影响身体的散热，导致患者体温升高。此药还引起瞳孔散大和膀胱逼尿肌肉松弛等症状。另外，东莨菪碱能够升高眼压，故青光眼或其他眼内压增高症患者应禁用此药。

134. 对洋金花制剂引起的不良反应的处理方法？

可术前使用缩瞳药物，减轻术后瞳孔散大的程度。若术后发生了视力模糊，一般可在 1～3 天后恢复。若术中出现体温升高，可采取物理降温措施。若患者术中出现体温过低的症状，应及时采取保暖措施。麻醉时，若出现呼吸抑制的现象，可进行辅助呼吸和吸氧治疗，必要时气管插管。

135. 蟾酥用于麻醉的有效成分？

蟾酥中含有大量的蟾蜍毒素类物质，主要有脂蟾毒配基、华蟾毒精、蟾毒灵、日蟾毒它灵、南美蟾毒精、蟾毒它灵，其中华蟾毒精和脂蟾毒配基有非常显著的镇痛作用；蟾毒灵镇痛作用较平稳；南美蟾毒精镇痛作用较弱。

136. 蟾酥的麻醉药理作用？

蟾酥麻醉药具有明显的强心和呼吸兴奋作用，以及抗炎和提高免疫功能的作用，蟾毒内酯对气道平滑肌及肠道平滑肌都有调节作用。尤其是 80％蟾酥乙醇提取物具有表面麻醉作用，以蟾蜍灵的局部麻醉作用最强，蟾蜍灵的局部麻醉作用比可卡因强数十倍，且作用时间长，无局部刺激作用。

137. 蟾酥在手术麻醉中的应用范围？

蟾酥用于麻醉是将蟾酥的乙醇提取物制成酊剂，单独或者配合其他的药物联合使用，主要用于局部麻醉，尤其是表面麻醉。临床适用于创伤小、时间短的小手术如口腔科、耳鼻喉科、皮肤科及人工流产麻醉等小手术。

138. 乌头用于麻醉的有效成分？

乌头类药材(草乌、川乌、附子)中乌头碱、次乌头碱、新乌头碱、3-乙酰乌头碱均为镇痛的有效成分，其中 3-乙酰乌头碱的镇痛作用不产生耐受性及生理依赖性。

139. 乌头的药理作用？

乌头具有镇痛、抗肿瘤、调节免疫等作用，对心血管系统则表现为强心、扩血管和降血压作用。此外，无论外服或内用均有显著的镇痛作用，其镇痛的活性成分主要为其中乌头类生物碱。

140. 细辛的有效成分？

细辛的有效成分主要是挥发油，其主要成分为甲基丁香酚、蒎烯、优香芹酮、异茴香醚酮、龙脑、左旋细辛素等。

141. 细辛的药理作用？

细辛具有明显的祛风散寒、抗炎平喘和镇静镇痛的作用，还具有明显的黏膜表面麻醉和浸润麻醉作用，其麻醉效果相当于 1‰ 普鲁卡因的作用。

142. 中药麻醉中的催醒药研究？

中药麻醉术后自然苏醒时间较长，不利于术后护理和治疗。应用毒扁豆碱可对抗东莨菪碱对中枢神经系统胆碱能受体的阻断作用，促使患者苏醒。我国自制的催醒宁是一种对中枢神经系统有选择性的抗胆碱酯酶药，作为中药麻醉催醒剂，较毒扁豆碱更加安全，作用时间更长。

143. 当前中药麻醉药品在使用中存在的不足？

主要的不足表现为：药品品种少，组方变化不大，使用方法单一，临床应用研究少，缺乏高质量的临床和基础研究等。

（黄增平　田伟千）

第六章

参考文献

［1］　李灿东. 中医诊断学［M］. 北京：中国中医药出版社，2016.

［2］　费兆馥. 现代中医脉诊［M］. 北京：人民卫生出版社，2013.

［3］　叶青，胡军，刘莉君，等. 脉象仪研究进展［J］. 中华中医药杂志，2021，36（05）：2834 - 2838.

［4］　敖艺洲. 脉诊的客观化现代研究［J］. 实用中西医结合临床，2021，21（11）：158 - 159.

［5］ 梁繁荣,王华.针灸学［M］.北京：中国中医药出版社,2016.

［6］ 郭义.实验针灸学［M］.北京：中国中医药出版社,2016.

［7］ 张金莲.中成药学［M］.北京：中国中医药出版社,2018.

［8］ 申屠刚,黄飞,吴水培,等.活血化瘀类中成药在显微外科中的疗效观察［J］.东南国防医药,2004(01)：43-44.

［9］ 姚劲斌.中医药在男科疾病围术期的应用［J］.河南中医,2003(12)：33-34.

［10］ 肖冰,崔生达,陈村龙,等.中成药结合5-FU、奥沙利铂辅助治疗大肠癌术后的疗效观察［J］.中外医疗,2008(20)：74-75.

［11］ 王秀丽,余剑波,李文志,等.穴位刺激围术期应用专家共识［J］.中华麻醉学杂志,2017,37(10)：1153-1158.

［12］ 高寅秋,时金华,刘俊岭,等.甲状腺手术针药复合麻醉应用指南［J］.世界中医药,2017,12(10)：2288-2291,2296.

［13］ 沈卫东.针刺麻醉教程［M］.上海：上海科技出版社,2016.

［14］ 石学敏.针灸学［M］.北京：中国中医药出版社,2007.

［15］ 陈继民.麻沸散与中药麻醉［J］.福建中医药,1991(01)：39-41.

［16］ 吴玉平.中医医院外用中药麻醉剂的现状分析［J］.中医临床研究,2011,3(24)：28.

第七章

术后中医药应用

第一节　术后疼痛的治疗

1. 什么是术后疼痛？包括哪些分类？

术后疼痛是指外科手术后出现的急性疼痛，主要包括切口痛、炎性痛和内脏痛，疼痛高峰期为术后 24～48 小时内，持续时间一般不超过 3～7 天。

2. 术后疼痛的发病率及其特点有哪些？

术后急性疼痛的发生率超过 80％，经历中重度疼痛者约 75％，而疼痛得到有效控制者不到 50％。

3. 术后疼痛的影响因素有哪些？

术后疼痛的影响因素：主要取决于手术类型与切口大小，还与种族、性别、年龄、术前疼痛评分、术前精神状态、术前疾病状态、麻醉方法以及手术持续时间等有关。

4. 术后疼痛的发病机制有哪些？

术后疼痛发生机制复杂，主要与外周与中枢痛觉敏化有关。手术创伤以及组织释放的炎性因子等刺激外周初级伤害性感受器，引起自发性活动增强，诱发外周痛觉敏化。当外周伤害性刺激经初级感觉神经元敏化后，经过脊髓背角神经元，使其活动增强并上行传导至大脑皮层，加重疼痛反应，称为中枢敏化。

5. 术后疼痛的评估工具有哪些?

目前临床常用的疼痛评估方法有如下几种:① 视觉模拟评估法(visual analogue scale,VAS);② 数字等级评定量表(numerical rating scale,NRS);③ 语言等级评定量表(verbal rating scale,VRS);④ Wong-Baker 面部表情量表(the modified Wong‐Baker Faces Scale)。

6. 术后疼痛的治疗理念是什么?

术后疼痛的治疗理念提倡多模式镇痛和预防性镇痛。多模式镇痛指联合应用不同作用机制的镇痛药物或镇痛方法,以获得相加或协同的镇痛效果,以减少单一用药的剂量及相关不良反应。预防性镇痛是指于围术期的不同阶段采用多模式镇痛方法,阻断伤害性刺激信号的传递,提高患者痛阈,增加患者对疼痛的耐受性。

7. 临床常用的镇痛方式有哪些?

临床常用的镇痛方式:① 患者自控静脉镇痛;② 患者自控硬膜外镇痛;③ 神经阻滞镇痛;④ 局部浸润麻醉镇痛;⑤ 中医药技术镇痛。

8. 临床常用的镇痛药物有哪些?

临床常用的镇痛药物:① 舒芬太尼等强阿片类镇痛药物;② 曲马多等弱阿片类镇痛药物;③ 氟比洛芬酯等非甾体抗炎药;④ 加巴喷丁等钙离子通道调节剂;⑤ 右美托咪定等 α_2-肾上腺素受体激动剂。

9. 针刺镇痛的西医机制有哪些?

针刺镇痛的西医机制:① 刺激中枢神经系统释放阿片肽以及单胺类物质;② 调控自主和中枢神经系统作用及体液因子,降低炎性反应,抑制外周和中枢痛觉敏化,提高患者痛阈。

10. 针刺镇痛的中医机制有哪些?

针刺疗法可通过刺激经络上的腧穴,促进气血运行、调节脏腑功能和阴阳平衡而改善人体功能状态而止痛。

11. 术后疼痛的中医理论依据是什么?

《黄帝内经》提出"不通则痛,不荣则痛",手术创伤等外邪乘虚而入,导致气血运行不畅,加重脉络瘀滞不通致术后疼痛。

12. 中医药镇痛方法有哪些?

中医汤药制剂外敷内用,穴位刺激技术,艾灸,针刀,拔罐,刮痧等技术均可作为围术期镇痛方法。

13. 什么是穴位刺激技术?

穴位刺激技术是指通过应用各种手段刺激经络上的穴位达到治疗的目的,其种类繁多,临床应用广泛。

14. 临床最常用的穴位刺激技术有哪些?

常用的穴位刺激技术有:手捻针、电针、耳穴贴压、经皮穴位电刺激、穴位按摩等技术。

15. 穴位刺激技术的镇痛效果如何?

参照《穴位刺激辅助治疗术后疼痛临床实践指南(2021)》,穴位刺激技术用于术后疼痛安全有效,但单独使用临床疗效甚微,可作为多模式镇痛的辅助手段。

16. 穴位刺激技术中医镇痛的理论依据有哪些?

穴位刺激技术镇痛的机制主要是调气血与治神,《黄帝内经》有言:"用针之要,在于知调气","凡刺之真必本于神"说明针刺镇痛的效应与针刺的气血运行、循环以及心、脑、神的变化相关,即通过疏通经络、行气活血、扶正祛邪、调和阴阳等来调控机体以达镇痛的作用。

17. 穴位刺激技术西医镇痛机制有哪些?

针刺镇痛作为一个复杂的网络调节机制,从外周到中枢神经系统,多条分子通路、炎症因子、神经递质以及本身穴位的特性均参与其中。

18. 穴位刺激技术镇痛的选穴原则是什么?

选穴原则包括近端选穴、远端选穴、辨证选穴和对症选穴,四者在运用时可分可合。近端选穴和远端选穴是针对病变部位而确定腧穴的选穴原则,辨证选穴和对症选穴是针对疾病表现出的症候或症状而选取穴位的原则。

19. 穴位刺激技术镇痛常用的体穴有哪些？

按照经验取穴原则常用镇痛体穴有合谷、足三里、外关、内关、人中、三阴交、曲池穴等。

20. 穴位刺激技术镇痛常用的耳穴有哪些？

按照经验取穴原则，常用耳穴有神门、皮质下、交感、直肠、肛门。

21. 穴位刺激技术镇痛的适应证有哪些？

穴位刺激适用于所有外科手术术后疼痛的治疗，但具体穴位刺激方法应根据不同手术类型及部位进行选择。

22. 颈部手术术后镇痛常用的穴位及其刺激技术有哪些？

参照《穴位刺激辅助治疗术后疼痛临床实践指南（2021）》，颈部手术术后镇痛常用的穴位：① 体穴：合谷、内关、足三里；② 耳穴：神门、皮质下；颈部手术术后镇痛常用的穴位刺激技术：针刺、电针、经皮穴位电刺激、耳穴。

23. 胸部手术术后镇痛常用的穴位及其刺激技术有哪些？

参照《穴位刺激辅助治疗术后疼痛临床实践指南（2021）》，胸部手术术后镇痛常用的穴位：① 体穴：内关、合谷、太冲、后溪；② 耳穴：神门、皮质下、心、交感；胸部手术术后镇痛常用的穴位刺激技术：电针、经皮穴位电刺激、耳穴贴压。

24. 腹部手术术后镇痛常用的穴位及其刺激技术有哪些？

参照《穴位刺激辅助治疗术后疼痛临床实践指南（2021）》，腹部手术术后镇痛常用的穴位：① 体穴：足三里、内关、合谷、三阴交、阴陵泉、太冲；② 耳穴：神门、交感、皮质下、子宫、心、内分泌、肝。

腹部手术术后镇痛常用的穴位刺激技术：针刺、电针、经皮穴位电刺激、穴位按、耳穴贴压。

25. 盆腔手术术后镇痛常用的穴位及其刺激技术有哪些？

参照《穴位刺激辅助治疗术后疼痛临床实践指南（2021）》，盆腔手术术后镇痛常用的穴位：① 体穴：承山、二白、长强；② 耳穴：神门、皮质下、肛门、交感、直肠；

盆腔手术术后镇痛常用的穴位刺激技术：针刺、电针、经皮穴位电刺激、耳穴贴压。

26. 脊柱及四肢颈部手术术后镇痛常用的穴位及其刺激技术有哪些?

参照《穴位刺激辅助治疗术后疼痛临床实践指南(2021)》,脊柱及四肢手术术后镇痛常用的穴位:① 上肢:合谷;② 下肢:足三里、梁丘、血海、丰隆、三阴交、阴陵泉;③ 脊柱:内关、阳陵泉、委中、神门、环跳、大肠俞、足三里;

脊柱及四肢手术术后镇痛常用的穴位刺激技术:针刺、电针、经皮穴位电刺激。

27. 影响穴位刺激技术镇痛效果的因素有哪些?

① 患者因素:自身体质、年龄、基础疾病等;② 手术因素:手术部位、手术方式、手术时长等;③ 干预措施:如电针和经皮穴位电刺激等电刺激技术的疗效还与强度、频率、波型和持续时间等参数有关;④ 穴位选择及配伍选择。

28. 针刺相关技术临床应用的不良反应有哪些?

① 针刺伤、出血;② 头晕、恶心呕吐、晕针、神经血管损伤。

29. 穴位刺激技术镇痛的干预时机如何选择?

参照《穴位刺激辅助治疗术后疼痛临床实践指南(2021)》,建议经皮穴位电刺激的刺激时机以术前或术后为主,也可二者联合应用;建议电针的刺激时机以术前或术后为主,也可二者联合应用;建议针刺的刺激时机为术后;建议耳穴贴压的刺激时机为术后或围术期持续应用;建议穴位按摩的刺激时机为术后;其余穴位刺激技术的干预时机待定。

30. 穴位电刺激技术镇痛的参数如何设置?

参照《穴位刺激辅助治疗术后疼痛临床实践指南(2021)》,经皮穴位电刺激辅助治疗术后疼痛时,建议使用以患者能耐受的最大强度为宜;刺激持续时间建议30分钟以上;电针辅助治疗术后疼痛时,建议使用低频与高频结合的疏密波;其余参数目前还没有相关证据支持。

(薛建军)

第七章

第二节　术后瘙痒的治疗

31. 什么是术后瘙痒？

术后皮肤瘙痒症主要是因使用某些镇痛或抗凝药物，皮肤或者黏膜在接触外源性过敏性物质引起的一种不愉快的，以全身泛发性瘙痒为主要症状的皮肤、黏膜或结膜的瘙痒感觉，也可以是一种令人不安的感受，其病因可能是由皮肤的、神经病理的、神经源性、复合的或者心理性的疾病。

32. 术后瘙痒的发病率及特点有哪些？

术后瘙痒容易复发，环境温度高或出汗使之加重，并伴有烦躁、焦虑、失眠等并发症，严重者会影响患者的生活质量和心理健康。术后瘙痒常为机体的一种感觉，在急性条件下瘙痒的感觉可以作为警告信号，保护机体免受可能的伤害性刺激造成的损伤。急性瘙痒可以通过搔抓和疼痛刺激得到缓解，而使用某些镇痛或抗凝药物则常常引起机体的瘙痒感觉。

33. 术后瘙痒好发于哪些疾病？

许多全身和皮肤疾病也可引起瘙痒，包括肾脏、肝脏、血液疾病、幽门螺杆菌感染、代谢与内分泌疾病以及神经紊乱等。由潜在的全身疾患或其他并存的外科疾病进行外科治疗，并引起术后瘙痒，这种由全身疾患所致的瘙痒对于麻醉可能是继发的。其中又以肛肠疾病及手术术后导致的肛周瘙痒尤为多见，其他还包括妇产科等鞘内注射麻醉药物等。

34. 术后肛周瘙痒的发生机制？

肛门瘙痒是一种常见的局部瘙痒症，它是一种常见的局限性神经机能障碍性皮肤病。术后继发性瘙痒症通常有明显致病原因，一般无复杂性病因，治疗比较简单，只要注意保持伤口清洁，及时对症对因治疗，症状可以消除，采取中医辨证治疗联合西医抗组胺止痒及抗细菌、真菌治疗，可标本兼治，杜绝复发，对提高患者术后生活质量有较好的效果。

35. 中医药技术治疗肛周瘙痒的方法？

局部封闭联合中药外用、西药联合中药坐浴。祛毒汤坐浴（方剂组成：蒲公英、紫花地丁、黄柏、地榆、槐角各 10 克，加水 2 000 mL，煎 30 分钟后滤取药液备用。每晚坐浴 20 分钟）坐浴可明显改善肛肠病术后肛门瘙痒症状、第一蛇柏颗粒洗剂坐浴、中医外治三连法（中药坐浴、中药熏浴以及中药涂擦）等。

36. 妇产科手术术后瘙痒的发生机制？

剖宫产术既要达到有效的麻醉镇痛效果，确保手术顺利实施，同时还要预防麻醉药物对母婴产生危害，故对麻醉方式及麻醉药物的选择具有较高要求，故常选用腰硬联合麻醉方式，因此与其他人群相比，孕妇更容易产生椎管内用药所致的瘙痒，这可能和雌激素与阿片类药物受体的相互作用有关。据文献报道，鞘内吗啡所致瘙痒的发生率在产妇中高达 85%，而硬膜外吗啡所致瘙痒发生率为 20%～73%。

37. 术后瘙痒西医治疗方法的主要问题？

西医治疗固然有用但服药时伴有恶心及胃肠道不适、肝、肾功损害等不良反应，且一旦停药症状常易反复发作，且有研究表明在肛肠科术后肛门瘙痒症患者中，中西医联合治疗的有效率明显高于单纯西药治疗，且具有一定的安全性。

38. 术后瘙痒中医病因机制？

术后皮肤瘙痒属"痒风""风瘙痒"范畴。中医学认为该病体虚不耐、营卫腠理不固为发病之本，外感六淫邪气侵袭为发病之标。术后气血不足，术后机体亏虚，此外，风邪乘虚侵袭，与气血相搏于皮肤而致皮肤瘙痒，患者体虚受风邪侵袭，则营卫失和、卫阳不畅，风邪入于皮肤不得疏散则瘙痒。十二经脉的皮部处于机体的外层，易感外邪而发为本病。

39. 耳穴治疗术后瘙痒的中医机制？

耳针治疗的方法由来已久，治疗效果由耳针与经络、内脏、神经的紧密连接实现。耳针的刺激通过气感引传导耳郭，并沿路径辐射到身体的某一部位，起到疏通经络和运行气血的作用，可以达到治疗皮肤病的效果。

40. 中医治疗术后瘙痒的主要措施？

中医外治三连法（中药坐浴、中药熏浴以及中药涂擦），针刺疗法、铜砭刮痧、刺络拔罐、耳穴注射疗法等。

41. 针刺治疗术后瘙痒的原则？

针至病所，它以针体直达病所为目的，应该认为"针至病所"主要作用于结聚一类的疾病，它是以调节局部血气为目的的一种治疗方法，例如针刺夹脊穴以拮抗瘙痒，达到"针到则气到、以针调气"直达病所从而发挥补虚止痒的治疗作用。

42. 如何评估术后瘙痒治疗疗效？

① 瘙痒强度评估：单维瘙痒强度评价表、多维瘙痒强度评价表；② 评定发生皮肤瘙痒的情况，如搔抓皮损及搔抓活动；③ 瘙痒过程评估相关量表；④ 瘙痒精神因素评估，如抑郁量表、睡眠量表。

43. 耳穴治疗术后瘙痒的适应证？

可以用于预防和治疗吗啡术后镇痛造成的皮肤瘙痒，预防妇产科患者硬膜外吗啡术后镇痛皮肤瘙痒等。

44. 耳穴注射治疗术后瘙痒常用药物的机制？

常用药物有异丙嗪或异丙嗪与维生素 B_{12} 混合液以及地塞米松。异丙嗪属于 H1 受体阻滞剂，可以竞争性的阻断 H1 受体产生的抗组胺效果，维生素 B_{12} 也称为氰钴胺，是细胞合成核酸的重要辅酶，对变应性皮肤疾病和各种因素导致的皮肤病均有较好的治疗效果。

45. 耳穴注射治疗术后瘙痒常用的选穴和药物？

耳部神门穴位、耳穴（常用穴：肾上腺、肺、交感、内分泌、脾、皮质下、风溪及耳尖）。相关药物：选择耳部神门穴位抽取维生素 B_{12} 和异丙嗪混合液注射；采用异丙嗪耳穴（肾上腺、肺、交感、内分泌）注射预防硬膜外麻醉与吗啡术后镇痛的手术。

46. 针刺治疗术后瘙痒的选穴原则？

选穴治疗时应辨别病性、明确病位、依部定经、依经取穴。

47. 针刺治疗术后瘙痒常用的选穴？

　　长强穴、八髎、白环俞、承山穴可用于术后肛周瘙痒；针刺治疗泛发性瘙痒的主穴归经为：足太阴脾经和手阳明大肠经；针刺治疗局限性瘙痒的主穴归经为：足太阴脾经和经过瘙痒部位的经脉。

48. 针刺治疗术后瘙痒选穴的现代医学支撑？

　　以夹脊穴为例，其附近分布有脊神经的后支，针刺可刺激脊神经后支的传导进而调节感觉功能治疗皮肤瘙痒；其深层分布有交感神经干，针刺可发挥神经体液调节的作用，进而正性调节下丘脑-垂体-肾上腺轴使肾上腺素分泌增加，调整自主神经兴奋性并减少炎症介质释放使皮肤瘙痒减轻并改善；针刺可刺激局部血管网而改善机体血液循环，改善供血环境而减轻皮肤瘙痒。

49. 针刺治疗术后瘙痒的中医机制？

　　风门与风池两穴相配，更增强疏风清热解表之功；血海配膈俞，可养血止痒，以达"治风先治血，血行风自灭"之效；肝俞为肝之背俞穴，用补法刺之可养血滋阴；太冲为足厥阴肝经之俞穴，泻之可平肝熄风；足三阴之会三阴交有调理阴血之功能，加强养血行血，联合应用治疗皮肤瘙痒症疗效显著。

50. 药物引起术后瘙痒的原因和机制？

　　① 麻醉阿片类药物引起的瘙痒：物理因素如压力可诱发瘙痒；化学因素引起瘙痒的原因之一与使用阿片药物有关；② 局部麻醉药引起的瘙痒：例如鞘内芬太尼复合普鲁卡因（代替利多卡因或布比卡因）可引起严重的瘙痒。局部麻醉药可通过阻滞组胺敏感初级传入神经元，降低瘙痒的发生；③ 其他药物药物引起的瘙痒：肌肉松弛剂和阿片药物可使万古霉素诱发的组胺释放增加。诱发肝内胆固醇沉着的药物也可引起瘙痒。

51. 西医治疗术后瘙痒的方法？

　　西医治疗主要为抗过敏药物口服或糖皮质激素外用治疗为主，如地佐辛（阿片受体激动/拮抗剂）、地塞米松复合盐酸托烷司琼、格拉司琼（五羟色胺受体拮抗剂）、哌利多（多巴胺受体拮抗剂）等可以减轻鞘内注射阿片类药物所致瘙痒。

52. 刺络拔罐治疗术后瘙痒的方法?

刺络拔罐疗法是一种以针刺和拔罐相结合治疗疾病的方法,在肺俞、肝俞、脾俞等相关穴位皮肤消毒后,用三棱针点刺出血,此为刺络,然后在刺络处拔火罐,迅速拔按在刺络部位,使局部皮肤潮红、微渗血为度,利用罐内空气形成的负压吸拔于局部皮肤,以致操作部位适量出血,故称刺络拔罐。实证重叩,留罐时间可稍长些;虚证轻叩,留罐时间不宜过长。

53. 刺络拔罐治疗术后瘙痒的机制?

刺络拔罐是一种有效的祛瘀方法,通过刺络拔罐,可将风、寒、湿等邪气以及痰浊、瘀血等病理产物排出体外,驱邪外出,邪去则气血得以行,驱邪止痒,进而有效缓解躯体的瘙痒症状。

(薛建军)

第三节　术后恶心呕吐防治

54. 术后恶心呕吐的概念?

术后恶心呕吐(postoperative nausea and vomiting,PONV)是患者手术后最常见症状,轻者出现恶心感,重者可长时间呕吐,甚至引发其他并发症,如脱水、吸入性肺炎及切口裂开等。受手术类型、手术持续的时间、麻醉药物和方法及术前焦虑等多种因素的影响。绝大多数患者在术后24小时发生PONV,呕吐前会出现明显恶心。

55. 术后恶心呕吐的发病率及特点?

PONV的发生率占全部住院患者的20%～30%,某些PONV高危患者发生率高达70%～80%,PONV的危险因素包括患者因素,麻醉因素,手术因素。

56. 术后恶心呕吐的原因和机制?

原因:患者因素,麻醉因素,手术因素。机制:参与呕吐反射的中枢部位包括呕吐中枢和催吐化学感受区,前者处于延髓外侧网状结构的背外侧缘,后者则位于延髓第四脑室腹侧面极后区。当消化系统或大脑皮质、前庭器官的感受器受刺激后,传入信号经迷走神经、交感神经、舌咽神经等传至呕吐中枢。

57. 术后恶心呕吐有哪些严重并发症?

脱水、电解质紊乱、吸入性肺炎、循环功能紊乱;外科并发症如伤口裂伤、伤口内出血、眼球玻璃体脱落等。

58. 术后恶心呕吐与麻醉相关危险因素有哪些?

① 挥发性麻醉剂、氧化亚氮及围术期阿片类药物的使用等;② 全身麻醉;③ 在麻醉诱导期如果收缩压降低超过术前 35%,PONV 的发生率明显增高;④ 麻醉诱导时面罩通气引起的胃肠胀气也可导致 PONV;⑤ 术中使用抗胆碱酯酶药。

59. 目前防治术后恶心呕吐的策略有哪些?

① 静脉注射或肌内注射非甾体抗炎药(NSAIDs);② 皮质类固醇-地塞米松;③ 5 - HT3 受体拮抗剂;④ 抗多巴胺能药物-氨磺必利;⑤ 甲氧氯普胺;⑥ 抗组胺药;⑦ 针刺穴位内关穴 PC6 或同时刺激 PC6 和 L14 穴位、双侧针刺 ST36 穴位等;⑧ 充足的补水;⑨ 通过减少围术期禁食时间;⑩ 补充晶体;⑪ 碳水化合物负荷;⑫ 芳香疗法;⑬ 生姜;⑭ 补充氧气;⑮ 口香糖;⑯ 愈合触摸。

60. 中医治疗术后恶心呕吐常用的穴位有哪些?

内关穴、足三里穴、合谷穴、中脘穴、涌泉穴。

61. 非侵入性针灸疗法与侵入性针灸疗法相当?

一些研究已经验证了两种治疗方式的有效性和安全性。针刺疗法预防 PONV 的研究缺乏比较不同的针灸疗法,所以临床医生无法判断不同形式的治疗价值,无法选择出最好的针灸治疗。所以,非侵入性是否可以与侵入式疗法相媲美,是存在争议的。

62. 腕踝针治疗术后恶心、呕吐方法?

腕踝针在掌侧掌长肌肌腱和桡侧屈肌肌腱之间,手腕横纹的上方三指进针。这个地点靠近内关穴的位置。因此,在这里进针会刺激内关穴达到预防恶心和呕吐目的。而且,术前针刺干预可减轻紧张和焦虑,从而促进术后康复,预防术后恶心呕吐。

63. 针灸在术中恶心呕吐治疗中的作用的疗效？

针灸在西方医学界是一项热门技术。许多研究表明它的作用机制可以用生物医学术语来解释。如内啡肽、血清素、P物质、白细胞介素和降钙素释放基因相关肽的释放，可有效替代传统药物治疗的方法，几乎立即停止术中恶心呕吐症状。

64. 内关穴 PC6 针刺能否预防儿童术后恶心和呕吐？

针灸可减少儿童术后恶心呕吐的发生率以及止吐药物的使用，特别是在第一次手术后 4 小时。麻醉前进行针灸治疗是儿童最理想的干预时间。

65. 穴位按摩对接受妇科手术的患者术后恶心、呕吐的效果？

有研究表明穴位按摩对术后 24 小时内术后恶心呕吐的效果显示无明显统计学差异。这种替代疗法需要更多的临床试验来证明是否有效。

66. 经皮穴位电刺激止吐的可能的机制？

① 经皮穴位电刺激可调节内源性阿片类物质的释放和其他神经递质；② 可以刺激周围神经；③ 内关穴处的针刺刺激可增加人类脑脊液中的 β-内啡肽水平，通过 β-内啡肽对受体的作用介导止吐作用；④ 5-羟色胺能和去甲肾上腺素能纤维的激活可能通过 5-羟色胺水平的变化发挥术后恶心呕吐的保护作用；⑤ 还可能对连接前庭系统和呕吐中枢的通路中的特定神经递质有更有效的作用。

67. 如何评估的术后恶心呕吐严重程度？

视觉模拟评分法（visual analogue scale，VAS）以 10 cm 直尺作为标尺，一端表示无恶心呕吐，另一端表示为极其严重的恶心呕吐，4 cm 以下为轻度术后恶心呕吐，对正常活动影响不大，亦不影响睡眠；7 cm 以上为重度术后恶心呕吐，导致患者不能入睡，严重妨碍日常生活。语言表达法分为无、轻、小、重。与 VAS 相对应，1~4 分为轻度，5~6 分为中度，7~10 分为重度。

68. 中医治疗术后恶心呕吐的理论基础？

中医认为，呕吐病是因外感六淫，邪气犯胃，内伤七情，饮食不节，劳倦过度等原因,引起胃气上逆。手术和麻醉等因素可引起胃失和降,胃气上逆,从而导致术后恶心呕吐的发生,治疗主要为和胃降逆、理气止呕。中医中穴位刺激可疏通经络,兴奋迷走神经,胃肠道蠕动增加,加快胃肠功能恢复,对恶心呕吐有潜在治疗作用。

69. 中医防治术后恶心呕吐的方法?

目前中医防治术后恶心呕吐,可分为有创和无创治疗,其中有创治疗可以应用毫针、电针针刺与穴位注射、埋线等;无创治疗包括经皮穴位电刺激,穴位按压、贴敷,芳香疗法等。

70. 中医防治术后恶心呕吐的穴位刺激技术有哪些?

目前,用于防治术后恶心呕吐的针刺方式主要包括毫针针刺、穴位敷贴、穴位按压和经皮穴位电刺激。

71. 经皮穴位电刺激的频率如何设置?

目前认为经皮穴位电刺激治疗术后恶心呕吐的最佳频率为 $2\,Hz/100\,Hz$ 交替。原因:低频($2\,Hz$)经皮穴位电刺激释放的阿片类物质主要作用于 μ 和 δ 阿片受体,二者结合后将释放内啡肽和脑啡肽来发挥止吐作用;高频($100\,Hz$)刺激时释放的阿片类物质则与 κ 阿片受体相结合,激活肾上腺素和去甲肾上腺素能纤维,释放抑制性神经递质,降低 $5-HT$ 的传导,减少其对呕吐中枢的信号输入,从而缓解术后恶心呕吐的发生。

72. 针刺防治术后恶心呕吐的介入时机如何选择?

介入的时机不同会影响术后恶心呕吐的防治效果。有研究结果显示,术前使用针刺效果最佳,不仅可以减少恶心、呕吐的发生,而且还能改善患者术后免疫功能。因为一旦因麻醉或手术激活了化学感受器触发区,释放大量与恶心呕吐相关的神经递质,将产生类似"滚雪球"效应,此时再行针刺干预帮助不大。且麻醉诱导期及术中对麻醉药物的使用会抑制神经传导功能,降低了具有止吐作用的激素,削弱了针刺疗效。因此,术前被公认为是针刺防治术后恶心呕吐的最佳治疗时机。

73. 揿针防治术后恶心呕吐的机制及作用特点?

揿针疗法在古籍中有记载,在腧穴或特定部位的皮内或皮下埋针,并留置较长时间的针法,埋针后可候气、调气,可以疏通经络,调节气血,平复阴阳偏颇的功能,从而防治恶心呕吐。其治疗特点总结为以下三点,其一是"无针感";其二是"浅刺";其三是"久留针"。

74. 穴位配伍方法有哪些?

穴位配伍能增强临床效果,合理的穴位配伍是发挥穴位刺激疗效的关键。根据不同手术部位进行选择:① 心脏手术多选取内关穴、合谷穴、足三里穴等;② 肺部手术多选取合谷穴、足三里穴、曲池穴和肺俞穴等;③ 肾脏手术多选取合谷穴、足三里穴、三阴交穴及曲池穴等;④ 肝胆手术多选取内关穴、合谷穴、曲池穴、太冲穴及阳陵泉等;⑤ 妇科手术多选取内关穴、合谷穴、足三里穴和三阴交穴等;⑥ 胃肠手术多选取内关穴、合谷穴、足三里穴、中脘穴等。

75. 针刺疗法的注意事项有哪些?

① 选择适合的针具;② 用针时选择适当的体位;③ 严格消毒;④ 掌握正确的针刺角度、方向和深度;⑤ 如果穴位附近皮肤有缺损、感染、病损等要尽量避开该穴位,选用其他穴位替代;⑥ 如若留针,需要保持适当体位,避免弯针、断针等意外情况的发生。

76. 穴位注射的药物选择?

穴位注射是根据穴位作用和药物特性,在相关穴位注入药物以防治疾病。穴位注射在内外妇儿等专科被广泛应用,其对于恶心呕吐的防治有一定疗效。甲氧氯普胺联合双侧足理注射新斯的明或昂丹司琼联合足理注射维生素 B_1 可以缩短消化道手术后肠蠕动恢复时间,改善胃肠功能优于单纯使用促胃动力药物疗效,因此穴位注射可纠正胃肠道功能紊乱,加速术后康复,对术后恶心呕吐防治具有更佳的疗效。

77. 防治术后恶心呕吐中医方剂有哪些?

经典方剂参苓白术散由人参、茯苓、白术、薏苡仁等 10 味中药组成,主治脾虚湿盛证,共奏健脾益气、渗湿止泻之效。半夏泻心汤苦辛并进,调和升降,用于治疗脾胃不和、寒热错杂所致之痞证问。旋覆代赭汤由旋覆花、生姜、代赭石等组成,能和胃降逆、化痰下气,可治疗胃气虚弱,用于术后恶心呕吐的治疗可取得满意效果。

78. 如何选择耳穴防治术后恶心呕吐?

由于耳穴与全身的脏器和经络密切相关,是人体内脏器官、四肢及躯干在体表的反应点,刺激耳穴也可达到较好的防治术后恶心呕吐的效果。选用耳穴毫针法及耳穴压豆法等刺激方式。可选择神门(TF4)、交感(AH6a)、皮质下(AT4),脾(CO13)、胃(CO4)等穴位。

79. 耳穴治疗术后恶心呕吐的机制?

耳区经络和全身经络连为一体,人体脏腑气血能力失调所致疾病可在耳郭特定区域出现相应敏感点,而刺激对应耳穴可经过经络传导调节脏腑气血功能,调和脾胃,降气止呕、宁心安神,发挥镇痛止吐效果。

80. 耳穴疗法的注意事项有哪些?

① 贴压耳穴应注意防水,以免脱落;② 夏天易出汗,贴压耳穴不宜过多,时间不宜过长,以防胶布潮湿或皮肤感染;③ 如对胶布过敏者,可用黏合纸代之;④ 耳郭皮肤有炎症或冻伤者不宜采用;⑤ 根据患者不同情况采用相应的体位,以侧卧位为佳,能走动的患者坐位亦可进行操作;⑥ 急性病症宜重手法强刺激。

81. 穴位贴敷的中药如何选择?

穴位贴敷中的肉桂其性温、味辛甘,入心、肺、膀胱经,有温中散寒,活血止痛、健胃等功效;肉桂可用于治疗胃腹冷痛、恶心、呕吐、嗳气等。生姜中的姜酮和姜烯酮具有很强的末梢性镇吐作用,而且有镇静、镇痛作用。

82. 中医药芳香疗法如何实施?

中医药芳香疗法是指利用中药材的芳香性气味或其提取出的芳香精油,以各种形式作用于人体,达到调节脏腑气机,调和脏腑阴阳的作用。在给药方式方面,主要有吸入法、透皮吸收法和口服法。

83. 中医体质与术后恶心呕吐的关系?

体质类型决定了机体对某些病因以及疾病的易感性。气虚质、阳虚质和血瘀质3种体质类型的患者术后恶心呕吐发生率较高。中医学认为,脾胃虚弱易形成气虚体质,加上围术期各因素耗伤人体正气,进一步加重脾胃虚弱,则术后更易发生术后恶心呕吐。阳虚质患者容易发生术后恶心呕吐可能是因为在阳虚的分类中,脾阳虚是常见的类型,故容易发生术后恶心呕吐。中医学认为气行则血行,气滞则血瘀,气虚则致血行不畅而致血瘀,瘀血易于阻滞气机,导致经脉不通,进而引起恶心呕吐。

（薛建军）

第四节　术后尿潴留治疗

84. 术后尿潴留属于哪种中医范畴?

根据中医学理论:术后尿潴留是由于术前禁食,术后体虚导致脾胃阳虚、气机失调,不能行气利水,再加上麻醉等因素致中气损伤、膀胱气化失司,中医辨证,膀胱湿热,肝郁气滞,脾气不升,肾阳虚衰,因而发生癃闭的临床表现。

85. 术后尿潴留的中医证型?

根据中医学理论:术后尿潴留的中医证型包括气虚型、肾虚型、湿热型、气滞型。

86. 术后尿潴留气虚的诱因?

气虚型:常由于手术中出血较多,术后气血虚弱,膀胱气化无力而致。

87. 术后尿潴留肾虚的诱因?

肾虚型:常由于素体肾虚,术后肾气更亏,肾与膀胱相表里,肾虚则膀胱气化无力,而致尿液滞留。

88. 术后尿潴留湿热的诱因?

湿热型:常由于留置导尿管是不注意无菌操作或护理不当,病菌入侵而致。

89. 术后尿潴留气滞的诱因?

气滞型:常由于手术扰动肠曲,术后腹胀气滞,膀胱脉络受阻,气化失畅。

90. 术后尿潴留气虚的表现？

对于气虚型患者,临床主要表现为手术后排尿点滴不畅,下腹急胀,无力排尿,精神萎靡,面色㿠白、气语短微。

91. 术后尿潴留肾虚的表现？

对于肾虚型患者,临床主要表现为术后无力排尿,尿少色清,同时伴有头晕乏力,腰酸耳鸣。

92. 术后尿潴留湿热的表现？

对于湿热型患者,临床主要表现为手术后小便淋漓涩痛、频急、尿色黄赤、腰部刺痛、目赤口苦、发热、下腹急胀,同时伴有苔黄腻,脉细弦或弦数。

93. 术后尿潴留气滞的表现？

对于气滞型患者,临床主要表现为手术后小便淋漓不畅,下腹气胀,甚则胀痛,牵引两肋,口苦泛恶,同时伴有苔薄或腻,舌质黯,脉弦滑。

94. 术后尿潴留的常用中药方剂有哪些？

目前常用于术后尿潴留的补中益气汤,八正散,清肺饮等,其中对于年老体弱的患者辨证以补中益气为主进行治疗。

95. 参芪的功能？

参芪常用于术后尿潴留,其功能主要表现为补中益气,升阳固表。

96. 白术的功能？

白术常用于术后尿潴留,其功能主要表现为补脾益肾、理气化滞。

97. 云苓的功效？

云苓常用于术后尿潴留,其功能是渗湿利水,促进浊气下降. 地龙通经活络,利小便,加速了排尿功能。

98. 术后尿潴留气虚的中药方剂？

补中益气汤常用于术后尿潴留的气虚患者,方剂主要包括：黄芪 30 克、党参

15 克、白术 12 克、升麻 9 克、柴胡 6 克、当归 10 克、陈皮 6 克、炙甘草 5 克、桂枝 9 克、赤芍 9 克、泽泻 10 克、车前子 30 克(包煎)加减。

99. 术后尿潴留肾虚的中药方剂?

右归丸常用于术后尿滞留肾虚的患者,方剂主要包括:熟地 10 克、附子 12 克(先煎)、黄芪 30 克、肉桂 3 克(后下)、山茱萸 9 克、菟丝子 12 克、泽泻 15 克、乌药 12 克、车前子 30 克(包煎)、赤芍 12 克。

100. 术后尿潴留湿热的中药方剂?

八正散常用于术后尿滞留湿热的患者,方剂主要包括:瞿麦 12 克、锐蓄 30 克、金银花 12 克、知母 12 克、黄柏 9 克、车前子 30 克(包煎)、六一散 10 克(包煎)、甘草梢 6 克。

101. 术后尿潴留气滞的中药方剂?

加味乌药汤合木通散常用于术后尿滞留气滞的患者,方剂主要包括乌药 12 克、延胡索 10 克、砂仁 3 克(后下)、木香 9 克、香附 9 克、甘草梢 6 克、木通 6 克、冬葵子 12 克、槟榔 10 克、枳壳 10 克、赤芍 15 克加减。

102. 膀胱区穴位有哪些?

膀胱区穴位刺激对于尿潴留具有较好的改善作用,目前膀胱区常用的穴位有① 中极:体前正中线,脐下 4 寸;② 气海:位于腹正中线脐下 1.5 寸,取穴时,可采用仰卧的姿势,该穴位于人体的下腹部,直线连接肚脐与耻骨上方,将其分为十等分,从肚脐 3/10 的位置,即为此穴;③ 神阙:别称脐中、在脐中部;④ 肾俞:位于第 2 腰椎棘突下,旁开 1.5 寸,在腰背筋膜、最长肌和髂肋肌之间。

103. 何为新斯的明的足三里注射?

新斯的明的穴位注射能较好的改善术后尿潴留,具体的操作位新斯的明 0.25 mg 进行双侧足三里穴位封闭,一般 1~3 分钟后即明显改善。

104. 术后尿潴留常用的艾灸穴位?

常用于术后尿潴留的艾灸穴位有膀胱俞、中极、气海、肾俞、神阙等穴位。

105. 艾灸疗法有哪些注意事项?

　　施灸时将艾条的一段点燃后,距皮肤 2~3 厘米,进行熏烤。熏烤使患者局部有温热感而无灼痛为宜,一般每处灸 5~7 分钟,至皮肤红晕为度。对于昏厥、局部知觉迟钝的患者,操作者可将中指、示指二指分开,置于施灸部位的两侧,这样可以通过操作者手指的感觉来测知患者局部的受热程度,以便随时调节施灸的距离和防止烫伤。

106. 在术后尿潴留的治疗中,常用的针灸穴位有哪些?

　　常用的针灸穴位有中极、肾俞、神阙、两侧三阴交、气海、阴陵泉、膀胱俞。方法:直刺中极穴 1.5~2 寸,再退针至皮下转向曲骨刺入。接着针刺三阴交、血海、阴陵泉,捻转提插泻法强刺激,再取膀胱俞穴直刺 0.8~1.2 寸。三阴交穴给予低频电子脉冲,连续波,电压 40~80 V,脉冲率 2.0~3.5 Hz,留针 20 分钟。

107. 针灸的主要功效?

　　针灸可通过刺激腧穴激发经络之气,调整脏腑功能,行气活血,使排尿通畅。

108. 在术后尿潴留的治疗中,穴位热敷法的常用穴位?

　　穴位热敷法的常用穴位有膀胱俞、中极、气海、肾俞、神阙。

109. 在术后尿潴留的治疗中,穴位热敷法的常用药物?

　　常用药物即生葱切碎和盐入锅内炒热,然后取出,用布包裹,待温度不烫皮肤时即可。

110. 在术后尿潴留中常用的耳穴有哪些?

　　常用的耳穴有激膀胱、三焦、尿道穴。黄过良等的临床观察发现相比较于体针刺激中极、阴陵泉、三阴交、足三里穴位,耳针刺具有更加明显的治疗效果。

第五节　术后并发症防治

111. 术后肠麻痹的中医证型?

　　术后肠麻痹的中医辨证中属于气血两虚,气机不利,脏腑失去气化功能,致腹胀、腹痛需协调、恢复脏腑气化功能。

112. 术后肠麻痹的中医范畴？

术后肠麻痹在中医学中归属于"肠痹"范畴,多由腹部手术后,或因肠道、腹部的病变,或是全身疾患、瘫痪等的影响,使肠体麻痹,气体不通所致。

113. 术后肠麻痹的中医机制？

术后肠麻痹是由手术引起,手术耗伤津血,脏腑气血失常,正气推动无力、气机逆乱而致壅滞不通,病机上属本虚标实,治法上强调以通为用,通腑降浊,调和气血为主。已有研究表明大承气汤能间接提高迷走神经张力和直接提高肠道平滑肌细胞的兴奋性,因此可增强胃肠蠕动和张力,并能降低血液黏稠度,增强胃肠道血流量,促进胃肠功能恢复。

114. 足三里在改善肠麻痹中的角色？

足三里是胃经的合穴,是四总穴之一,有疏通经络,协调气血,强健脾胃的作用,配合大肠俞、合谷治疗消化系统的疾病。

115. 肛周刺激治疗肠麻痹的中医机理？

肛周是肾经、脾经、胃经的支络相交之处,而在西医中,肛周的神经反射作用诱发引起大肠向下的活动。

116. 术后肠麻痹常用的中药汤剂？

目前常用的中药有补中益气汤或四君子汤。

117. 针刺治疗术后麻痹的常用穴位？

足三里、天枢,配章门、气海、关元、中脘、三阴交。

118. 针刺穴位治疗术后肠麻痹的机制？

研究认为针刺的机制主要表现在两个方面:① 针刺对胃蠕动功能具有双向调节的作用,其可使胃蠕动迟缓者趋于正常,蠕动亢进者趋于平缓;② 针灸可缩短肠鸣音恢复的时间,增加肠蠕动。

119. 术后疼痛的中医机制？

气行血行，气滞血凝，通则不痛。

120. 针刺镇痛的西医机制？

针灸镇痛西医机制主要与阿片受体有关。研究发现在针刺穴位可使机体产生内源性阿片肽，并上调炎症反应中的局部内啡肽和周围阿片受体，同时抑制内源性致痛物质的产生，最终达到镇痛效果。尹利华等在一项临床研究中发现在全身麻醉诱导前或全身麻醉诱导后针刺足三里和三阴交均能降低全身麻醉下行直肠癌手术时所需的异氟醚的最低肺泡有效浓度，分别降低了 0.29 和 0.15，且以全身麻醉前加强针刺诱导效果最佳。

121. 肛肠手术后疼痛的常用穴位？

肛肠手术后疼痛主要由于气血失调、局部脉络淤滞引起，选穴以督脉、足太阳及手阳明经穴为主，主穴常选会阳、次髎、腰俞、百会、承山、合谷。会阳、次髎，腰俞为局部选穴，可疏导肛门气血，活血通络；百会安神止痛；足太阳经别入肛，承山具有加强疏导肛部气血的作用；合谷调理气血以达到止痛的目的。

122. 火针应用于术后疼痛的原则？

火针指的是"燔针"，《灵枢·官针》曰："焠刺者，刺燔针则取痹也"，临床研究发现火针对气血不通导致的疼痛有很好的疗效。

123. 水针在术后镇痛中的应用？

穴位注射法即腧穴注射法，又称"水针"。通过选用中西药物注射剂，依据穴位作用和药物功效，在穴位内注射药物以达到防治疾病的目的。李智等的临床研究发现采用复方当归注射液于承山穴注射可明显改善直肠黏膜环切术后的疼痛感。

124. 电针在术后疼痛中的应用？

电针波形与治疗目具有明显的相关性，疏波可引起肌肉收缩，提高肌肉韧带张力，促进神经、肌肉功能复，常用于痿证、慢性疼痛，各种肌肉、关节、韧带的损伤；密波可降低神经应激功能，抑制脊髓兴奋性，常用于止痛、镇静、缓解肌肉疼痛和血管痉挛。龙庆等观察不同频率电针预处理对混合痔外剥内扎术后肛门疼痛的影响，发现不同频率电针均具有缓解术后肛门疼痛的作用。

125. 穴位埋线在术后疼痛中的应用?

穴位埋线法是将可吸收性外科缝线置入穴位内,利用缝合线对穴位的持续刺激作用,激发经气、调和气血,以达到减轻疼痛的方法。埋线法根据病症特点,取穴配方,发挥针刺、经穴和"线"的综合作用,具有刺激性强、疗效持久的特点。杨朔等的临床观察发现穴位埋线对于采用穴位肛肠术后的疼痛具有明显的改善作用。

126. 耳穴在术后镇痛中的作用?

根据中医经络理论,耳与经络、脏腑关系密切。十二经脉中,足阳明、足太阳经分别上耳前、至耳上角,其余阳经入耳中,而足太阳经别入肛门。6 条阴经虽不直接与耳相连,但均通过经别与阳经相合与耳联系。已有的临床观察发现耳穴压籽具有良好的术后镇痛作用。

127. 穴位刺激治疗术后恶心呕吐的可能机制?

① 增加脑脊液中内源性 β 内啡肽的释放,从而使 μ 受体产生内源性止吐作用;② 通过激活肾上腺素能和去甲肾上腺素能神经纤维,改变 5 - HT 的传递来防治术后恶心呕吐;③ 对胃肠道发挥双向调节功能,改善胃肠功能状态,调节迷走神经的功能和激素的分泌,调节胃肠道血液循环,达到防治恶心呕吐的作用;④ 明显减少阿片类镇痛药物的应用,因阿片类药物是引起术后恶心呕吐最主要的药物,从而间接起到防治术后恶心呕吐的作用。

128. 穴位刺激治疗术后恶心呕吐的主要形式?

穴位刺激主要包括针灸、穴位注射、穴位埋线、刺络放血及拔罐等方法,临床常用的穴位刺激方法有耳穴压豆、针刺、电针、经皮神经电刺激和经皮穴位电刺激等。

129. 针刺改善术后恶心呕吐的常用穴位有哪些?

目前常用于改善术后恶心呕吐的穴位有:内关、合谷、手三里、曲池、天枢、梁丘、足三里、上巨虚、公孙、三阴交、天柱、大抒、肝俞、胆俞、脾俞、胃俞、三焦俞、肾俞、气海俞、大肠俞、关元俞、承山、阳陵泉、太冲。

130. 穴位注射法在术后恶心呕吐中的应用?

穴位药物注射:通过在相关穴位上进行药物注射来达到刺激穴位的目的,特别适用于那些难于或不适合留置针刺的患者,如小儿。常用的方法是在小儿内关穴位注射 50% 的葡萄糖 0.2 mL 来防治术后恶心呕吐,研究表明其预防术后恶心呕吐的效果与氟哌利多 10 μg/kg 相当。

131. 韩国手部点压法在术后恶心呕吐中的用药情况?

韩国手部点压的位点并不是传统中医的内关穴,如其 K‑K9 位于环指的中节指腹,对该部位的刺激可以发挥与针刺内关穴类似的预防术后恶心呕吐作用。与 K‑K9 作用相似的位点还有位于示指远节指背的 K‑D2。对 K‑D2 的研究表明其对术后恶心呕吐的预防效果与内关穴相当。

132. 心脏手术患者常采用哪些穴位配伍来预防术后恶心呕吐?

对于心脏手术患者,临床上常选取内关穴、合谷穴、足三里穴来预防术后恶心呕吐。

133. 肺部手术患者常采用哪些穴位配伍来预防术后恶心呕吐?

对于肺部手术患者,临床上常选用合谷穴、足三里穴、曲池穴和肺俞穴来预防术后恶心呕吐。

134. 脑部手术患者常采用哪些穴位配伍来预防术后恶心呕吐?

对于脑部手术患者,临床上常选取内关穴、足三里穴来预防术后恶心呕吐。

135. 肾脏手术患者常采用哪些穴位配伍来预防术后恶心呕吐?

对于肾脏手术患者,临床上常选取合谷穴、足三里穴、三阴交穴及曲池穴来预防术后恶心呕吐。

136. 眼部手术患者常采用哪些穴位配伍来预防术后恶心呕吐?

对于眼部手术患者,临床上常选取天柱穴、大杼穴及阳陵泉穴来预防术后恶心呕吐。

137. 肝胆手术患者常采用哪些穴位配伍来预防术后恶心呕吐?

对于肝胆手术患者,临床上常选取内关穴、合谷穴、曲池穴、太冲穴及阳陵泉来预防术后恶心呕吐。

138. 妇科手术患者常采用哪些穴位配伍来预防术后恶心呕吐？

　　对于妇科手术患者,临床上常选取内关穴、合谷穴、足三里穴和三阴交穴来预防术后恶心呕吐。

139. 胃部手术患者常采用哪些穴位配伍来预防术后恶心呕吐？

　　对于胃部手术患者,临床上常选取内关穴、合谷穴、足三里穴、三阴交穴、曲池穴、上巨虚穴、中脘穴、上脘穴、太冲穴、气海穴、天枢穴来预防术后恶心呕吐。

140. 常用于术后恶心呕吐的耳穴有哪些？

　　可选择神门、交感、皮质下、脾、胃等穴位。

141. 针刺疗法的注意事项？

　　针刺疗法注意事项：① 选择适合的针具；② 用针时选择适当的体位；③ 严格消毒；④ 掌握正确的针刺角度、方向和深度,可增强针感,提高疗效,防止发生意外情况,头面部、胸背部及皮薄肉少的穴位,一定要浅刺,四肢、臀、腹及肌肉丰满处的穴位,可适当深刺；⑤ 如果穴位附近皮肤有缺损、感染、病损等要尽量避开该穴位,选用其他穴位替代；⑥ 如若留针,需要保持适当体位,避免弯针、断针等意外情况的发生。

142. 经皮电刺激的注意事项？

　　① 准备贴电极片的穴位应用盐水棉球反复擦拭,以减少局部角质和污物,尽量避免应用酒精擦拭；② 电极应贴敷牢固,避免脱落,影响刺激的效果；③ 如果穴位附近皮肤有缺损、感染、病损等要尽量避开该穴位,选用其他穴位替代。

143. 耳穴疗法的注意事项？

　　① 贴压耳穴应注意防水,以免脱落；② 夏天易出汗,贴压耳穴不宜过多,时间不宜过长,以防胶布潮湿或皮肤感染；③ 如对胶布过敏者,可用黏合纸代之；④ 耳郭皮肤有炎症或冻伤者不宜采用；⑤ 对过度饥饿、疲劳、精神高度紧张、年老体弱、孕妇按压宜轻,习惯性流产者慎用；⑥ 根据患者不同情况采用相应的体位,以侧卧位为佳,能走动的患者坐位亦可进行操作；⑦ 急性病症宜重手法强刺激。

144. 术后认知功能障碍的中医机制？

　　认知功能障碍的中医机制可概括为"虚、痰、瘀"三个字："虚"即肾虚,心虚,脾虚,"痰"痰浊内盛,"瘀"即瘀血阻络。肾虚为主,是始动因素,心虚脾虚为次,是肾虚引起。从上述理论出发,老年发生术后认知功能障碍的三个基本要素就是:肾阳本虚;应激反应强迫调动肾阳;气虚阳衰。

145. 参麦注射液在术后认知功能障碍中的作用?

参麦注射液的成分包括麦冬、红参、麦冬、皂苷、麦冬黄酮、人参皂苷等。其作用包括:① 能使微循环改善,增大交换面积,加速体内有毒物质的清除;② 能显著减少血清过氧化脂质,从而起到抗衰老的作用;③ 受体激动效应,能使冠状动脉血流量增加以调整心肌对氧的供求平衡,使心肌的收缩力增加;④ 促进肿瘤患者的免疫反应;⑤ 对肿瘤患者的减毒增效作用。

146. 川芎嗪在术后认知功能障碍中的作用?

川芎嗪在改善术后认知功能障碍中的作用主要与其保护内皮细胞,抑制炎症反应的生理机制有关。已有的研究认为其能减轻老年患者体外循环下心脏手术术后的炎症反应,并减少术后认知功能障碍的发生。

147. 针刺穴位在术后认知功能障碍中的作用?

中医理论认为术后认知功能障碍主要表现为痰、郁、瘀、虚,治疗应以补益阳气、填精、益髓、健脑益智为法。取穴原则为"醒脑开窍针法",主要的治疗穴位有足三里、百会、内关。已有的研究认为电针刺激能降低术后早期术后认知功能障碍的发生率。

(吴周全)

参考文献

[1] Chou R, Gordon DB, Leon-Casasola OA, et al. Management of Postoperative Pain: A Clinical Practice Guideline From the American Pain Society, the American Society of Regional Anesthesia and Pain Medicine, and the American Society of Anesthesiologists' Committee on Regional Anesthesia, Executive Committee, and Administrative Council [J]. The journal of pain: official journal of the American Pain Society, 2016, 17(2): 131 - 157.

［2］ 陈国栋，郭文俊.全身麻醉术后恶心呕吐的研究现状[J].国际麻醉学与复苏杂志,2015,36(11)：1045－1048.

［3］ Gan TJ，Belani KG，Bergese S，et al. Fourth Consensus Guidelines for the Management of Postoperative Nausea and Vomiting[J]. Anesth Analg, 2020 Aug；131(2)：411－448.

［4］ Fu，Cheng-Wei et al. A comparison of noninvasive and invasive acupuncture in preventing postoperative nausea and vomiting：A protocol for systematic review and Bayesian network meta-analysis[J]. Medicine vol. 99, 31 (2020)：e21544.

［5］ Zhang Y, Zhang C, Yan M,et al. The effectiveness of PC6 acupuncture in the prevention of postoperative nausea and vomiting in children：A systematic review and meta-analysis[J]. Paediatr Anaesth, 2020 May；30(5)：552－563.

［6］ Küçük E, Bülbül T. The Effects of Acupressure on Nausea，Vomiting，and Vital Signs in Patients Undergoing Gynecologic Surgery：A Randomized Controlled Trial［J］. J Perianesth Nurs. 2021 Aug；36(4)：420－427.

［7］ He ML，Hu C，Tian WQ. Application of transcutaneous electrical acupoint stimulation in perioperative period[J]. Zhen Ci Yan Jiu. 2021 Sep 25；46(9)：800－3.

［8］ 吴新民，罗爱伦，田玉科，等. 术后恶心呕吐防治专家意见（2012）[J]. 临床麻醉学杂志, 2012,28(4)：413－416.

［9］ 徐朝辉.中医药防治术后恶心呕吐新进展[J].内蒙古中医药,2018,37(09)：113－115.

［10］ 宣琳铮,李玉红,祝胜美. 中医防治术后恶心呕吐研究进展[J].浙江中西医结合杂志, 2021,31(5)：480－483.

［11］ Iwa M, Sakita M. Effect of acupuncture and moxibustion on intestinalmotility in mice[J]. Am J Chin Med, 1994, 22(2)：119－125.

［12］ 庞海燕.针灸治疗胃肠动力障碍性疾病的临床和基础研究进展[J].中国中西医结合杂志, 1999,19(3)：189.

［13］ 陈士奎. 我国开创的中西医结合科研及其启示（二）：著名生理学家韩济生院士与针刺镇痛及麻醉原理的研究[J].中国中西医结合杂志,2016,36(10)：1157－1161.

［14］ 关啸,崔晓光. 针刺镇痛的研究进展[J].医学综述,2019,25(24)4972－4975,4980.

［15］ 李智. 复方当归注射液穴注承山防治痔术后疼痛的临床研究[D].广州：广州中医药大学,2012.

［16］ 龙庆,李艳,李俊,等. 不同频率电针预处理对混合痔外剥内扎术后肛门疼痛的影响[J]. 中国针灸,2019,39(5)：477－481.

［17］ 杨硕. 穴位埋线超前镇痛治疗痔术后肛门疼痛的临床研究[D].长春：长春中医药大学,2019.

［18］ 王圆. 电针联合耳穴贴压对混合痔外剥内扎术后肛门疼痛的影响[J].中国肛肠病杂志, 2020,40(2)：50－51.

［19］ 王鹏. 耳穴贴压法治疗痔外剥内扎术后疼痛的临床观察[D].成都：成都中医药大学,2010.

［20］ Acar HV. Acupuncture and related techniques during perioperative period：aliterature review[J]. Complement Ther Med, 2016, 29：48－55.

第八章

围术期康复与养生

第一节　推拿按摩疗法

1. 围术期患者在哪几种情况下禁用或慎用推拿手法？

严重内科疾病，如严重心、脑、肺疾病等，慎用或禁用推拿手法；传染病或某些感染性疾病如丹毒，骨髓炎等禁用推拿手法；恶性肿瘤部位、伴有出血倾向的血液病患者禁用推拿治疗；骨折部位，不宜推拿治疗；皮肤疾病如湿疹、癣、疱疹、疥疮等，禁在患处推拿治疗；妇女在怀孕期、月经期在腹部和腰骶部不宜作手法治疗；年老体弱，久病体虚，或过饥过饱，醉酒之后均不宜或慎用推拿治疗。

2. 推拿的两种防治手段是什么？

推拿的防治手段主要是手法治疗和功法训练。手法治疗是指操作者用手或肢体的其他部位，或借助一定的器具，在受治者的体表做规范化动作以防病治病为目的的一种治疗方法。推拿功法训练是根据推拿临床医疗的需要，由推拿医务人员指导患者进行功法训练，以巩固、延伸临床的治疗效果。

3. 什么是一指禅推法？

一指禅法是指，术者以拇指相应部位着力点于受术部位或穴位，术者沉肩、垂肘、悬腕，（通过肘关节屈伸，前臂与腕关节有节奏地内、外摆动），通过腕部的连续摆动和拇指关节的屈伸，使所产生的功力持续不断地作用于该部的操作手法。

4. "沉肩""垂肘""掌虚""指实"的含义?

沉肩:肩部肌肉放松,自然下垂,肩肱关节向前外方伸出 15°~30°,使腋窝可容纳一拳大小。

垂肘:肘关节屈曲 90°~120°,在肩部悬吊与着力指支撑的条件下顺势下沉,肘尖指向下方,略低于腕,前臂旋前位,掌面朝下。

掌虚:示指、中指、环指、小指呈自然屈曲状,手握空拳。

指实:拇指伸直盖住拳眼,以拇指中峰或螺纹面着力,稳实地支撑在治疗部位上,使拇指的纵轴与治疗部位垂直。

5. 什么是揉法? 其操作注意事项有哪些?

揉法是指以着力部位带动受术部位皮肤、皮下组织一起,做柔和而灵活的环旋运动的操作法。分为掌根揉法、大鱼际揉法、指揉法、拳揉法和肘揉法。注意事项:压力及频率适中,动作灵活协调而有节律性,带动皮肤和皮下组织一起运动,不可在体表形成摩擦运动。

6. 推法、擦法、摩法、揉法的区别是什么?

推法是以指、掌、拳、肘为施力部位,行单方向直线(或弧形)移动。擦法是指用指掌为着力部位,在施术部位作直线快速往返运动,使之摩擦生热的手法。摩法是指用掌面或是指面贴附于体表,以腕关节连同前臂做有规律的环形抚摩的手法。揉法是以指、掌等肢体为着力部位,吸定于施术部位,上带动该处的皮下组织做环旋运动的手法。揉法带动皮下组织运动,摩法仅对皮肤表面行环旋运动。

7. 揉法的分类有哪些?

揉法分为指揉法和掌揉法两大类。指揉法又分为拇指揉、中指揉、拇中指揉、示中环指揉四类。掌揉法又分为大鱼际揉、小鱼际揉、掌根揉三类。

8. 摩法的手法特点有哪些?

手法特点:本法轻柔缓和舒适,刺激量小,在体表摩动能使其发热内透,发挥其热效应。常用于胸腹、胁肋及颜面部。

9. 摩法在围术期的作用及适应证?

摩法具有疏肝理气、消极导滞、健脾和胃、调节胃肠蠕动,活血化瘀、消肿止痛等功能。掌摩腹部具有和中理气、消极导滞、调节胃肠蠕动的作用,常用于脘腹胀痛、食积胀满、肝郁气滞便秘、胃肠功能紊乱等病症的治疗。掌摩胸胁部,对胸胁术后疼痛及软组织损伤等病症也有较好的效果。

10. 擦法的作用及功效?

擦法具有温经通络、祛风除湿散寒、行气活血、消肿止痛、宽胸理气、调理脾胃、温肾壮阳等功能,可用于全身各部。指擦法、掌擦法、大鱼际擦法、小鱼际擦法所产生的热量为依次增高。

11. 擦法的操作要求?

腕部伸直,直线移动距离宜长;着力部位紧贴体表,压力适度而均匀,以透热为度;呼吸自然,切忌屏气;动作连续不断而有节奏,频率为每分钟 100～120 次;配合介质,以保护皮肤,保持热量的深透;擦法后,可配合使用湿热敷法。

12. 推法的操作要求有哪些?

着力部位紧贴体表,压力均匀适中,推动宜缓慢;单向直线,不可歪斜;指平推移动距离宜短;掌平推、拳平推和肘平推移动距离宜长;屈指平推法、拳平推法和肘平推法顺着肌纤维方向,避开骨性突起;呼吸自然,不宜屏气;操作时可配合冬青膏、红花油、滑石粉等介质。

13. 拿法的手法和要领?

手法:用拇指、示指、中指相对,捏住某一部位或穴位,逐渐用力内收、并作持续揉捏动作。要领:腕要放体灵活,用指面着力揉捏,动作要连续不断,用劲由轻到重,再由重到轻。由于拿的部位的手法的差异,又可分三指拿,四指拿和五指拿三种,拿法的刺激较强,常配合其他手法,用于颈下,肩部和四指部穴位。功能:有疏通经络,解表发汗、镇静止痛、开窍提神作用。

14. 掌推法的动作要领及注意事项?

以掌跟部着力于施术部位,腕关节、背关节伸直。以肩关节为支点,上臂部主动施力,通过前臂、腕关节,使掌根部向前做单向直线推进。着力部要紧贴体表,推进的速度宜缓慢均匀,压力平稳适中,要单向直线推进。力度适中,不可推破皮肤。

15. 推法的临床应用？

推五经、推桥弓、掌平推脊柱两侧的足太阳膀胱经,调和气血、清脑明目、平肝潜阳,治头痛、头晕、失眠等病症;掌平推胸、腹、胁肋、背部两侧的足太阳膀胱经,宽胸理气、消胀除满、通便导滞,治疗胸闷、腹胀、便秘、食积等病症;屈指推华佗夹脊穴,掌、拳或肘平推脊柱、肩背、腰、四肢部,疏通经络、温经散寒、理筋活血,治疗风湿痹痛、肩背酸痛、腰腿痛等病症;指或掌平推法,舒筋通络、活血化瘀、解痉止痛。

16. 推拿过程中有可能出现哪些异常现象？

晕厥:在推拿治疗过程中,患者发生晕倒、昏厥的现象;瘀斑:在推拿治疗中和治疗后皮下出血的现象;疼痛:患者推拿治疗后局部皮肤产生的疼痛现象;破皮:手法操作时出现皮肤破损的现象;骨折:在推拿治疗过程中,因手法不当引起骨折的现象。高龄、长期卧床、既往骨质疏松病史、围绝经期妇女等围术期患者在进行推拿治疗过程中需尤为注意。

17. 什么叫摆动类手法？包括哪些手法？

一指禅推法、㨰法等;摩擦类手法,如推法、摩法等;振动类手法,如振法、抖法等;挤压类手法,如按法、压法等;击类手法,如击法、拍法等;运动关节类手法,如摇法、扳法等。

18. 什么是扳法？操作时有什么注意事项？

扳法是指用双手向同一方向或相反方向用力,使关节作伸展屈曲,或旋转的手法。注意事项:不能超出或违反关节的生理功能范围,忌强拉硬扳。扳法要分阶段进行,即先使要扳的关节极度伸展或旋转,在保持这一位置的基础上,再做一个突发性的、稍增大幅度的、有控制的扳动。突发性扳动发力要快,时机要准,力度适当,收力及时。不能强求关节的弹跳声,以免造成不必要的损伤。

19. 捏脊法的操作方法？

操作方法:可使用五指捏法或三指捏法。嘱患者俯卧位,用两手拇指桡侧面顶住脊柱两侧皮肤,其余四指前按,相对用力,捏起皮肤。从长强穴开始,双手交替捻动,边捏边提边向上推移,至大椎穴止。

20. 捏脊法的注意事项？

捏脊时腕部放松，以指腹捏提皮肤，不可用指甲掐压皮肤。提捏患者皮肤多少要适当，太多手法不易向前捻动推进，太少则易滑脱手法失效。注意手法的操作顺序是：先捏住皮肤，次提起，次捻动，次推移，复捏住皮肤，进行下一个循环的操作。捏起时不可带有拧转肌肤。

21. 抹法的定义？

用拇指螺纹面、示中环三指螺纹面或掌面等部位着力，对所施部位进行抹动摩擦刺激的一种手法，称为抹法。可分为指抹法和掌抹法两种，指抹法又可分为拇指抹法和三指抹法。

22. 抹法有哪几种移动形式？

其移动形式有三种。第一种是：着力面在所施部位上作来回小幅度抹动，边抹动边沿所施部位体表形态移动。第二种是：在所施部位上进行往返推抹、抹运操作。第三种是：在所施部位上单方向拉抹。可单手操作，亦可双手同时操作，双手操作一般是左右分抹或拉抹。

23. 松解类手法的基本技术要求？

持久：手法严格按照规定的结束要求和操作规范，持续操作足够时间而不变形，保持动作的连贯性；有力：手法有一定力量、功力和技巧；均匀：操作时根据治疗对象、部位、疾病的不同，手法的轻重应有所不同；柔和：手法操作应做到轻而不浮，重而不滞，刚中有柔，刚柔动作稳柔灵活，用力和缓，讲究技巧，变换动作自然流畅，毫无涩滞；渗透：最终效果应达到组织深处的筋脉、骨肉，力达脏腑。

24. 小儿推拿的操作顺序？

一般情况下来说，小儿按摩应按"先头面、次上肢、再胸腹、腰背、最后下肢"的操作顺序进行；亦要根据病情轻重缓急；先推主穴，后推配穴；先推配穴，后推主穴；小儿体位而定顺序先后，可以灵活掌握。动作要轻快柔和，平稳着实。

25. 梨状肌综合征应如何治疗？

松解：先用柔和而深沉的㨰法沿梨状肌体表投影反复施术 3～5 分钟，后施掌按揉法于患处 2～3 分钟，再在患侧大腿后外侧施㨰法和拿揉法，使臀部及大腿后外侧肌肉放松;弹拨止痛法:用拇指弹拨法于梨状肌肌腹呈垂直方向弹拨 10 余次,并点按环跳、承扶、阳陵泉、委中、承山等穴,以酸胀为度;理筋整复法:施掌推法或深按压法,顺肌纤维方向反复推压 5～8 次,力达深层,再以肘尖深压梨状肌 2～3 分钟。

（朱美华）

第二节　针灸疗法

26. 针灸治疗的作用有哪些?

疏通经络,是指针灸具有祛除经络瘀阻而使其恢复通畅的作用;运行气血是经脉的主要生理功能之一;调和阴阳,是指针灸具有使患者机体从阴阳失衡状态向平衡状态转化的作用;扶正祛邪,是指针灸具有扶助机体正气及祛除病邪的作用。

27. 针灸治疗的原则包括哪些?

补虚泻实,就是扶助正气,祛除邪气;清热温寒,"清热"就是热性病症治疗用"清"法;"温寒"就是寒性病症治疗用温法。《灵枢》曰:"热则疾之,寒则留之";治病求本,就是在治疗疾病时要抓住其发生的根本原因,采取针对性的治疗方法;三因制宜,是指因时、因地、因人制宜,即根据患者所处的季节(包括时辰)、地理环境和个人的具体情况,而制定适宜的治疗方法。

28. 针灸治病有哪些特点?

激发正气,自身调节。针灸治病是通过刺激腧穴,疏通经络,以调节机体阴阳气血、脏腑功能及筋肉活动等,达到治疗疾病的目的;起效快捷,适应证广;无毒性,作用安全。针灸通过激发机体自身的调节机能,促进机体释放一些内源性物质,以发挥防治疾病的效应,因此,不会产生毒性损害。

29. 什么是灸法以及灸法的作用?

灸法,灸,烧灼的意思,主要是指借灸火的热力和药物的作用,对腧穴或病变部位进行烧灼、温熨,达到防治疾病目的的一种方法。灸法的作用:温经散寒;扶阳固脱;消瘀散结;防病保健;引热外行。

30. 针灸处方腧穴选取依据是什么?

选穴原则主要包括近部选穴、远部选穴和随证选穴。近部选穴是指选取疾病所在部位或邻近部位的腧穴;远部选穴是指选取距离病痛较远处部位的腧穴;随证选穴,亦名对证取穴,是指针对某些全身症状或疾病的病因病机选取穴位。

31. 何谓治神与守气? 临床应用如何?

所谓治神,一是在针灸施治前后注重调治患者的精神状态;二是在针灸操作过程中,医者专一其神,意守神气;患者神情安定,意守感传。针灸疗法所言之气,只要指经气。针灸治病,十分注重调节经气的虚实,也就是发挥对脏腑、经络的调节作用。医者的治神守气,患者的意守感传往往对诱发经气、加速气至、促进气行和气至病所起到决定性的作用。

32. 什么是"不盛不虚以经取之"?

"不盛不虚以经取之",并非病症本身无虚实可言,而是脏腑、经络的虚实表现不明显或虚实兼而有之。主要是由于病变脏腑、经脉本身一时性的气血紊乱,而不涉及其他脏腑、经脉,属本经自病。

33. 晕针的处理方法有哪些?

立即停止针刺,将针全部拔出;使患者平卧,注意保暖,轻者仰卧片刻,给饮温开水或糖水后,即可恢复正常。重者在上述处理基础上,可刺人中、素髎、内关、足三里、灸百会、关元、气海等穴,即可恢复。若仍不省人事,呼吸细微,脉细弱者,可考虑配合其他措施或者采取急救措施。

34. 什么是"温针灸"? 其操作方法?

温针灸就是针刺与艾灸结合应用的一种方法,适用于既需要留针而又适宜用艾灸的病症。操作方法:将针刺入腧穴,得气后并给予适当补泻手法而留针,将纯净细软的艾绒捏在针尾上,或用艾条一段长约 2 cm 左右,插在针柄上,点燃施灸。带艾绒或艾条烧完后除去灰烬,将针拔出。

35. 如何理解"腰背委中求"?

委中穴属于足太阳膀胱经;足太阳膀胱经循行从头走足,通过腰背部的两条侧线于委中穴处会合;根据循行取穴的规律,故委中穴具有治疗腰背病症的特殊功能。

36. 以头痛为例说明针灸临床辨位归经的方法？

根据经脉在头部的分区,前额为阳明之位,前额疼痛即为阳明头痛;侧头为少阳分野,偏头痛即为少阳头痛;后枕为太阳所在,后头疼痛即为太阳头痛;巅顶为厥阴所属,头顶疼痛即为厥阴头痛。

37. 举例说明"宛陈则除之"的治疗原则？

"宛陈则除之"是实则泻之的一种。即有经脉瘀阻而引起的病症,应以三棱针点刺出血。例如由于闪挫扭伤、毒虫咬伤、丹毒引起的肌肤红肿热痛、青紫肿胀,即可选用局部经络或瘀血部位施行三棱针点刺出血,以活血化瘀、消肿止痛。

38. 腰痛的针灸治疗原则以及针刺操作？

实证温经散寒,活血化瘀,以针刺为主,用泻法;寒湿腰痛者,大椎用灸法,或温针灸;瘀血腰痛者,委中、阿是穴点刺出血,并可在腰部进行拔罐;虚证益肾壮腰,针灸并用,针用补法。肾虚腰痛者,命门用灸法。

39. 针灸治疗坐骨神经痛的选穴和操作方法？

主穴:① 足太阳经型:环跳、阳陵泉、秩边、承扶、委中、承山、昆仑。② 足少阳经型:环跳、风市、阳陵泉、悬钟、足临泣。有腰骶部疼痛者,加肾俞、大肠俞、腰阳关、腰夹脊;与天气变化相关者,加灸大椎;气滞血瘀者,加膈俞、合谷、太冲。操作:诸穴均用提插捻转泻法,以沿腰腿部足太阳、足少阳经向下放射感为度,不宜多次重复。

40. 足三里归经、定位及主治？

足三里属足阳明胃经的合穴。定位:在小腿前外侧,当犊鼻穴下 3 寸,距胫骨前缘一横指。主治:① 胃痛,呕吐,噎膈,腹胀,腹痛,肠鸣,消化不良,泄泻,便秘,痢疾,乳痈;② 虚劳羸瘦,咳嗽,气喘,心悸气短,头晕;③ 失眠,癫狂;④ 膝痛,下肢痿痹,脚气,水肿。

41. 三阴交的定位、主治、操作及注意事项？

定位:内踝尖上 3 寸,胫骨内侧后缘。主治:① 肠鸣腹胀、腹泻等脾胃虚弱诸症;② 月经不调、带下、阴挺、不孕、滞产等妇产科病症;③ 遗精、阳痿、遗尿等生殖泌尿系统疾患;④ 心悸、失眠、高血压;⑤ 下肢痿痹;⑥ 阴虚诸症。操作:直刺 1～1.5 寸;注意事项:孕妇禁针。

42. 何谓经络？经络有何生理功能？

经络是人体运行气血,联络脏腑肢节,沟通上下、内外的通道。经络的生理功能:沟通表里上下,联系脏腑肢体;通行气血,濡养脏腑组织;调节功能平衡;感应传导作用。

43. 腧穴的治疗作用？

近治作用:就是一切腧穴主治作用所具有的共同的与最基本的特点,如:睛明穴治疗眼疾;远治作用:十四经穴,尤其就是十二经脉中位于四肢肘膝关节以下的经穴远治作用尤为突出。如合谷穴可治疗局部症状,以及颈部与头面部;特殊作用:某些腧穴具有双向作用,如内关穴既可以治疗心动过速,又可治疗心动过缓。

44. 颈椎病的脏腑经络辨证？

后正中线症状为主,选督脉为主,取大椎、风府等;两侧手阳明、少阳经为主,取风池、天柱等;颈部有明显痛点或者接节点,取阿是穴;整个颈部僵硬不适,可选督脉、夹脊穴、少阳经、太阳经取穴。

45. 什么是得气以及得气后的指征？

得气是指毫针进入腧穴一定深度后,施以提插捻转等行针手法,使针刺部位获得经气感应。指征:当针刺腧穴得气时,患者的针刺部位有酸麻胀等自觉反应,有时还可出现热、凉、痒、抽搐、蚁行等感觉或呈现沿着一定方向和部位传导和扩散的现象,少数患者还会出现循经性肌肤皮疹带或红白线现象,同时医者的手下也会体会到针下沉、涩滞、针体颤动等反应。

46. 针刺角度的临床应用？

针刺角度是指进针时针身与皮肤表面所形成的夹角。直刺,是指针身与皮肤表面呈 90°垂直刺入;斜刺是指针身与皮肤表面呈 45°左右斜刺进入,此方法适用于肌肉浅薄处或内有重要脏器,或不宜直刺、深刺的腧穴;平刺,即横刺、沿皮刺。是针身与皮肤表面呈 15°左右或沿皮肤以更小的角度刺入,此方法适用于皮薄肉少部位的腧穴,如头部的腧穴等。

47. 滞针的原因、症状、处理及预防？

原因:患者神情紧张,医者手法不当,留针时间过长引起;症状:在行针时医者感觉针下涩滞,捻转不动、提插、出针均感困难而患者感觉剧痛不能忍。

处理:对肌肉紧张者,可适当延长留针时间,或者循经进行按摩或扣弹针柄,或在附近再刺一针;若手法不当,单向滞针可进行相反方向的回捻转,刮弹针柄,使缠绕的肌纤维回释。预防:消除患者紧张情绪,避免单向捻转,若用搓法应与提插配合,避免滞针。

48. 何谓"行针"? 行针的基本手法有哪些? 辅助手法有哪些?

行针:毫针进针后,为使患者产生针刺感应,或进一步调整针感的强弱,以及使针感向某一方向扩散、传导而采取的操作方法,亦称为"运针"。基本手法:提插、捻转。辅助手法:循法、刮法、弹法、摇法、飞法、震颤法。

49. 经络有何作用?

联络脏腑、沟通肢体经络,能将人体的五脏六腑、四肢百骸、五官九窍、皮肉筋骨等联系成一个统一的整体;运行气血,濡养全身。经络时人体气血运行的通路能将营养物质输布到全身各组织脏器而濡养周身,从而完成调和五脏,洒陈六腑的生理功能;抗御外邪,保卫机体。经脉为卫气所充,散布全身,密布皮部,当外邪侵犯集体时,有着抗御外邪、保卫机体的屏障作用。

50. 拔罐的注意事项有哪些?

拔罐时要选择适当的体位和肌肉丰满的部位。若体位不当、移动,骨骼凹凸不平,毛发较多,火罐容易脱落,均不适用;拔罐时要根据所拔部位的面积大小而选择大小适宜的罐;用火罐时应注意勿灼伤或烫伤皮肤;皮肤过敏、溃疡、水肿以及心脏、大血管分布部位,不宜拔罐;高热抽搐、孕妇等禁止拔罐。

(朱美华)

第三节　中药疗法

51. 中药和围术期有什么关系?

手术切除病灶为祛邪,然术中损伤肌体属伤正,会导致机体气机升降失常,脾胃运化功能受损,进而出现一系列临床症状,并影响术后康复。中药加入围术期有助于控制炎症反应,改善机体应激状态,促进胃肠功能恢复,进而加速术后康复。

52. 围术期常用的中药方剂有哪些?

常见的中药方剂有柴芍六君子汤、归脾汤、化石利胆汤、复元方、四逆散等。

53. 柴芍六君子汤由哪些药物组成?

药物组成:柴胡 10 克,白芍 10 克,陈皮 10 克,法夏 10 克,茯苓 10 克,人参 10 克,白术 10 克,甘草 5 克。早晚分服,疗程为 7 天。

54. 柴芍六君子汤主要功用有哪些?

张介宾云:"脾主湿,湿动则为痰。"脾虚则运化失职,水湿停滞,积聚成痰,而脾胃气机升降有序依赖于肝脏疏泄功能,术后患者常情志抑郁,肝失疏泄,脾失健运、升降失常,木乘土虚。故选用柴芍六君子汤以疏肝解郁、健脾和胃、调畅气机,不仅可促进患者更早地排气排便、减少炎症反应、促进营养状态恢复、缩短住院时间,且不增加术后并发症发生的风险。

55. 归脾汤由哪些药物组成?

基本药物组成有麸炒白术 15 克,当归 10 克,茯苓 10 克,黄芪 30 克,炙甘草 10 克,人参 10 克,黄精 20 克,熟地黄 30 克,川芎 10 克,陈皮 10 克。每天 1 剂,进行常规水煎煮 2 次,合并药液约 400 mL,每次口服 200 mL,分早晚 2 次饭后 1 小时温服。每 1 周辨证处方,连续治疗 8 周。

56. 归脾汤主要功用有哪些?

归脾汤辨证内服以黄芪、人参益气以生血,补气以行血,麸炒白术、茯苓健脾益气化湿,陈皮燥湿化痰、和胃消滞,炙甘草补脾益气,黄精补气养阴、健脾益肾,熟地黄补血滋阴,当归补血活血止痛,川芎理气活血、通络止痛,全方共奏健脾益气,养血活血,通络止痛之功。归脾汤辨证内服用于乳腺癌术后患者,可降低术后并发症发生,减轻疲劳程度、术后症状和中医证候,增强机体免疫功能,提高了患者生活质量,促进了术后康复。

57. 化石利胆汤由哪些药物组成?

基本药物组成:茵陈、金钱草各 30 克,厚朴 15 克,大黄、栀子、柴胡各 10 克,大便不通者加用 5 克大黄,口干舌燥者加用 14 克沙参与麦冬,疼痛剧烈者加用 8 克郁金。每天 1 剂,每次口服 250 mL,早晚各服用 1 次,连续治疗 5 天。

58. 化石利胆汤主要功用有哪些?

茵陈具有清热利湿、退黄、利胆护肝功效;厚朴具有下气、燥湿、消痰功效;大黄具有利湿退黄、泻热通便功效;栀子具有泻火除烦、消肿止痛功效;金钱草具有清热利湿、消肿止痛功效;金钱草具有清热利湿、散瘀止痛功效;柴胡具有疏散退热、疏肝解郁功效;诸药合用,能快速恢复肝脏分泌功能,促进胆汁的排泄,同时,化石利胆汤能清除胰胆管内残余的结石、胆汁及胰液,消除消化道内毒素,有助于降低炎症因子水平,提高患者手术预后。

59. 复元方由哪些药物组成?

复元方由黄芪 15 克、当归 10 克、金银花 15 克、炒白术 10 克、陈皮 10 克组成。每天 2 剂,早晚分服。手术前连续服用 3 天,术后恢复流质饮食后继续服用 3 天。

60. 复元方主要功用有哪些?

方中重用黄芪补中益气、托毒生肌,补气则助生血,为君药;当归养血补血,白术健脾益气,共为臣药;金银花芳香透达,陈皮行气健脾、调畅气机,二者合用补而不滞,又可透达邪气,为佐使之用。复元方可以促进乳腺癌改良根治术患者术后的恢复,增强机体的免疫力,减少手术并发症。对于胃肠道手术而言,围术期应用复元方,能改善胃肠道肿瘤患者应激状态,减轻术后疲劳综合征,促进患者恢复。

61. 四逆散由哪些药物组成?

四逆散药用:柴胡 10 克,枳壳 10 克,芍药 10 克,甘草 10 克。水煎服,每天 1 剂 300 mL,早晚 2 次分服,术前连续口服 5 天。

62. 四逆散主要功用有哪些?

四逆散中柴胡与白芍合用,补养肝血,调达肝气,可使柴胡升散而无耗伤阴血之弊;佐以枳实理气解郁,与柴胡为伍,一升一降,加强舒畅气机之功;使以甘草,益脾和中,调和诸药。四者君臣佐使相配伍共奏疏肝理脾、透邪解郁、调和胃气之功。使术前心理应激肝郁证患者气机条达,情志舒畅,气血调和,脾胃之气上下通条,使患者达到最佳的术前状态。

（宋建钢）

第四节　传统运动疗法

63. 什么是传统体育疗法？

　　传统体育疗法，是功能障碍者运用肢体运动、呼吸、意念等手段，起到调身、调息、调神的作用，促进身心功能康复的方法。

64. 传统体育疗法和加速康复外科的关系？

　　传统体育疗法用于康复治疗有着悠久的历史，随着现代加速康复理念的兴起，将传统运动融入现代围术期加速康复中，甚至对于传统运动进行小的改变和创新在患者的围术期加速康复中起到了非常积极的作用。

65. 传统体育疗法有哪些？

　　传统体育疗法包含五禽戏、八段锦、太极、易筋经、二十四气导引坐功等。

66. 八段锦的"八式"分别是哪些？

　　"健身气功八段锦"，除预备势、收势，八式动作分别为：第一式两手托天理三焦；第二式左右开弓似射雕；第三式调理脾胃须单举；第四式五劳七伤往后瞧；第五式摇头摆尾去心火；第六式两手攀足固肾腰；第七式攒拳怒目增气力；第八式背后七颠百病消。

67. 八段锦锻炼有何要领？

　　八段锦锻炼有三要素，即练功中对姿势、呼吸、意念的要求，传统气功称为调身、调息、调心。刚开始习练，注重姿势的准确，进而配合呼吸，排除杂念，思想集中，心态宁和。而调心是八段锦锻炼的重要阶段和最终目的。

68. 八段锦的主要作用是什么？

　　调心是八段锦锻炼的重要阶段和最终目的，是中医学"心为五脏六腑之大主"、"心为君主之官"观念的充分体现。因此,身、息、心三者调和,可以通经脉,充气血,调七情,心神得养,五脏安和,形与神俱,最终达到身心统一,人与自然和谐的状态。

69. 八段锦可以应用于哪些患者?

八段锦可以在乳腺癌术后康复的患者中起到推动作用,还可以提高患者生活质量,改变患者抑郁状态。

对于经皮冠状动脉介入治疗的患者,坚持术后八段锦锻炼,可以减少心肌梗死后左心室重构,此外八段锦对于收缩压、舒张压、体重指数、血糖、三酰甘油、高密度脂蛋白胆固醇、低密度脂蛋白胆固醇和生活质量都有改善作用。

70. 八段锦在骨科患者有什么特殊作用?

八段锦常运用于腰椎骨折椎体成形术后、腰椎开放术后、腰椎间盘突出症微创术后、脊髓型颈椎病术后,可增强患者自身肌肉力量,维持脊柱稳定;通过全身性的主动运动,对粘连的软组织可以起到一定的牵拉作用,改善腰背部血液循环,达到缓解术后疼痛和活动受限的作用。

71. 什么是太极拳?

太极拳是国家级非物质文化遗产是以中国传统儒、道哲学中的太极、阴阳辨证理念为核心思想,集颐养性情、强身健体、技击对抗等多种功能为一体,结合易学的阴阳五行之变化,中医经络学,古代的导引术和吐纳术形成的一种内外兼修、柔和、缓慢、轻灵、刚柔相济的中国传统拳术。

72. 哪些患者可以使用太极拳?

处于围术期衰弱患者、颈椎病患者、急性心肌梗死患者、乳腺癌手术患者等。

73. 在颈椎手术后运用太极云手有何意义?

在脊髓型颈椎病颈椎手术后的患者中使用改良太极云手训练,即 10 分钟的常规太极"云手"训练,10 分钟的闭目"云手"训练,10 分钟的静坐调息后意念"云手"训练,可以有效增强本体感觉的刺激,并诱导神经冲动传递至相应的大脑皮层或神经节段,更有利于神经恢复重塑,促进神经功能的恢复。

74. 八段锦在心脏手术患者术后康复有何优势？

由于术前均有不同程度的心肺功能不全，加之手术创伤、术后疼痛、活动无耐力、胃纳差、焦虑等原因，心脏手术患者无法适应高强度康复方式。八段锦每一式动作运动时间长、强度小，尽显绵缓特征，每一步运动均属有氧运动，持续时间长，为下一步的运动奠定基础，能有效改善心肌供氧状态，促进肺活量，运动过程中深而慢的腹式呼吸及四肢舒缓运动，可以增强心脏射血功能，减少心肌耗氧量，改善血管的弹性状况，促进肺功能。

75. 太极拳在乳腺癌患者术后康复中有何优势？

太极拳在乳腺癌患者的术后康复中起着重要作用，在乳腺癌患者术后给予常规康复训练的基础上分别辅以秧歌舞或简化24式太极拳锻炼，每天早、晚各锻炼1次，于术后10天、1个月、3个月及6个月时分别采用肩功能测评标准和生存质量简表对患者上肢功能及生存质量进行评定，太极拳组患者上肢功能的改善明显优于其他两组，太极拳可以促进乳腺癌术后患者上肢功能改善，是乳腺癌术后较理想的康复运动方式之一。

76. 五禽戏中的五禽是什么？

五禽戏是中国传统导引养生的一个重要功法。由汉末华佗创编。仿效虎之威猛、鹿之安舒、熊之沉稳、猿之灵巧、鸟之轻捷，力求蕴涵"五禽"的神韵，通过模仿虎、鹿、熊、猿、鸟的动作和姿态进行肢体活动，达到增强体质、防治疾病的作用。

77. 五禽戏的主要功用有哪些？

中医康复方法中传统体育疗法的一种，具有强身健体、养生康复的作用。它通过手型的变换如虎爪、鹿角、熊掌、猿钩、鸟翅握固等的运用，能不同程度地加强手三阴经、手三阳经的气血运行及其经脉畅通；前屈和后伸等动作能增强疏通任、督二脉的经气的运行，通过对经络的作用，调整脏腑功能。

78. 五禽戏中的鸟戏对临床有何意义？

五禽戏中的鸟戏直接与肺相对应。鸟戏注重上肢的伸展与升降运动，可在一定程度上牵拉肺经并起到疏通肺气血功能之作用，有利于提升肺脏的吐纳功能和呼吸力量。例如，配合鸟戏锻炼时，呼吸更加深长且细匀，能更进一步加强吸气肌、呼气肌和辅助呼气肌的力量。

79. 新型围术期快速康复操是什么？

　　快速康复操主要包括3个方面的训练：上肢运动、呼吸运动和下肢运动,患者从入院即开始练习,直到手术当天,至少锻炼5天。

80. 快速康复操具体如何操作？

　　具体操作包括：① 上肢运动：握拳练习,曲肘练习,抬臂练习,扩胸练习；至少完成2～4个八拍,每天早、晚均需练习；② 呼吸运动：缩唇呼吸练习,腹式呼吸练习,排痰哈气练习；每分钟重复4～5次,每天早、晚各锻炼5～10分钟；③ 下肢运动：踝泵练习,环踝练习,股四头肌练习；每天早中晚各锻炼5～10分钟。

81. 新型围术期快速康复操有什么作用？

　　围术期使用加速康复操,可以明显缩短腹腔镜直结肠癌术后患者组术后首次下床行走时间、首次肛门排气时间、首次进食流食时间及住院时间,提高患者满意度。

（宋建钢）

第五节　饮食疗法

82. 简述营养与食疗的区别？

　　食疗是中国人的传统习惯,通过饮食达到调理身体,强壮体魄的目的。食疗文化源远流长,食疗是一种长远的养生行为。以前的人通过食疗调理身体,现在的人通过食疗减肥、护肤。食疗是一种健康的健体之道。而营养素是维持正常生命活动所必需摄入生物体的食物成分。现代营养学对于营养的研究,主要是针对人类和禽类的营养素需要。营养素分蛋白质、脂质、碳水化合物、维生素和矿物质、水、纤维素七大类。

83. 为何中国人饮食上强调"五谷为养,五果为助,五畜为益,五菜为充,气味和而服之,以补益精气"？

　　因为在饮食物中的种类多种多样,所含营养成分各不相同,只有做到合理搭配,才能使人得到各种不同的营养,以满足生命活动的需要。因此,全面的饮食、适量的营养，乃是保证生长发育和健康长寿的必要条件。

84. 饮食调理包括哪两个方面？

饮食调理包括食疗和药膳。

食疗：是指有针对性地选择食品的品种，调节饮食的质量，以促进人体身心康复的方法。黄帝内经曰：五谷为养，五果为辅，五畜为益，五菜为充，气味合而服之，以补精益。

药膳：是在中医理论指导下，将一定比例的食物和药物相结合，经过烹调加工，制成营养丰富、美味可口且具有保健治疗作用的膳食。

85. 药膳的种类和形式包括哪些？

药膳的种类：根据药膳的作用，可将药膳分为滋补性药膳和治疗性药膳。

药膳的形式：药膳主食是以稻米、糯米、小麦面粉、玉米面、黄豆面等米面主粮为基本原料，加入一定量的药物，经加工而制成的米饭、面食糕点等。

86. 辨证论治的概念及其在药膳中的应用原则？

辨证论治是中医治疗学的一条基本原则，即在临床治疗时要根据不同的病情，结合患者的精神、体质以及环境等各因素，全面综合分析，从而正确地辨认出不同的病证，施证恰当的治疗，以达到治愈疾病的目的。在药膳的辨证时，特别要注意阴阳、虚实、寒热。根据病"证"的不同，分别给予不同的药膳治疗，"虚则补之""实则泻之""寒者热之""热者寒之"。

87. 食物的四性、五味分别指什么？作用分别是什么？

中医认为食物的性，即：寒、热、温、凉。"寒者热之，热者寒之，温者凉之，凉者温之"，等治疗原则，也同样适用于食疗。

食物的五味，即"酸、苦、甘、辛、咸"，其作用是：辛甘发散为阳。辛味行气行血甘味有中和缓急和补益作用。酸味有收敛和固涩作用。苦味有宣泄和燥湿作用，咸味有软坚散结的作用。

88. 中医体质九分法指哪九类？

平和体质、气虚体质、阳虚体质、阴虚体质、痰湿体质、湿热体质、血瘀体质、气郁体质、特禀体质。

第八章

89. 药膳茶饮具体指什么？

药膳茶饮包括药茶和药饮。药茶是指用茶叶和药物按一定比例制成的供饮用的液体。茶方有的含有茶叶，有的不含茶叶，亦有药物经晒干、粉碎制成的粗末制品。药饮是把药物或食品经浸泡或压榨，煎煮，提取分离而制成有将近成分含量较高的饮用液体。药饮有的为新鲜药物或食品压榨取液而成，也有的是煎煮、浓缩而成。

90. 颅脑手术患者术后饮食调理应该注意什么？

颅脑手术术后一般以祛瘀通络为主，兼顾正气。若病情久延不愈，则以补益气血为主，佐以祛瘀活血、化痰通络。饮食应以高蛋白和维生素含量丰富的膳食为宜，如肉类、牛奶、鸡蛋、绿叶蔬菜、鲜水果、豆制品等，不宜饮酒及忌辛辣食品。山楂味酸甘，性微温，入肝、脾、胃经，能消食化积，散瘀行滞，扩张血管。

91. 心脏手术后患者饮食调理需要注意哪些？

心脏术后患者需要综合平衡饮食，多吃水果蔬菜，碳水化合物、脂肪和蛋白质的摄入量要适当，并保持足量维生素和微量元素的摄入。既要吃精油米面，又要吃些粗杂粮，以获得全面营养。控制脂肪摄入量，尽量少吃或者不吃动物脂肪，选择食用植物油脂，如豆油、菜籽油、芝麻油、花生油等。此外，应严格限制钠盐摄入，少食甜食，注意饮水，戒烟限酒。

92. 术后贫血患者的饮食应注意哪些？

多食用动物血、畜禽肉类、大枣、核桃、枸杞、桂圆、红豆、黑芝麻、花生、小米、菠菜、油菜、豆类等食物，以保证铁、维生素 B_{12}、叶酸、蛋白质等的来源。多食用有助于铁吸收的维生素 C、有机酸、动物肉类等。禁忌或少摄入抑制铁吸收的浓茶、咖啡、钙制剂、锌制剂和高磷食品。

93. 剖宫产术后的饮食需要关注哪些方面？

不要进食过多含有高脂肪、高蛋白的动物食品。饮食宜清淡，多食营养丰富而易消化的食物，不宜吃寒凉、生冷或过于辛辣、肥腻之品。

94. 适合产妇的食物有哪些？

阴虚型产妇宜食鳖甲、牡蛎、鸭肉、西洋参、山药、芹菜、白菜、西红柿、柚子、梨、西瓜、葡萄、鲜藕、荸荠、豆腐等。

阳虚型产妇宜食刀豆、小茴香、虾米、狗肉、羊肉、核桃仁、韭菜等。

气虚型产妇宜食人参、牛肉、兔肉、鸡肉、乳鸽、黄鳝、香菇、大枣、鸡蛋、鹌鹑等。

血虚型产妇宜食大枣、阿胶、猪肝、花生、猪血、鸭血、黑芝麻、乌鸡等。

95. 温热性食物有哪些？

温热性：狗肉、猪肝、猪肚、鸡肉、龟肉、白花蛇肉、乌梢蛇肉、带鱼、鳝鱼、虾肉、海参、黄豆、蚕豆、刀豆、淡菜、胡萝卜、辣椒、韭菜、芥菜、香菜、油菜、洋葱、茴香、胡椒、南瓜、葱、姜、蒜、红糖、糯米等。

96. 寒凉性食物有哪些？

寒凉性：猪肉、鸭肉、兔肉、鹅肉，牡蛎肉、田螺、猪肾、菠菜、白菜、莴笋、豆芽、扁豆、芹菜、苋菜、竹笋、黄瓜、西红柿、茄子、冬瓜、黄花菜、芦笋、紫菜、海带、西瓜、香蕉、鸭梨、橙子、柚子、柿子、大麦、小麦、绿豆、小米、白糖、豆腐、蘑菇、茶叶、蜂蜜、食盐等。

97. 平性食物有哪些？

平性：牛肉、牛肚、猪胰、黄花鱼、鲤鱼、墨鱼、泥鳅、海蜇、赤小豆、黑豆、豇豆、豌豆、四季豆、百合、香椿、香菇、花菜、土豆、黄花、木耳、藕、山药、杏仁、大枣、葡萄、山楂、草莓、无花果、橘子、柑子等。

（宋建钢）

第六节　音乐疗法

98. 什么是五行音乐？

在古代，用"宫、商、角、徵、羽"对各种声音加以概括，形成了中国古典音乐的五种基本音阶，称之为五音。五音与古代哲学中的五行一一对应，即宫对土、商对金、角对木、徵对火、羽对水，并形成不同调式音乐，称之为五行音乐。

第八章

99. 什么是中医五行音乐疗法?

　　《内经》把五音引入医学领域,以中医传统理论为基础,将中医学中的阴阳五行、天地人合一、形神合一等理论与音乐相结合,称为中医五行音乐。中医五行音乐疗法当属于八法中的和法,运用宫商角徵羽5种不同的音调的乐曲,平秘阴阳,调和脏腑,从而达到"阴平阳秘,精神乃治"的平衡谐和的状态。

100. 如何理解"五音应五脏"?

　　《黄帝内经》记载"天有五音,人有五脏;天有六律,人有六腑……此人与天地相应者也",用五行学说把五音阶中宫、商、角、徵、羽与人的五脏一一对应起来:角为木音通于肝,徵为火音通于心,宫为土音通于脾,羽为水音通于肾,五音通过调节气机运行,侧重影响与之对应的脏腑,实现调理脏腑,防病治病的功能。

101. 如何理解"五音应五志"?

　　中医理论始终强调天人合一、形神合一的整体观,五音通过五行系统,与五种情绪即五志(即思、悲、怒、喜、恐)联系,产生五行意象,并产生不同的情绪,调节气机运行,即五音通过精神意识活动作用于五脏。

102. 中医五行音乐中"土乐"的特点是什么? 代表曲目有哪些?

　　土乐,以宫调为基本,风格悠扬沉静、淳厚庄重,给人有如"土"般宽厚结实的感觉,根据五音通五脏的理论,宫音入脾。宫调式乐曲的代表曲目有《春江花月夜》《月儿高》《月光奏鸣曲》等。

103. 中医五行音乐中"金乐"的特点是什么? 代表曲目有哪些?

　　金乐,以商调为基本,风格高亢悲壮、铿锵雄伟,肃劲嘹亮,具有"金"之特性,根据五音通五脏的理论,商音入肺。商调式乐曲的代表曲目有《第三交响曲》《嘎达梅林》《悲怆》等。

104. 中医五行音乐中"木乐"的特点是什么? 代表曲目有哪些?

　　木乐,以角调为基本,风格悠扬,生机勃勃,生机盎然的旋律,曲调亲切爽朗,舒畅调达,具有"木"之特性,角音入肝。角调式乐曲的代表曲目有《春之声圆舞曲》《蓝色多瑙河》《江南丝竹乐》《春风得意》《江南好》等。

105. 中医五行音乐中"火乐"的特点是什么？代表曲目有哪些？

火乐，以徵调为基本，旋律热烈欢快、活泼轻松，构成层次分明、情绪欢畅的感染气氛，具有"火"之特性，徵音入心。徵调式乐曲的代表曲目有《步步高》《狂欢》《解放军进行曲》《卡门序曲》等。

106. 中医五行音乐中"水乐"的特点是什么？代表曲目有哪些？

水乐，以羽调为基本，风格清纯，凄切哀怨，苍凉柔润，如天垂晶幕，行云流水，具有"水"之特性，羽音入肾，对中医肾功能系统的作用比较明显。羽调式音乐的代表曲目有《梁祝》《二泉映月》《汉宫秋月》《轻骑兵进行曲》《喜洋洋》等。

107. 什么是术后疲劳综合征？

术后疲劳综合征属于外科手术后的常见并发症，是指患者在术后恢复期或术后康复治疗中出现的以疲乏倦怠、食欲减低、睡眠紊乱、反应迟钝、注意力不集中、心情抑郁与焦虑等症状为主要表现的一组临床症候群。祖国医学将术后疲劳综合征归属为"虚劳""郁证""神劳"范畴，认为其发病病机为手术创伤、术后忧思过度、七情内伤导致肝脾胃损伤。

108. 如何运用中医五行音乐疗法调节术后疲劳综合征？

鉴于脾脏属于五行之中的"土"，五音中属于"宫"，音乐可以选择《春江花月夜》《塞上曲》《平湖秋月》，此类均为宫调音乐，以"Do"为主音属于土，与脾脏相通，其曲风以"悠扬沉静"为特点，可健脾补土，调理脾胃气机，使清气升降、气血运行更为顺畅。同时还可调和脾胃、养护中州，滋补气血，旺盛食欲，并促进脾运化功能恢复，脾健运则肝疏泄得以保障，从而缓解气机郁滞，平衡身心，有益睡眠，安定情绪，消除疲劳。

109. 如何运用中医五行音乐辨证施乐提高肿瘤患者的睡眠质量？

肿瘤患者常伴随睡眠质量不佳问题，熬夜尤伤肝，而肝脏在五行中属木，施以古箫、竹笛、尺八、木鱼等乐器演奏的角音音乐，入肝经疏肝理气，可帮助调节神经系统。肝最忌讳气郁，商音元素稍重，五音的商对应五行的金，以克制体内过多的木气，同时配合婉转悠扬属于水的羽音，水又滋养木气，金生水、水生木，生生不息。患者跟着音乐的曲调进入浅睡眠状态，产生联想从而放松身体肌肉，可以调节血压改善体内血液循环。

第八章

110. 患者术后为何会产生负性情绪状态？

对手术的恐惧、不确定的预后等会导致患者产生较强的躯体心理应激反应，以至于术后存在恐惧、抑郁、疲劳感、睡眠障碍等一系列心理情绪障碍问题。同时睡眠障碍又会影响患者的自主神经系统调节功能，诱导抑郁焦虑等负面情绪，严重影响患者的术后康复和生存质量。

111. 如何运用中医五行音乐疗法改善患者术后负性情绪状态？

按照以下原则进行选曲对患者进行术后情绪干预治疗，情志以"悲"为主的，则选用"商"音以兴奋解郁；情志以"思"为主的，则选用"宫"音以开郁散结；情志以"怒"为主的，则选用"角"音以宜悲消气；情志以"恐"为主的，则选用"羽"音以激发固志；情志以"喜"为主的，则选用"徵"音以安神宁静。

（宋建钢）

参考文献

[1] 吴玉冰,张水寒,谢梦洲,等.药食同源类药膳茶的文献研究[J].湖南中医药大学学报,2015(12).
[2] 贾媛.外伤性颅内血肿的康复护理[J].实用心脑肺血管病杂志,2004(6).
[3] 陆红.心脏外科术后多汗症饮食护理[J].医学信息,2013(6).
[4] 容小翔.产后贫血的饮食调理[J].东方食疗与保健,2013(8).
[5] 兰景轩.贫血患者的饮食调理[J].健康指南,2003(12).
[6] 黎筱慧,曹广菊,华群娣.剖宫产术后饮食护理[J].中外健康文摘,2010(10).
[7] 李德琼,林月云.剖宫产术后饮食[J].中国民间疗法,2014(3).
[8] 李德琼,林月云.剖宫产术后饮食[J].中国民间疗法,2014(3).
[9] 杨传芝.食物的属性[J].食品与健康,2017(11).
[10] 戴晓凤,陈建明,方凤贞,等.五行音乐对卒中后抑郁患者干预效果的系统评价[J].护理学杂志:2015,30(15)：97-101.
[11] 陈羽柔.音乐治疗与中医五行理论[D].广州：广州中医药大学,2009.
[12] 颜妙璇,付于.皮部浅刺结合五行音乐宫调疗法治疗63例兼症为心脾两虚郁证患者疗效观察[J].针灸临床杂志,2016,32(1)：11-13.
[13] 许继宗,李月明.音乐治疗曲目序列组成原则尝试及实验观察[J].黄钟,2012,(1)：108-111.
[14] 王延松.音乐心理学导论[M].北京：中央音乐学院出版社,2013：227-230.
[15] 陈红燕,庞凤舜,秦有.术后疲劳综合征评估的研究进展[J].岭南现代临床外科,2016,16

(3)：357－360

[16]　李柯,史蕾喆,李若存,等.术后疲劳综合征中医药研究进展[J].湖南中医杂志,2012,28 (6)：136－138.

[17]　孙晓乐,徐海霞.五行宫调音乐配合穴位按摩护理对直肠癌 Miles 术后疲劳综合征患者精神心理状态和生活质量的影响[J].现代中西医结合杂志,2020(04)：430－435.

[18]　李孟好,谌永毅,许湘华,等.五行音乐中医辨证施乐在肿瘤患者中的应用进展[J].当代护士(上旬刊),2020(06)：9－11.

[19]　郑荣芝,刁云霞,童博,等.经皮穴位电刺激应用于腹腔镜下全子宫切除术术后疼痛的效果观察[J].广西医科大学学报,2017,34(11)：1652－1654.

[20]　王燕,李潇.情志护理联合缩唇-腹式呼吸训练队难治性慢性心力衰竭伴睡眠障碍患者匹兹堡睡眠质量指数、不良情绪、新功能和生活质量的影响[J].现代中西医结合杂志,2019, 28(34)：3858－3862.

第九章

围术期中医药应用注意事项

1. 围术期中药处方如何选择道地中药材？

　　道地中药材是指经过中医临床长期应用优选出来的，产在特定地域，与其他地区所产同种中药材相比，品质和疗效更好，且质量稳定，具有较高知名度的中药材。自古以来中医为了使中药处方达到更好的效果，都非常重视"道地药材"的选择。例如宁夏的枸杞，东北的人参，山西的党参等。道地药材的选择对围术期患者减少并发症，提高治疗效果有不可忽视的作用。

2. 围术期中药处方中药炮制方法有哪些？

　　中药炮制技术是通过炮制处理中药材，从而改变其气味、形态及外观。通过炮制可以提高中药疗效，消除或降低药物的毒不良反应，提高临床疗效。传统中药的炮制方法分为五类：① 修治：纯净药材，粉碎药材，切制药材；② 水制：漂洗，浸泡，闷润，喷洒，水飞；③ 火制：炒、炙、煅、煨；④ 水火共制：煮法，蒸法，炖法，燀法，淬法；⑤ 其他制法：制霜，发酵，发芽，精制，药拌。

3. 围术期中药处方中中药四气、五味是什么？

　　中药四气又叫作四性，是指中药具有寒、热、温、凉四种药性。凡是能减轻或消除温热病症的药物大多属于凉性或寒性；反之能够减轻或消除寒凉病症的药物大多属于温性或热性。中药的五味是指药物有酸、苦、甘、辛、咸五种不同的味道，因此具有不同的治疗作用：① 辛味：发散、行气；② 甘味：滋补、缓和、润燥；③ 苦味：燥湿、泄降；④ 酸味：收敛、固涩；⑤ 咸味：软坚、润下。了解中药的四气五味，选择适宜的中药，可以提高治疗效果。

4. 围术期中药归经如何选取？

归经的意思就是某味中药归属哪条经络，中药因其各自的自然性质，进入人体后归属不同的经络，对不同的经络产生不同的影响，这就是中药的"归经"。因此我们在用药时必须了解该药物归属哪条经络，对该经络产生怎样的影响，如酸枣仁归心经，所以能安神，治心悸失眠，在围术期我们可以根据手术所涉及脏器所属的经络等选择中药，了解中药的归经，有助于提高临床治疗效果。

5. 如何正确认识中药毒性，保证围术期用药安全？

明代张景岳《类经》云："药以治病，因毒为能，所谓毒者，因气味之偏也。盖气味之正者，谷食之属也，所以养人之正气……大凡可辟邪安正者，均可称为毒药，故曰毒药攻邪也。"中药也是有毒性的，应用中药时要针对体质的强弱、疾病部位的深浅，恰当的选择药物并确定剂量，同时要注意配伍，严格炮制工艺，以降低毒性。在保证用药安全的前提下，让中药的毒性更好地为临床服务。

6. 围术期方剂中如何做到合理的中药七情配伍用药？

七情配伍，又称配伍七情、药物七情。它高度概括了中药临床应用的七种基本规律，是中医遣药组方的基础，包括单行、相须、相使、相畏、相杀、相恶、相反。药物之间配合应用可以增进原有的疗效，降低或消除毒不良反应等。在围术期应用方剂时，只有深入学习中药属性及相互关系，七情配伍恰当，并在实践中不断发展围术期七情配伍用药理论，才能更好地发挥中药在围术期治疗的积极作用。

7. 术后患者中药应用禁忌有哪些？

患者术中失血，气随血脱，术后往往气血两亏，身体虚弱，术后用药应采取谨慎态度，尽量避免燥烈攻伐，耗气动血之品。此外，还要格外关注药物毒性及配伍禁忌、证候禁忌、服药禁忌等，以免意外发生。

8. 围术期不同证候药食禁忌有哪些？

热性病：忌辛辣油腻油炸；寒性病：忌生冷食物，清凉饮料。胸痹：忌肥肉，脂肪动物内脏，烟酒；肝阳上亢，头晕目眩，烦躁易怒：忌胡椒、辣椒、大蒜、烟酒等辛热助阳之品；黄疸胁痛：忌食动物脂肪及辛辣烟酒刺激物品；脾胃虚弱：忌食油炸粘腻、寒冷固硬、不易消化的食物；肾病水肿：忌食盐、碱过多的和酸辣太过的刺激食品；疮疡、皮肤病：忌食鱼虾蟹等腥膻发物及辛辣刺激性食品。

9. 围术期妊娠妇女用药禁忌有哪些？

妊娠期间用药分为慎用与禁用两大类。慎用的药物包括通经祛瘀、行气破滞及辛热滑利之品，如桃仁、红花、牛膝、大黄、枳实、附子、肉桂、干姜、木通、冬葵子、瞿麦等，而禁用的药物指毒性较强或药性猛烈的药物，如巴豆、牵牛、大戟、商陆、麝香、三棱、莪术、水蛭、斑蝥、雄黄、砒霜等。

10. 围术期患者服中药期间饮食禁忌有哪些？

服药期间对某些食物的禁忌，又称食忌。《本草经集注》说："服药不可多食生胡荽及蒜、鸡、生菜，又不可多食肥猪、犬肉、油腻肥羹、鱼脍、腥臊等物。"指出了在服药期间应忌食生冷、油腻、腥膻、有刺激性的食物。此外，甘草、黄连、桔梗、乌梅忌猪肉，鳖甲忌苋菜，常山忌葱，地黄、何首乌忌葱、蒜、萝卜，丹参、茯苓、茯神忌醋，土茯苓、使君子忌茶，薄荷忌蟹肉等等。

11. 围术期中药剂量如何换算？

明清以来，我国普遍采用16进位制的"市制"计量方法，即1市斤＝16两＝160钱。自1979年起我国对中药生产计量统一采用公制，即1公斤＝1 000克＝100 000毫克。为了处方计算方便，按规定以如下的近似值进行换算：1市两（16进位制）＝30克，1钱＝3克，1分＝0.3克，1厘＝0.03克。

12. 年龄、体质、病情与剂量的关系如何？

年龄、体质的不同，对药物耐受程度不同，药物用量也就有了差别。老年、小儿、妇女产后及体质虚弱的患者，都要减少用量，成人及平素体质壮实的患者用量宜重。病情轻重、病势缓急、病程长短与药物剂量也有密切关系，病情轻、病势缓、病程长者用量宜小；病情重、病势急、病程短者用量宜大。

13. 围术期患者体质对中医治疗措施有何影响？

体质的强弱，决定机体抗病防邪能力的强弱，通过分辨机体的体质可以在一定程度上预知其对某种致病因素的易感性和易罹性，从而有针对性地采取相应中医治疗措施，做到防患于未然。

14. 季节变化对围术期中药的应用有哪些影响？

夏季发汗解表药及辛温大热药不宜多用，冬季发汗解表药及辛热大热药可以多用。夏季苦寒降火药用量宜重,冬季苦寒降火药则用量宜轻。

15. 围术期方剂中中药常用量是多少?

除了剧毒药、峻烈药、精制药及某些贵重药外,一般中药常用内服剂量约 5~10 克;部分常用量较大,剂量为 15~30 克;新鲜药物常用量 30~60 克。

16. 围术期患者如何选择服药时间?

服药时间汤剂一般每天 1 剂,煎 2 次分服,两次间隔时间为 4~6 小时左右。可根据病情增减,如急性病、热性病可每天 2 剂。病在胸膈以上者如眩晕小头痛目疾、咽痛等宜饭后服;如病在胸腹以下,如胃、肝、肾等脏疾患,则宜饭前服,对胃肠有刺激性的药物宜饭后服;补益药多滋腻碍胃,宜空腹服;安神药宜睡前服;慢性病定时服;急性病、呕吐、惊厥及石淋、咽喉病须煎汤代茶饮者,均可不定时服。术前 8~12 小时禁食,术前 4 小时禁饮。

17. 围术期解表药如何应用?

凡以发散表邪、治疗表证为主的药物,称解表药。本类药物大多辛散轻扬,主入肺经、膀胱经,偏行肌表,能促进肌体发汗,使表邪由汗出而解,从而达到治愈表证,防止疾病传变的目的。即《内经》所谓:“其在皮者,汗而发之。”此外,部分解表药兼能利水消肿、止咳平喘、透疹、止痛、消疮等。

18. 围术期什么情况适合应用解表药?

使用解表药时应针对外感风寒、风热表邪不同,相应选择长于发散风寒或风热的药物。由于冬季多风寒,春季多风热,夏季多夹暑湿,秋季多兼燥邪,故应根据四时气候变化的不同而恰当地配伍祛暑、化湿、润燥药。若虚人外感,正虚邪实,难以祛散表邪者,又应根据体质不同,分别与益气、助阳、养阴、补血药配伍,以扶正祛邪。温病初起,邪在卫分,除选用发散风热药物外,应同时配伍清热解毒药。

19. 围术期如何安全应用解表药?

使用发汗力较强的解表药时,用量不宜过大,以免发汗太过,耗伤阳气,损及津液。汗为津液,血汗同源,表虚自汗、阴虚盗汗、疮疡日久、淋证、失血患者,虽有表证,也应慎用解表药。同时,使用解表药还应注意因时因地而异,如春夏腠理疏松,容易出汗,解表药用量宜轻;冬季腠理致密,不易出汗,解表药用量宜重;北方严寒

第九章

地区用药宜重；南方炎热地区用药宜轻。但围术期应注意患者气血情况，给予解表药时应防发散太过，耗伤气阴。

20. 围术期应用解表药如何正确煎煮？

解表药多为辛散轻扬之品，汤剂不宜久煎，以免有效成分挥发而降低药效。

21. 围术期什么情况适合应用清热药？

凡以清解里热、治疗里热证为主的药物，称为清热药。本类药物药性寒凉，沉降入里，通过清热泻火、凉血、解毒及清虚热等不同作用，使里热得以清解。即所谓"热者寒之"。清热药主要用治温热病高热烦渴、湿热泻痢、温毒发斑、痈肿疮毒及阴虚发热等里热证。

22. 围术期如何安全应用清热药？

本类药物性多寒凉，易伤脾胃，故脾胃气虚，食少便溏者慎用；苦寒药物易化燥伤阴，热证伤阴或阴虚患者慎用；清热药禁用于阴盛格阳或真寒假热之证。

23. 什么是泻下药？

凡能引起腹泻，或润滑大肠，促进排便的药物，称为泻下药。本类药为沉降之品，主归大肠经。主要具有泻下通便作用；或有清热泻火，使实热壅滞之邪通过泻下而清解，起到"上病治下"、"釜底抽薪"的作用；或有逐水退肿，使水湿停饮随大小便排除，达到祛除停饮，消退水肿的目的；部分药还兼有解毒，活血祛瘀等作用。

24. 围术期什么情况适合应用泻下药？

泻下药主要通过不同的作用机理刺激肠道黏膜使蠕动增加而致泻。另外，部分药物具有利胆、抗菌、抗炎、抗肿瘤作用及增强机体免疫功能。主要适用于大便秘结，胃肠积滞，实热内结及水肿停饮等里实证，部分药还可用于疮痈肿毒及瘀血证。此外，还可用于术前肠道准备，术后促进排气排便等。

25. 泻下药围术期应用有何注意事项？

使用泻下药中的攻下药、峻下逐水药时，因其作用峻猛，或具有毒性，易伤正气及脾胃，故年老体虚、脾胃虚弱者当慎用，妇女胎前产后及月经期应当忌用。应用作用较强的泻下药时，奏效即止，切勿过剂，以免损伤胃气。应用作用峻猛而有毒性的泻下药时,一定要严格炮制法度,控制用量,避免中毒现象发生。

26. 围术期什么情况下适合应用祛风湿药?

凡以祛除风寒湿邪治疗痹证为主的药物,称为祛风湿药。本类药物味多辛苦,性或温或凉,能祛除留着于肌肉、经络、筋骨的风湿之邪,有的还兼有散寒、舒筋、通络、止痛、活血或补肝肾、强筋骨等作用。祛风湿药具有不同程度的抗炎、镇痛及镇静等作用。可用于围术期软组织疼痛、神经痛等。

27. 祛风湿药在围术期如何应用?

使用祛风湿药时,应根据疼痛的类型、邪犯的部位、病程的新久等,选择药物并作适当配伍。如风邪偏盛的疼痛,选择善能祛风的药,配以活血养营之品;湿邪偏盛的疼痛,选用温燥的药,配以健脾渗湿之品;寒邪偏盛的疼痛,当选用温性的药,配以通阳温经之品;久病体虚,肝肾不足,抗病能力减弱,应选用强筋骨的祛风湿药,配伍补肝肾、益气血的药物,扶正以祛邪。

28. 围术期祛风湿药什么情况下不宜使用?

辛温性燥的祛风湿药易伤阴耗血,阴血亏虚者慎用。

29. 什么是利水渗湿药?

凡能通利水道,渗泄水湿,治疗水湿内停病证为主的药物,称利水渗湿药。本类药物味多甘淡,主归膀胱小肠经,作用趋向偏于下行,具有利水消肿、利尿通淋、利湿退黄等功效。利水渗湿药主要用于小便不利、水肿、泄泻、痰饮、淋证、黄疸、湿疮、带下、湿温等水湿所致的各种病症。

30. 围术期如何应用利水渗湿药?

利水渗湿药具有不同程度的利尿、抗病原体、利胆、保肝、降压、抗肿瘤等作用,部分药物还有降血糖、降血脂及调节免疫功能的作用。利水渗湿药须视不同病证,作适当配伍,如水肿骤起有表证者,配宣肺解表药;水肿日久,脾肾阳虚者,配温补脾肾药;湿热合邪者,配清热药;寒湿相并者,配温里祛寒药;热伤血络而尿血者,配凉血止血药;至于泄泻、痰饮、湿温黄疸等,则常与健脾、芳香化湿或清热燥湿等药物配伍。

31. 围术期利水渗湿药什么情况不宜使用？

利水渗湿药易耗伤津液,对阴亏津少、肾虚遗精遗尿者,宜慎用或忌用。有些药物有较强的通利作用,孕妇应慎用。

32. 什么是温里药？

凡以温里祛寒,治疗里寒证为主的药物,称温里药。本类药物均味辛而性温热,辛能散、行,温能通,善走脏腑而能温里祛寒,温经止痛,故可用治里寒证,尤以里寒实证为主。个别药物尚能助阳、回阳,用以治疗虚寒证,亡阳证。本类药物多辛热燥烈,易耗阴动火个做实气类热时或素体火任著当减少用量;热伏于里,热深厥深,真热假寒证禁用;凡实热证、阴虚火旺、津血亏虚者忌用;孕妇慎用。

33. 围术期如何应用温里药？

本类药物因其主要归经的不同而有多种效用,主入脾胃经者,能温中散寒止痛,可用治外寒入侵直中脾胃或脾胃虚寒证;主入肺经者,能温肺化饮,用治肺寒痰饮证;主入肝经者,能暖肝散寒止痛,用治寒侵肝经的少腹痛、寒疝腹痛或厥阴头痛等;主入肾经者,能温肾助阳,用治肾阳不足证;主入心肾两经者,能温阳通脉,用治心肾阳虚证;或回阳救逆,用治亡阳厥逆证。

34. 围术期温里药什么情况下不宜使用？

本类药物多辛热燥烈,易耗阴动火,天气炎热时或素体火旺者当减少用量;热伏于里,热深厥深,真热假寒证禁用;凡实热证、阴虚火旺、津血亏虚者忌用;孕妇慎用。

35. 温里药在围术期的作用有哪些？

温里药具有不同程度的镇静、镇痛、健胃、祛风、抗血栓形成、抗溃疡、抗腹泻、抗血小板聚集、抗缺氧、扩张血管等作用,部分药物还有强心、抗休克、抗惊厥、调节胃肠运动、促进胆汁分泌等作用。可用于围术期镇静、疼痛、休克、心衰、胃炎、肠炎、支气管炎等。

36. 什么是理气药？

凡以疏理气机为主要作用、治疗气滞或气逆证的药物,称为理气药。理气药性味多辛苦温而芳香。辛能行,味苦能泄,芳香能走窜,性温能通行,故有疏理气机即行气、降气、解郁、散结的作用。并可通过畅达气机、消除气滞而达到止痛之效。因本类药物主归脾、胃、肝、肺经,以其性能不同,而分别具有理气健脾、疏肝解郁、理气宽胸、行气止痛、破气散结等功效。

37. 围术期如何应用理气药?

使用本类药物,须针对病症选择相应功效的药物,并进行必要的配伍,如脾胃气滞,要选用调理脾胃气机的药物,因于饮食积滞者,配伍消导药;因于脾胃气虚者,配伍补中益气药;因于湿热阻滞者,配伍清热除湿药;因于寒湿困脾者,配伍苦温燥湿药。肝气郁滞,应选用疏肝理气的药物,因于肝血不足者,配伍养血柔肝药;由于肝经受寒者,配伍暖肝散寒药;用于瘀血阻滞者,配伍活血祛瘀药。

38. 围术期理气药什么情况不宜使用?

本类药物性多辛温香燥,易耗气伤阴,故气阴不足者慎用。

39. 理气药在围术期的作用有哪些?

理气药具有抑制或兴奋胃肠平滑肌作用,或促进消化液的分泌,或利胆等作用;部分理气药具有舒张支气管平滑肌、中枢抑制、调节子宫平滑肌、兴奋心肌、增加冠状动脉血流量、升压或降压、抗菌等作用。本类药可用于治疗围术期疼痛、胃炎、肠炎、消化道溃疡、肝病、胆结石、胆囊炎以及慢性支气管炎等。

40. 什么是消食药?

凡以消化食积为主要作用,主治饮食积滞的药物,称为消食药。消食药味甘性平,主归脾胃经,有消食化积、健脾开胃、和中之功。主治宿食停留,饮食不消所致之脘腹胀满,嗳气吞酸,恶心呕吐,不思饮食,大便失常;以及脾胃虚弱,消化不良等证。

41. 围术期如何应用消食药?

本类药物多属渐消缓散之品,适用于病情较缓,积滞不甚者。然而,食积者多有兼证,故应根据不同病情予以适当配伍。若宿食内停,气机阻滞,需配理气药,使气行而积消;积滞化热,当配苦寒清热或轻下之品;若寒湿困脾或胃有湿浊,当配芳香化湿药;若中焦虚寒者,宜配温中健脾之品;而脾胃素虚,运化无力,食积内停者,则当配伍健脾益气之品,以标本兼顾,使消积而不伤正。

42. 围术期消食药什么情况不宜使用?

本类药物虽多数效缓,但仍不乏耗气之弊,故气虚而无积滞者慎用。

43. 消食药在围术期的作用有哪些?

消食药一般具有不同程度的助消化作用,有的药还具有降血脂、强心、增加冠脉流量及抗心肌缺血、降压、抗菌等作用,可应用于相关疾病。

44. 什么是止血药?

凡以制止体内外出血,治疗各种出血病证为主的药物,称止血药。止血药均入血分,因心主血、肝藏血、脾统血,故本类药物以归心、肝、脾经为主,以归心、肝二经者为多。凉血止血药和收敛止血药,易凉遏恋邪,有止血留瘀之弊,故出血兼有瘀滞者不宜单独使用。若出血过多,气随血脱者,当急投大补元气之药,以挽救气脱危候。

45. 围术期止血药如何应用?

止血药物的应用,必须根据出血的不同原因和病情,进行相应的选择和必要的配伍。如血热妄行而出血者,宜选用凉血止血药,并配伍清热泻火、清热凉血药;阴虚火旺、阴虚阳亢而出血者,宜配伍滋阴降火、滋阴潜阳的药物;若瘀血内阻,血不循经而出血者,宜选用化瘀止血药,并配伍行气活血药;虚寒性出血,宜选用温经止血药或收敛止血药,并配伍益气健脾、温阳药。

46. 围术期使用止血药的注意事项有哪些?

"止血不留瘀",这是运用止血药必须始终注意的问题,而凉血止血药和收敛止血药,易凉遏恋邪,真止血留瘀之弊,故出血兼有瘀滞者不宜单独使用。若出血过多,气随血脱者,当急投大补元气之药,以挽救气脱危候。根据前人的用药经验,止血药多炒炭用般而言,炒炭后其性变苦、湿,可增强止血之效,但并非所有的止血药均宜炒炭用,有些止血药炒炭后,止血作用并不增强,反而降低,故仍以生品或鲜用为佳。

47. 止血药在围术期的作用有哪些?

能促进凝血因子生成,增加凝血因子浓度和活力,抑制抗凝血酶活性,增加血小板数目,增强血小板的功能;收缩局部血管或改善血管功能,增强毛细血管抵抗力,降低血管通透性;促进纤维蛋白原或纤维蛋白的生成,抑制纤溶;有的可通过广泛的物理化学因素促进止血。部分药物尚有抗炎、抗病原微生物、镇痛、调节心血管功能等作用。可以用于围术期相关疾病的治疗。

48. 什么是活血化瘀药?

凡以通利血脉,促进血行,消散瘀血为主要功效,用于治疗瘀血病证的药物,称活血化瘀药。其中活血作用较强者,又称破血药。活血化瘀药性味多为辛、苦、温,部分动物类药味咸,主入心、肝二经。味辛则能收、能行,味苦则通泄,且均入血分,故能行血活血,使血脉通畅,瘀滞消散。

49. 围术期活血化瘀药如何应用?

适用于一切瘀血阻滞之证,除根据各类药物的不同效用特点而随证选用外,尚需针对引起瘀血的原因进行配伍。如寒凝血脉者,当配温里散寒、温通经脉药;热灼营血,瘀热互结者,宜配清热凉血、泻火解毒药;痰湿阻滞,血行不畅者,当配化痰除湿药;风湿痹阻,经脉不通者,应伍祛风除湿通络药;久瘀体虚或因虚致瘀者,则配补益药;癥瘕积聚,配伍软坚散结药。

50. 围术期活血化瘀药应用的注意事项有哪些?

本类药物行散力强,易耗血动血,不宜用于妇女月经过多以及其他出血证而无瘀血的患者;对于孕妇尤当慎用或忌用。

51. 活血化瘀药在围术期的作用有哪些?

活血化瘀药具有改善血液循环,特别是微循环,以促进病理变化恢复的作用;具有抗凝血的功能,以防止血栓及动脉硬化斑块的形成;能改善机体的代谢功能,促使组织的修复,创伤、骨折的愈合;能改善毛细血管的通透性,减轻炎症反应,促进炎症病灶的消退和吸收;能改善结缔组织的代谢,促进增生病变的转化吸收,使萎缩的结缔组织康复;能调整机体免疫,有抗菌消炎作用。

52. 什么是化痰止咳平喘药?

凡能祛痰或消痰,治疗"痰证"为主的药物,称化痰药;以制止或减轻咳嗽和喘息为主要作用的药物,称止咳平喘药,因化痰药每兼止咳、平喘作用,而止咳平喘药又兼化痰作用,且病证上痰、咳、喘三者相互兼杂,故统称为化痰止咳平喘药。痰,既是病理产物,又是致病因子,它"随气升降,无处不到",如痰阻于肺之咳喘痰多,痰蒙心窍之昏厥、癫痫,痰蒙清阳之眩晕,痰扰心神之睡眠不安,肝风夹痰之中风、惊厥,痰阻经络之肢体麻木、半身不遂、口眼歪斜,痰火(气)互结之瘰疬、瘿瘤,痰凝肌肉、流注骨节之阴疽流注等,皆可用化痰药治之。

53. 围术期化痰止咳平喘药如何应用?

除针对性地选择相应的化痰药及止咳平喘药外,化痰、止咳、平喘三者常配伍。如外感而致者,当配解表散邪药;火热而致者,应配清热泻火药;里寒者,配温里散寒药;虚劳者,配补虚药;癫痫、惊厥、眩晕、昏迷者,则当分别配平肝息风、开窍、安神药;痰核、瘰疬、瘿瘤者,配软坚散结之品;阴疽流注者,配温阳通滞散结之品。治痰证,除分清不同痰证外,还应据成痰之因,审因论治。如"脾为生痰之源"故常配健脾燥湿药同用。又因痰易阻滞气机,故常配理气药同用,以加强化痰作用。

54. 围术期化痰止咳平喘药应用的注意事项有哪些?

某些温燥之性强烈的刺激性化痰药,对痰中带血或有出血倾向者,宜慎用;对收敛性及温燥之药对于有表证患者,不宜单投止咳药,当以疏解清宣为主,以免恋邪。

55. 化痰止咳平喘药在围术期的作用有哪些?

化痰止咳平喘药一般具有祛痰、镇咳、平喘、抑菌、抗病毒、消炎利尿等作用,部分药物还有镇静、镇痛、抗痉厥、改善血液循环、调节免疫作用。

56. 什么是安神药?

凡以安定神志、治疗心神不宁病证为主的药物,称安神药。人体神志的变化与心、肝二脏功能活动有密切关系,本类药主入心、肝经,具有镇惊安神或养心安神之效。安神药除重镇安神、养心安神外,某些药物还兼有清热解毒、平肝潜阳、纳气平喘、敛汗、润肠、祛痰等作用。安神药主要用治心神不宁的心悸怔忡,失眠多梦;亦可作为惊风、癫狂等病证的辅助药物;部分安神药又可用治热毒疮肿、肝阳眩晕、自汗盗汗、肠燥便秘、痰多咳喘等证。

57. 围术期安神药如何应用?

使用安神药时,应针对导致神志不宁的病因、病机不同,选用适宜的安神药治疗,并进行相应的配伍。如实证的心神不安应选用重镇安神药物,因火热所致者,则与清泻心火、疏肝解郁、清肝泻火药物配伍;因痰所致者,则与祛痰、开窍药物配伍;因血瘀所致者,则与活血化瘀药配伍;肝阳上扰者则与平肝潜阳药配伍;癫狂、惊风等证,应以化痰开窍或平肝息风药为主。虚证心神不安,应选用养心安神药物,若血虚阴亏者,须与补血、养阴药物配伍;心脾两虚者,则与补益心脾药配伍;心肾不交者,又与滋阴降火、交通心肾之品配伍。

58. 围术期安神药应用的注意事项有哪些?

本类药物多属对症治标之品,特别是矿石类重镇安神药及有毒药物,只宜暂用,不可久服,应中病即止。矿石类安神药,如作丸散剂服时,须配伍养胃健脾之品,以免伤胃耗气。

59. 安神药在围术期的作用有哪些?

安神药对中枢神经系统有抑制作用,具有镇静、催眠、抗惊厥等作用。部分药物还有祛痰止咳、抑菌防腐、强心、改善冠状动脉血循环及提高机体免疫功能等作用。

60. 什么是平肝息风药?

凡以平肝潜阳或息风止痉为主,治疗肝阳上亢或肝风内动病证的药物,称平肝息风药。本类药物皆入肝经,多为介类、昆虫等动物药物及矿石类药物,具有平肝潜阳、息风止痉之主要功效,部分平肝息风药物以其质重、性寒沉降之性,兼有镇惊安神、清肝明目降逆、凉血等作用,某些息风止痉药物兼有祛风通络之功效。

61. 围术期平肝息风药如何应用?

使用平肝息风药时,应根据引起肝阳上亢等肝风内动的病因、病机及兼证的不同,进行相应的配伍。如属阴虚阳亢者,多配伍滋养肝肾之阴药物,益阴以制阳;肝火亢盛者,多配伍清泻肝火药物;兼心神不宁、失眠多梦者,当配伍安神药物;肝阳化风之肝风内动,应将息风止痉药与平肝潜阳药物并用;热极生风之肝风内动,当配伍清热泻火解毒之品,阴血亏虚之肝风内动,当配伍补养阴血药物;脾虚慢惊风,当配伍补气健脾药物;兼窍闭神昏者,当与开窍药配伍;兼痰邪者,应与祛痰药同用。

62. 围术期平肝息风药应用的注意事项有哪些?

本类药物有性偏寒凉或性偏温燥之不同,故当注意使用。若脾虚慢惊者,不宜用寒凉之品;阴虚血亏者,当忌温燥之品。

63. 平肝息风药在围术期的作用有哪些?

平肝息风药多具有降压、镇静、抗惊厥作用,能抑制癫痫的发生,部分药物还有解热、镇痛作用。

64. 什么是补虚药?

凡能补虚扶弱,纠正人体气血阴阳虚衰的病理偏向,以治疗虚证为主的药物,称为补虚药。本类药物能够扶助正气,补益精微,一般具有甘味。主治人体正气虚弱、精微物质亏耗引起的精神萎靡、体倦乏力、面色淡白或萎黄、心悸气短、脉象虚弱等。补虚药的补虚作用又有补气、补阳、补血与补阴的不同,分别主治气虚证、阳虚证、血虚证和阴虚证。此外,有的还分别兼有祛寒、润燥、生津、清热等及收涩功效。

65. 围术期补虚药如何应用?

使用补虚药,必须根据气虚、阳虚、血虚与阴虚的证候不同,选择相应的对证药物。如气虚可发展为阳虚,阳虚者其气必虚,故补气药常与补阳药同用。有形之血生于无形之气,气虚生化无力,又可致血虚;血为气之母,血虚则气无所依,血虚亦可导致气虚,故补气药常与补血药同用。气属阳,津液属阴,气能生津,津能载气,气虚可影响津液的生成,而致津液不足,而津液大量亏耗,亦可导致气随津脱,故补气药亦常与补阴药同用。

66. 围术期补虚药应用的注意事项有哪些?

① 要防止不当补而误补,不正当的依赖补虚药强身健体,可能破坏机体阴阳之间的相对平衡;② 应避免当补而补之不当,如不分气血,不别阴阳,不辨脏腑,盲目使用补虚药,不仅不能收到预期的疗效,而且可能导致不良后果;③ 是补虚药用于扶正祛邪,不仅要分清主次,处理好祛邪与扶正的关系,而且应避免使用可能妨碍祛邪的补虚药,使祛邪而不伤正,补虚而不留邪;④ 应注意补而兼行,使补而不滞。

67. 补虚药在围术期的作用有哪些?

补虚药可增强机体的免疫功能,产生扶正祛邪的作用。在物质代谢方面,补虚药对肝脏、脾脏和骨髓等器官组织的蛋白质合成有促进作用,或改善脂质代谢、降低高脂血症。对神经系统的作用具有保护作用。调节内分泌功能,改善虚证患者的内分泌功能减退。本类药还有抗氧化、增强心肌收缩力、抗心肌缺血、抗心律失常、促进造血功能、改善消化功能、抗应激及抗肿瘤等多方面作用。

68. 什么是收涩药?

凡以收敛固涩,用以治疗各种滑脱病证为主的药物称为收涩药。本类药物味多酸涩,性温或平,主入肺、脾、肾、大肠经。有敛耗散、固滑脱之功,因而本类药物分别具有固表止汗、敛肺止咳、涩肠止泻、固精缩尿、收敛止血、止带等作用。

69. 围术期收涩药如何应用?

收涩药属于治病之标,因此临床应用本类药时,须与相应的补益药配伍同用,以标本兼顾。如治气虚自汗、阴虚盗汗者;则分别配伍补气药、补阴药;脾肾阳虚之久泻、久痢者,应配伍温补脾肾药;肾虚遗精、滑精、遗尿、尿频者,当配伍补肾药;冲任不固,崩漏不止者,当配伍补肝肾、固冲任药;肺肾虚损,久咳虚喘者,宜配伍补肺益肾纳气药等。

70. 围术期收涩药应用的注意事项有哪些?

收涩药性涩敛邪,故凡表邪未解,湿热内蕴所致之泻痢、带下、血热出血,以及郁热未清者,均不宜用,误用有"闭门留寇"之弊。但某些收涩药除收涩作用之外,兼有清湿热、解毒等功效,则可以适当应用。

71. 收涩药在围术期的作用有哪些?

本类药物多含大量鞣质,鞣质味涩,是收敛作用的主要成分,有止泻、止血、使分泌细胞干燥、减少分泌作用。此外,尚有抑菌、消炎、吸收肠内有毒物质等作用。

72. 什么是攻毒杀虫止痒药?

凡以攻毒疗疮,杀虫止痒为主要作用的药物,分别称为攻毒药或杀虫止痒药。本类药物以外用为主,秉可内服。

73. 围术期攻毒杀虫止痒药如何应用?

　　围术期出现局部皮肤、软组织细菌、真菌等感染,涉及应用攻毒杀虫止痒药。

74. 围术期攻毒杀虫止痒药应用的注意事项有哪些?

　　本类药物内服使用时,宜作丸散剂应用,使其缓慢溶解吸收,且便于掌握剂量。本类药物多具有不同程度的毒性,所谓"攻毒"即有以毒制毒之意,无论外用或内服,均应严格掌握剂量及用法,不可过量或持续使用,以防发生毒副反应。制剂时应严格遵守炮制和制剂法度,以减低毒性而确保用药安全。

75. 围术期攻毒杀虫止痒药常用剂型有哪些?

　　除煎汤内服外,本类药物以外用为主。外用方法因病因药而异,如研末外撒,或煎汤洗渍及热敷、浴泡、含漱,或用油脂及水调敷,或制成软膏涂抹,或做成药捻、栓剂栓塞等。

76. 攻毒杀虫止痒药在围术期的作用有哪些?

　　本类药物大都具有杀菌消炎作用,可杀灭细菌、真菌、疥虫、螨虫、滴虫等。在局部外用后能形成薄膜以保护创面,减轻炎症反应与刺激;部分药物有收敛作用,能凝固表面蛋白质,收缩局部血管,减少充血与渗出,促进伤口愈合。

77. 什么是拔毒化腐生肌药?

　　凡以外用拔毒化腐、生肌敛疮为主要作用的药物,称为拔毒化腐生肌药。

78. 围术期拔毒化腐生肌药如何应用?

　　本类药物主要适用于痈疽疮疡溃后脓出不畅,或溃后腐肉不去,新肉难生,伤口不易生肌愈合之证;以及癌肿,梅毒;有些还常用于皮肤病,五官科的口疮、喉证、目赤翳障等。

79. 围术期拔毒化腐生肌药注意事项有哪些?

　　本类药物多为矿石重金属类,或经加工炼制而成。多具剧烈毒性或强大刺激性,使用时应严格控制剂量和用法,外用也不可过量或过久应用,有些药还不宜在头面及黏膜上使用,以防发生毒副反应而确保用药安全。其中含砷、汞、铅类的药物毒不良反应甚强,更应严加注意。

80. 围术期拔毒化腐生肌药的作用有哪些?

本类药物多能抑杀病原微生物,有些则具防腐、收敛、保护和促进伤口愈合作用。

81. 围术期拔毒化腐生肌药的常用剂型有哪些?

本类药物的外用方法,可根据病情和用途而定,如研末外撒,加油调敷,或制成药捻,或外用膏药敷贴,或点眼、吹喉、畜鼻、滴耳等。

82. 围术期针刺体位选择有哪些?

临床上针刺时常用的体位有:仰卧位:适宜于取头、面、胸、腹部腧穴、上、下肢部分腧穴;侧卧位:适宜于取身体侧面少阳经腧穴和上、下肢的部分腧穴;伏卧位:适宜于取头、项、脊背、腰尻部腧穴,和下肢背侧及上肢部分腧穴;仰靠坐位:适宜于取前头、颜面和颈前等部位的腧穴;俯伏坐位:适宜于取后头和项、背部的腧穴;侧伏坐位:适宜于取头部的一侧,面颊及耳前后部位的腧穴。围术期的体位选择多以仰卧位为主。

83. 围术期的进针手法有哪些?

包括单手进针法、双手进针法、指切进针法、夹持进针法、舒张进针法、提捏进针法、弹针进针法。

84. 围术期的针刺方向如何选择?

依经络循行、腧穴位置、病性而定。

85. 围术期的针刺的角度如何选择?

直刺:针身与皮肤成90°角进针;斜刺:针身与皮肤成45°角进针;平刺:针身与皮肤成15°角进针。

86. 围术期的针刺的深度如何选择?

需察形气、观年龄、辨病情、识部位、辨经络、合时令来选择。

87. 围术期行针的手法有哪些?

包括基本手法和辅助手法。基本手法:提插法、捻转法。辅助手法:循法、弹法、刮法、摇法、飞法、震颤法。

88. 围术期针刺的选穴原则有哪些？

针灸的选穴原则包括近部选穴、远部选穴和辨证对症选穴。近部选穴是指在病变局部或距离比较近的范围选取穴位的方法，是腧穴局部治疗作用的体现；远部选穴是指在病变部位所属和相关的经络上取穴的方法；辨证选穴是指根据疾病的证候特点，分析病因、病机而辨证选取穴位的方法；对症选穴是根据疾病的特殊症状而选取穴位的原则。此外，还有按现代神经解剖学、生理学理论选穴，包括同神经取穴、近节段取穴和远节段取穴。

89. 围术期针刺得气的表现有哪些？

从患者方面，得气有酸麻胀痛，凉热痒痛，抽搐、蚁行感等沿着一定方向和部位传导和扩散，少数患者出现循经性肌肤瞤动、震颤或循经性皮疹带或红白线状现象；从医者方面，医生下针后指下有沉紧、涩滞感或针体颤动。

90. 围术期针刺常见补泻手法有哪些？

单式补泻手法包括：捻转补泻、提插补泻、疾徐补泻、迎随补泻、呼吸补泻、开阖补泻、平补平泻。复式补泻手法包括：烧山火、透天凉、阳中隐阴、阴中隐阳、龙虎交战、苍龙摆尾、白虎摇头及赤凤迎源等。

91. 如何应对晕针？

（1）处理：① 停止针刺；② 体位：使患者仰卧，头部放低，松解衣带，注意保暖；③ 轻者休息；④ 重者在上述处理基础上，可刺人中、素髎、内关等；⑤ 其他：若仍不省人事，可考虑配合其他急救措施。

（2）预防：① 初次治疗，应先做好解释；② 体位最好采用卧位，选穴宜少，手法要轻；③ 若饥饿、疲劳、大渴时，应令其进食、休息饮水后再予针刺；④ 医者在针刺治疗过程中，随时注意观察患者的神色，询问患者的感觉。

92. 如何应对围术期滞针？

表现：行针或留针后医者感觉针下涩滞，捻转不动，提插、出针均感困难，若勉强则患者痛剧。处理：① 若患者精神紧张，局部肌肉过度收缩，嘱其不要紧张，使局部肌肉放松；② 医者可在局部循按或叩弹针柄，或在附近再刺一针，以缓解肌肉紧张。若行针不当或单向捻转而致者,可向相反方向将针捻回,并用刮柄、弹柄法,即可消除滞针。

预防:① 做好解释,消除顾虑;② 注意行针的操作手法,避免单向捻转。

93. 如何应对针刺后血肿?

表现:出针后针孔出血,局部肿胀疼痛,继则皮肤青紫。处理:① 若微量的皮下出血而局部小块青紫时,一般不必处理;② 若局部肿胀疼痛较剧烈,青紫而积大而影响到活动功能时,在 24 小时内先冷敷止血,24 小时以后再做热敷或局部轻轻揉按,以促进局部瘀血消散吸收。

预防:① 仔细检查针具,熟悉人体解剖部位,避开血管针刺;② 在眼区等血管丰富的部位针刺,手法宜轻;③ 经常出血者,应做血液病学检查;④ 出针时立即用消毒干棉球按压针孔。

94. 如何应对针刺创伤性气胸?

表现:轻者出现胸闷、胸痛、心悸、呼吸不畅;重者出现呼吸困难、唇甲发绀、血压下降等,体格检查时,可见患侧呼吸音减弱或消失。严重者气管向健侧移位,影像学检查可见患侧肺组织被压缩。处理:立即出针,患者采取半卧位休息。密切观察病情,随时对症处理。对严重者需及时抢救。预防:医者必须熟悉人体及穴位局部解剖。患者体位适当,严格掌握进针的深度、角度,掌握特殊穴位的针刺禁忌。

95. 如何应对针刺刺伤内脏?

表现:① 刺伤心脏时,轻者可出现胸部强烈的刺痛;重者有剧烈的撕裂痛,导致立即休克死亡;② 刺伤肝、脾时,可引起内出血,患者可感到肝区或脾区疼痛;如出血过多,可出现腹痛、腹肌紧张;③ 刺伤肾脏时,可有腰痛,肾区压痛及叩击痛,或见血尿、休克;④ 刺伤胆囊、膀胱、胃、肠等空腔脏器时,可引起局部疼痛、腹肌紧张、压痛及反跳痛。

处理:① 轻者卧床休息;② 损伤严重时密切观察病情及血压变化,必要时输血急救或外科手术治疗。

96. 艾灸法在围术期的作用有哪些?

包括:① 防病保健:艾灸可以激发人体正气,增强抗病能力,无病施灸可以预防疾病；② 温经散寒：艾灸具有温通经络、驱散寒邪的作用；③ 扶阳固脱：艾灸具有扶助阳气、举陷固脱的作用；④ 消瘀散结：艾灸具有行气活血、消瘀散结的作用；⑤ 引热外行：艾火的温热能使皮肤腠理开放，毛窍通畅，引热外行。

97. 围术期施灸的先后顺序是什么？

先灸阳经，后灸阴经；先负上部，再灸下部；先灸少而后灸多。但临床上需结合病情，灵活应用，不能拘执不变。如脱肛的灸治，则应先灸长强以收肛，后负百会以举陷，便是先灸下而后灸上。

98. 围术期施灸注意事项有哪些？

面部穴位、乳头、大血管等处均不宜使用直接灸，以免烫伤形成瘢痕。关节活动部位亦不适宜用化脓灸，以免化脓溃破，不易愈合，甚至影响功能活动。一般空腹、过饱、极度疲劳和对灸法恐惧者，应慎施灸。对于体弱患者，灸治时艾炷不宜过大，刺激量不可过强，以防晕灸。孕妇的腹部和腰骶部不宜施灸。施灸过程要防止燃烧的艾绒脱落烧伤皮肤和衣物，施灸应注意在通风环境中进行。

99. 围术期如何应对晕灸？

一旦发生晕灸，应立即停止施灸，并做出及时处理，其方法同晕针。

100. 围术期灸后水疱如何处理？

施灸过量，时间过长，局部可出现水疱。小疱只要不擦破，可任其自然吸收；如水疱较大，可用消毒毫针刺破水疱，放出水液，再涂以烫伤油或消炎药膏等。

101. 围术期瘢痕灸施灸后水疱注意事项有哪些？

瘢痕灸者，在灸疮化脓期间，局部勿用手搔，要注意保护痂皮，保持清洁，防止感染。若灸疮脓液呈黄绿色或有渗血现象可以用消炎药膏和玉红膏少许涂敷。

102. 围术期拔罐的作用有哪些？

拔罐具有通经活络、祛风散寒、行气活血、消肿止痛、祛腐拔脓、扶正固本等作用。

103. 围术期拔罐适应证是什么？

有止痛的作用,可用于风寒湿痹、颈肩腰背腿疼痛、软组织扭伤等。此外还可用于治疗头痛、咳嗽、哮喘、胃脘痛、呕吐、腹痛、泄泻、卒中偏瘫等。

104. 围术期拔罐的注意事项有哪些？

包括:① 拔罐操作时要做到动作稳准轻快,拔罐后不要移动体位,同时拔多个罐时,罐间距离不宜太近;② 施术部位宜选择肌肉丰满,富有弹性,毛发较少,以防罐体脱落;③ 皮肤有溃疡感染肿瘤、瘢痕静脉曲张之处,以及五官部位、大血管处、心尖搏动处孕妇腰骶部及腹部不宜拔罐;④ 有自发性出血倾向疾患、抽搐等禁止拔罐。围术期手术创面附近应避免拔罐。

105. 围术期三棱针的适用范围有哪些？

三棱针法具有通经活络、开窍泻热、调和气血、消肿止痛等作用。临床上多用于实证、热证瘀血、疼痛等,如高热、中暑、中风闭证、咽喉肿痛、目赤肿痛顽癣、痈疖初起、扭挫伤、疳证、痔疮、顽痹、头痛、丹毒、指(趾)麻木等。围术期兼见上述情况皆可应用。

106. 围术期三棱针应用的注意事项有哪些？

包括:① 点刺时手法宜轻、稳、准快,不可用力过猛,防止刺入过深,损害其他组织。一般出血不宜过多,切勿伤及动脉;② 施术时应严格消毒,防止感染,医者要注意避免接触患者血液,出血量较大时,应注意对血液的卫生安全处理;③ 三棱针刺激较强治疗时要消除患者顾虑,治疗过程中须注意患者体位要舒适,防止晕针;④ 体质虚弱者孕妇、产后及有自发性出血倾向者,不宜使用本法;⑤ 血管瘤部位、诊断不明的肿块部位禁用本法。

107. 围术期火针的适用范围有哪些？

火针法具有温经散寒、活血化瘀、软坚散结、去腐生肌、止痛缓急、清热解毒等作用。适用于治疗围术期疼痛等。

108. 围术期火针应用的注意事项有哪些？

包括:① 治疗前应向患者做好解释工作,消除患者的恐惧心理;② 面部除用于治疗痣、疣等外,一般不宜用火针;③ 血管和神经干分布部位不宜用火针;④ 有自发性出血倾向的患者禁用火针;⑤ 针后局部发痒,避免用手搔抓,以防感染;针刺后,局部呈现红晕或红肿未完全消失时,应注意局部清洁,以防感染;⑥ 针刺较浅可不做特殊处理,若针刺 3～5 分深,针刺后需用消毒纱布覆盖针孔,用胶布固定 1～2 天,以防感染。

109. 围术期皮内针适用范围有哪些?

对疼痛、麻木、皮肤病、目疾、胃肠病有较好疗效,也可用于高血压、卒中后遗症等。

110. 围术期皮内针应用的注意事项有哪些?

包括:① 施术前检查针具,有钩曲、不齐缺损者,不宜使用;② 仰刺前针具及施术部位必须严格消毒,以防感染;③ 叩刺时要用腕力弹刺,针尖要垂直上下叩打,避免斜刺钩刺、拖刺;④ 孕妇腰骶部、小腹部禁止叩刺;⑤ 皮肤有创伤、溃疡瘢痕、感染、肿瘤者不宜在患部叩刺,有自发性出血性疾病者不宜叩刺。

111. 围术期电针法的适用范围有哪些?

电针的适应范围基本和毫针刺法相同,故其治疗范围较广,又因其操作简便、刺激参数容易量化等优势,现广泛应用于围术期穴位刺激的临床与科研。临床常用于治疗各种痛证、器官的功能失调等,并常用于可用于针刺辅助麻醉的诱导和维持。

112. 围术期电针法的注意事项有哪些?

包括:① 电针仪在首次使用前应仔细阅读使用说明书;② 电针仪使用前必须检查其性能是否良好,输出是否正常;③ 作为温针使用过的毫针,针柄表面往往氧化不导电,应用时须将输出线夹在毫针的针体上;④ 禁止电流直接流过心脏,不允许左右上肢的两个穴位同时接受一路输出;⑤ 调节电流量应逐渐由小到大,切勿突然增大,以免发生意外;⑥ 靠近延脑、脊髓等部位使用电针时,电流量宜小,不可强刺激;孕妇慎用电针。

113. 什么是穴位注射法?

穴位注射法是将药水注入穴位以防治疾病的一种治疗方法。它可将针刺刺激和药物的性能及对穴位的渗透作用相结合,发挥其综合效应,故对某些疾病有特殊的疗效。

114. 围术期穴位注射法的注意事项有哪些？

包括：① 治疗前应对患者说明治疗特点和注射后的正常反应；② 注意药物的性能、药理作用、剂量、配伍禁忌、不良反应、过敏反应、药物的有效期、药液有无沉淀变质等现象；凡能引起过敏反应的药物，必须先做皮试，阳性反应者不可应用；③ 严格消毒，无菌操作，防止感染；④ 药液不宜注入关节腔、脊髓腔和血管内；注射点应注意避开神经干，以免损伤神经；⑤ 孕妇的小腹部、腰骶部和其他慎用针灸的穴位也不宜作穴位注射。

115. 围术期穴位埋线法的适用范围有哪些？

可用于围术期过敏性疾病、消化系统疾病以及镇静镇痛等。

116. 围术期穴位埋线法的注意事项有哪些？

包括：① 严格消毒，无菌操作，防止感染，可吸收性外科缝线线头不可暴露在皮肤外面；② 可吸收性外科缝线应埋在皮下组织与肌肉之间，肌肉丰满的部位可埋入肌层；③ 孕妇的小腹部和腰骶部以及其他一些慎用埋线；患者精神紧张、大汗劳累后或饥饿时慎用；有出血倾向者慎用；④ 皮肤局部有感染、溃疡、破损时，不宜埋线；⑤ 糖尿病等导致皮肤和皮下组织的吸收和修复功能障碍者不应使用穴位埋线法；⑥ 注意术后反应，有异常现象时应及时处理。

117. 围术期头针的适用范围是什么？

头针法临床适应证较广泛，尤以脑源性疾病为主，其中又以神经精神科疾病多用。主要包括：中枢神经系统疾病，如短暂性脑缺血发作、脑梗死等；可用于与镇静镇痛；也可用于改善围术期内分泌紊乱以及减低心血管事件发生率等。

118. 围术期头针应用的注意事项有哪些？

包括：① 严格消毒，以防感染；② 对精神紧张、过饱、过饥者应慎用，不宜采取强刺激手法；③ 囟门和骨缝尚未骨化的婴儿；患有严重心脏病、重度糖尿病、重度贫血、急性炎症和心力衰竭者；头部颅骨缺损处或开放性脑损伤部位，头部严重感染、溃疡瘢痕者，不宜采用头针治疗；④ 卒中患者，如因脑血栓形成引起的偏瘫，宜及早采用头针治疗。如有昏迷、血压过高时，暂不宜用头针治疗，须待血压和病情稳定后方可做使用。

119. 围术期耳针的适用范围有哪些?

　　耳针法可用于治疗许多功能性疾病,而且对一部分器质性疾病也有一定疗效。其适应证主要包括:疼痛性疾病线如头痛、神经性疼痛等;炎症性疾病如气管炎、肠炎、神经炎等;功能紊乱性疾病如心律不齐、高血压、多胃肠神经症等;变态反应性疾病如过敏性哮喘、过敏性结肠炎、荨麻疹等;内分泌代谢性疾病如甲状腺功能亢进或低下等;传染性疾病如细菌性痢疾等;其他还可用于针刺辅助麻醉、预防和治疗输血及输液反应等。

120. 围术期耳针的注意事项有哪些?

　　包括:① 严格消毒,防止感染;② 耳穴局部有湿疹、溃疡、冻疮时,该耳穴禁用耳针;③ 有习惯性流产史的孕妇禁用耳针,妊娠期间慎用耳针;④ 紧张、疲劳、虚弱患者宜卧位针刺以防晕针;⑤ 凝血机制障碍患者禁用耳穴刺血法。

（张圆　张蓝天）

参考文献

［1］　胡玲.经络腧穴学［M］.上海:上海科学技术出版社,2009.
［2］　王玉兴.现代针灸腧穴学［M］.天津:天津科学技术出版社,2007.
［3］　王启才.针灸治疗学(供针灸推拿学专业用)［M］.北京:中国中医药出版社,2003.
［4］　韩明,李月川,丁国.针刺治疗后并发气胸32例临床分析［J］.天津中医,1999,16(5):2.
［5］　杨占林.针刺损伤胸腹部内脏及其预防［J］.山西中医,1988(3).
［6］　张青元,胡淑萍.艾灸机理研究现状与探析［J］.上海针灸杂志,2008,27(5):4.
［7］　张建斌,王玲玲,胡玲,等.艾灸温通作用的理论探讨［J］.中国针灸,2011,31(1):4.
［8］　刘萍,刘艳,唐强.Acupoint Injection plus Moxibustion on Post-chemotherapy Leukopenia［J］.针灸推拿医学(英文版),2006,4(2):87－89.
［9］　陈日新.腧穴热敏化艾灸新疗法［M］.北京:人民卫生出版社,2011.
［10］　封迎帅,易受乡,张德元,等.三棱针点刺委中穴放血治疗急性腰椎间盘突出症临床观察［J］.现代生物医学进展,2009(8):3.
［11］　李华贵,曹晓滨.三棱针点刺阿是穴治疗偏头痛疗效观察［J］.新疆医科大学学报,2009,032(007):861－863.
［12］　万志杰,王晶.三棱针点刺治疗丹毒11例［J］.中国中医药科技,2001.

［13］　王峥,马雯.中国刺血疗法大全［M］.合肥:安徽科学技术出版社,2005.

［14］　东贵荣,马铁明.刺法灸法学［M］.北京:中国中医药出版社,2012.

［15］　何玲.论皮内针疗法的临床应用［J］.上海针灸杂志,2003,22(2):2.

［16］　丁习益.皮内针疗法的临床应用［J］.上海针灸杂志,2010,29(6):3.

［17］　李孟汉,郭义.穴位注射研究进展与展望［J］.针灸临床杂志,2010(10):4.

［18］　李镁.穴位注射疗法临床大全［M］.北京:中国中医药出版社,1996.

［19］　温木生,魏光祥.实用穴位埋线疗法［M］.北京:中国医药科技出版社,1991.

［20］　崔瑾,杨孝芳.穴位埋线疗法［M］.中国中医药出版社,2002.

第十章

围术期中医药应用展望

第一节　整体提高患者功能储备

1. 什么是患者功能储备？

关于患者功能储备，目前主要为脏器功能储备：如心功能储备、肝功能储备（肝脏储备功能是指肝脏耐受手术、创伤以及打击的额外潜能，即除了机体所需的代谢、蛋白质合成或降解、解毒功能以外的创伤修复能力和肝脏再生能力）、肺功能储备以及肾功能储备等，用来评估患者这些脏器抗损伤以及应激能力。

2. 什么是患者整体功能储备？

目前在以西方医学为主导的医学概念中，以往一直无患者整体功能储备之概念，直至近年来才有患者整体衰弱或者虚弱的相关诊断，说明西方医学开始重视患者作为一个整体的完好状态之重要性。

3. 目前提高患者脏器功能储备的方式和方法有哪些？

对于脏器功能储备，西方医学目前主要以药物阻止或者减缓患者脏器进一步受损，并无有效方式来逆转和提高患者脏器储备功能。

4. 目前提高患者整体功能储备的方式和方法有哪些？

在西方医学概念中，目前尚无药物或者方法可以用来提高患者整体功能储备。

5. 我国传统中医药和西方现代医学在提高功能储备中各有那些特点？

　　传统中医药可以医用针灸以及汤药等在提高脏器功能储备的同时，也可以提高患者整体功能储备。西方现代医学目前尚无有效药物及方法提高患者整体功能储备。

6. 中医药在提高患者脏器功能储备中有哪些应用？

　　有经皮穴位电刺激、参麦注射液围术期运用、针灸穴位治疗、穴位注射治疗、艾灸、中药汤剂灌肠、中药汤剂鼻饲或口服、中药雾化吸入等方法。

7. 中医药在提高患者整体功能储备中有哪些应用前景？

　　目前已经有术前口服汤药以及针灸等来调理和提高患者整体功能储备，尤其是针灸和经皮穴位电刺等方法在提高患者整体功能储备的同时没有并发症和危害的顾虑，有很好的围术期应用前景。

（王均炉）

第二节　全脏器功能保护概念

8. 什么是功能保护？

　　外科手术操作、麻醉、手术操作时的体位、手术环境等各种因素均会给患者器官造成一定的影响，所以在围术期医师和护士会考虑手术操作方式、麻醉方式的选择和麻醉药物的选择、合适的手术体位、术中适当合理的按摩、维持合适的室温等措施将器官功能损伤降到最低。

9. 什么是全脏器功能保护？

　　在围术期中，各个科室的医师和护士采用不同技术对患者的心脏、脑组织、肺脏、肝脏、肾脏、皮肤等全身重要脏器功能进行保护。

10. 目前围术期脏器功能保护的措施有哪些？

　　术前相应脏器功能锻炼，如术前肺功能锻炼；术中保护措施，如针刺复合，中医药复合，体温保护，心功能监测，肾功能监测；术后尽早下床锻炼，针灸加速术后康复等。

11. 目前围术期全脏器功能保护的方式和方法有哪些?

围术期全脏器功能保护的方式有如下几种：汤药预处理,针刺预处理,电针预处理,针刺药物复合麻醉,电针药物复合麻醉术后汤药调理,术后针刺调理,术后电针调理。

12. 中医药在围术期全脏器功能保护中有哪些应用?

中医药在围术期全脏器功能保护中有：① 围术期器官功能保护,如肢体缺血再灌注损伤,从西医学的角度去预防和治疗已经无法达到满意的效果,此时结合中医的理论,就可以很好的了解和发现麻醉手术中的缺氧、失血会导致气血两虚,在手术中及时为患者补充血液就可以纠正失血,但气虚是不能完全补足,针对这一问题,中医药可以采取温补回阳、补气益血的方法进行干预;② 改善围术期脑功能认知功能;③ 中医药为我国的麻醉和镇痛领域的发展提供了一个很好的平台和契机。

13. 我国传统中医药和西方现代医学在围术期全脏器保护中各有那些特点?

传统中医学具有标本兼治,阴阳五行和气血精神的经典理论,在整体水平上去看待疾病的出现、发展,并且从辨证施治中寻找原有的平衡,运用传统医学的经典理论可以产生事半功倍的效果,进而提高患者对麻醉手术的耐受力,调节机体内环境的动态平衡。现代医学主要以治标为主,兼顾治本,能够快速对症治疗,减轻或缓解症状,有效改善患者的不适感。

14. 我国传统中医药和西方现代医学在围术期全脏器保护中是否可以优势互补?

针药复合麻醉或中医药复合麻醉可以减少麻醉药量,加强对脏器的保护,减少了并发症发生,从而加速了术后康复,降低医疗费用。具有应用方便以及抗休克等优点,但也存在麻醉不深、肌肉松弛不全的缺点,而这可以通过现代麻醉医学药物有效地进行补充解决,由此发展成现代针刺麻醉技术：由既往"清醒状态下针刺麻醉手术"变为"浅睡眠、自主呼吸状态下针药复合麻醉手术"。

（王均炉）

第三节　新"麻沸散"

15. 什么是麻沸散?

《后汉书·华佗传》载:"若疾发结于内,针药所不能及者,乃令先以酒服麻沸散,既醉无所觉,因刳破腹背,抽割积聚。"相传麻沸散是东汉末年名医华佗为减轻战士治疗时的伤痛所创制的用于外科手术的一种有效的麻醉药。后因战乱,华佗所创麻沸散的处方失传。现代中医中有"麻沸汤"的概念,但与麻醉剂无关。另一说法麻沸散可能是麻黄散之误。

16. 什么是新"麻沸散"?

现在的手术麻醉基本是以西医的药物麻醉为主,而单纯的西药麻醉本身有相应的弊端,比如药物毒不良反应对自身机体功能平衡的破坏等等。现代新"麻沸散"主要是将西药麻醉与中医麻醉方式相结合的一种新型麻醉方式。这种麻醉方式,中西结合,取长补短,将麻醉镇痛镇静效能扩大,将麻醉相关的不良反应减少,最大限度的让患者受益。新"麻沸散"主要分为针药复合麻醉和中药复合麻醉两大板块,分别是将中医传统针灸技术与西医麻醉药物相结合,将中医药物与西医麻醉药物相结合应用于现代外科手术的临床麻醉中去。

(王均炉)

第四节　针药复合麻醉

17. 什么是针刺麻醉?

针刺麻醉(acupuncture anaesthesia)是指在中医针灸疗法基础上发展起来的一种独特的麻醉方法。用手捻针或电针刺激某一穴位或某些穴位,以达到镇痛目的,简便安全,对生理功能干扰少等优点。针刺麻醉是中西医结合的典范,作为一种独立的或辅助的麻醉方法,在临床工作中占据重要地位。其作用机制目前尚未明确,临床研究主要集中于针刺参与神经反馈调节和促进内源性阿片肽的释放两方面。目前,针刺麻醉已广泛应用于临床各科室,并得到临床医师的认可,具有广阔的发展和应用前景。

18. 针刺麻醉适用于哪些手术类型？

一般来说，针刺麻醉可应用于各种外科手术，特别是心、肝、肾功能不全、药物过敏、年老体衰而不能施行药物麻醉的病例可以采用针刺麻醉。某些气管内肿瘤患者因不能做气管插管而不能施行药物麻醉，也可选用针刺麻醉。

19. 针刺麻醉的镇痛效果在手术结束后可以持续多久？

有研究表明，针刺效应从针刺 5 分钟即开始显现，随着留针时间的持续，针刺镇痛效应逐渐增强，到针刺 30 分钟时出现最大峰值。起针 30 分钟后镇痛效应有所下降，至起针后 60 分钟、120 分钟镇痛效应再度加强。

20. 针刺麻醉有哪些优点和缺陷？针药复合麻醉的优势是什么？

针刺麻醉对机体的循环、消化呼吸、免疫等各种功能具有双向性、良性的调整作用，因此术中血压、脉搏、呼吸一般都较平稳，术后很少发生药物麻醉通常出现的后遗症，但仍有存在镇痛不全，肌肉不够松弛，内脏有牵引痛等缺点，单纯的针刺麻醉往往达不到理想的麻醉效果，因此目前临床上多采用针刺结合药物的麻醉方法. 针药复合麻醉一方面可以明显减少镇痛药物的用量，进而减少术后药物的不良反应，改善患者体验；另一方面可以发挥针刺具有广泛调节作用的优点，加快术后恢复。

21. 针刺和麻醉药物之间是否有影响？

目前研究表明，尽管多数药物与针刺具有协同镇痛作用，但也有相当一些药物拮抗针刺的镇痛作用，或对针刺镇痛没有影响。研究者依据药物对针刺镇痛效应的影响，将临床镇痛麻醉药分为三类：一类是拮抗针刺镇痛效应的药物，称为针刺麻醉减效药，目前发现有氯胺酮等 6 种；一类是能增镇痛效应的药物，称为针刺麻醉增效药，目前发现有芬太尼等 16 种；一类是对针刺麻醉不产生影响的药物，称为针刺麻醉无影响药，已观察到有舒必利等 3 种。

22. 针药复合麻醉必须要扎针吗？

针药复合麻醉是针刺麻醉与现代麻醉技术为互补，增加药物麻醉效应、减少麻醉药物毒副反应的一种新型麻醉方法，可采用：① 手法运针：常用捻转或捻转结合提插,设备简单;② 电针:运用电针治疗仪器,夹在针灸针上,通过特定频率,以治疗各种疾病,是一个特色的独立分支疗法;③ 水针:指在经络、腧穴、压痛点,或皮下反应物上,注射适量的药液治疗疾病。还有经皮穴位电刺激疗法,指压穴位麻醉,器械压迫麻醉,电极板麻醉等方法代替针刺。

（王均炉）

第五节　中药复合麻醉

23. 什么是中药复合麻醉?

中药麻醉系目前临床使用的以中药洋金花为主,辅以冬眠合剂的一种中西医结合的复合麻醉。具有麻醉可靠、应用方便、抗休克等优点,但也存在麻醉不深、肌肉松弛不全的缺点,还可引起过高热、心动过速、苏醒期躁动等不良反应。

24. 中药复合麻醉包括哪些中药?

1970 年 7 月 1 日徐州医学院麻醉科主任医师王延涛自制复方洋金花制剂:内含洋金花 85 克,乌头、川芎、当归各 5 克,共 100 克。采用金花散剂和冬眠合剂。冬眠一号(为主):氯丙嗪 50 mg,哌替啶 100 mg,异丙嗪 50 mg;冬眠二号:氢化麦角碱 1~3 mL,哌替啶 100 mg,异丙嗪 50 mg;冬眠三号:哌替啶 100 mg,异丙嗪 50 mg。冬眠四号:乙酰丙嗪 20 mg,哌替啶 100 mg,异丙嗪 50 mg。目前研究发现,洋金花总生物碱单方和冬眠合计复合的方法,更为安全有效,已作为常规麻醉。

25. 围术期什么时候服用中药? 与手术禁饮禁食冲突吗?

洋金花的剂型主要有煎剂、流浸膏、针剂等,目前以针剂应用最广泛,以静脉给药为主。煎剂口服不适用于急诊,且诱导时间较长(1~2 小时),并有兴奋表现等缺点。流浸膏可供口服和灌肠,诱导时间仍较长。煎煮脱蛋白注射液肌肉注射,诱导时间(30 分钟左右),术后精神症状和烦躁发生率高。洋金花生物碱针剂诱导时间(10~15 分钟)。目前常用的是洋金花总生物碱,滴定法给予冬眠合剂,待患者入睡、呼喊不应时,再给予洋金花制剂静脉注入。

26. 中药复合麻醉的禁忌证?

青光眼或有青光眼倾向的患者;严重高血压,心动过速,心功能不全;严重肝肾功能不全;重症甲亢未获控制者;高热患者属于相对禁忌证。

27. 中药复合麻醉的适应证?

中药复合麻醉是一种全身麻醉,原则上适用于需行全身麻醉的各种手术,尤其在较大的创伤,手术时间较长,不需要肌肉松弛,伴有休克的情况下应用更为优越。

28. 中药复合麻醉作用时间多久? 手术结束后是否会影响苏醒?

目前常用的中药复合麻醉方案一次性给药可以维持 3～5 小时。给予静脉注射剂量为 0.08～0.1 mg/kg 洋金花生物碱针剂时,苏醒时间(简单答话的时间为准)较慢,均需要 5～6 小时以上。

(王均炉)

第六节　术后远期康复与养生

29. 中医康复学的定义?

中医康复学是一门以中医基础理论为指导,综合地运用调摄情志、娱乐、传统体育、沐浴、饮食、针灸推拿、药物等各种方法,对病残、伤残、老年病、慢性病等功能障碍患者进行辨证康复的综合应用学科。

30. 术后康复的作用是什么?

在中医理论指导下,对伤病后患者存在的器官功能障碍,采用一系列传统康复治疗措施,以最大限度地保存、改善和恢复患者的身心功能,提高生活质量,早期回归社会。

31. 目前有哪些中医康复技术?

中医康复技术包括针灸、按摩、中药、传统运动、饮食疗法和音乐疗法,以达到培元固本、保持气血平衡、通经活络、维持脏腑阴阳的目的。培元固本可以增加功能储备,保持气血平衡以防止器官缺血缺氧,通经活络可以预防缺血再灌注损伤,调整脏腑阴阳以达到脏器保护的目的。

32. 中医养生康复的基本理论是什么?

阴阳互根,互生互长;五脏坚固,脾肾为本;经气流通,血脉调和;气血充沛,津液布扬;三因致病,重在七情;顺应四时,形神合一;动静适度,葆精养气。

33. 中医养生康复的原则有哪些?

调和阴阳,阴阳并重;形神共养,养神为先;协调脏腑,重在脾肾;疏通经络,行气活血;惜精养气,起居有常;扶正祛邪,扶正为主;避邪护正,顺应自然;动静适合,劳逸适度;杂合调治,辨证施术。

34. 针灸和推拿康复疗法具有哪些作用?

针灸具有平衡阴阳、调畅气机、扶正祛邪、疏通经络、调和气血和通利关节的作用。

35. 运动养生康复的种类有哪些?

运动养生康复的种类有:气功的五禽戏、八段锦,源于武术的太极拳、太极剑等,各种舞蹈、球类等现代体育运动等。太极拳可以改善中枢神经系统的兴奋与抑制过程;增强心脏功能,改善循环系统;增加肺活量,提高气体交换能力;维护和增强消化系统的功能,促进新陈代谢;强健肌肉,改善骨的理化特征。适量的运动可以活动筋骨,调节气息,畅达经络,疏通气血,调和脏腑,增强体质而使人健康长寿。

36. 中药治疗具有哪些作用? 药膳、药浴和音乐有什么作用?

中药具有活血化瘀、通经活络、益气活血、化痰祛湿、开窍醒神的作用。药膳、药浴和音乐具有补护正气、舒经活络、调摄心神的作用。

37. 高级康复养生理念有哪些?

子午流注与康复养生,二十四节气与康复养生,四季与康复养生,五运六气与康复养生。

38. 肿瘤术后中医调理的优势是什么?

肿瘤术后的中医调理,以扶正培本为主,以祛邪抗癌为辅,辨证施治,因人而异,全面调理。中医调理的优势在于:从根本上综合调理,扶正祛邪,提高机体免

第十章

疫能力;减轻术后的不良反应,减少癌细胞转移复发;提高生活质量。

39. 功能锻炼在肺癌术后康复中的作用?

功能锻炼能促进术后咳嗽咯痰,减轻气短、食欲不振、疼痛、疲劳等临床症状,改善患者的生存质量。方法:缩唇呼吸法;腹式呼吸法;吸气末停顿法;选择散步(快步为宜)或慢跑;太极拳、八段锦。

40. 中药在肺癌术后康复中的作用?

(1)化痰止咳:① 有痰:清热解毒,燥湿化痰,用二陈汤、千金苇茎汤。② 无痰:宣肺理气,润燥止咳,用三拗汤、止嗽散。顽固性咳嗽,可结合针灸、穴位贴敷外治法,天突、大椎、列缺、曲池、肺俞等。

(2)健脾和胃用六君子汤,结合外治法:针灸、穴位贴敷天枢、中脘、足三里、大肠俞、支沟等。

(3)补虚扶正,增强机体免疫力。

41. 胃肠手术后如何进行中医调理?

胃肠肿瘤术后会出现脾胃功能减退、气血虚弱。① 胃脘胀满、食后饱胀,甚至嗳气呃逆、泛酸等症状,多属于胃不和,气不畅,应予理气和胃、化滞的中药。脾虚出现腹胀,大便异常,疲劳乏力,消瘦,体重减轻等,常用的方剂是参苓白术散。② 气虚表现为乏力、易疲劳,气短、自汗等,处方以四君子汤为主。血虚表现为面色㿠白、心悸、失眠、头晕眼花等,处方以人参归脾汤加减。

42. 围术期可以采用哪些中医康复技术?

患者,男,80 岁,ASA Ⅲ级,伴有高血压、冠心病、老慢支及低蛋白血症,拟行腹腔镜下乙状结肠癌根治术。

(1)术前:① 耳穴(心、肺、胃、皮质下);② 灸治(足三里、内关、三阴交、中脘、关元);③ 健脾胃、选润肺饮食;④ 六字诀(嘘、呵、呼、吹、呬、嘻)。

(2)术中:① 经皮或电针(足三里、三阴交、曲池、内关);② 参麦、参附注射液。

(3)术后:① 灸治(足三里、关元、中脘、内关);② 调理(按子午流注、季节、节气、五运六气)。

(崔苏扬 黄礼兵)

第七节　中医特色围术期医学

43. 中医特色技术在围术期医学中有哪些优势?

针刺在促进患者术后康复、减少并发症、改善预后等方面具有显著的作用,而且安全性高、患者易接受,有望在麻醉与围术期医学领域发挥重要的作用。随着中医药防治围术期并发症等研究成果的积累,如何将中医药技术提高围术期转归的成果"落地生根",真正应用于围术期,提高患者预后,是新时代健康中国的重要组成部分,更是未来中国麻醉界为世界围术期医学贡献的发力点。

44. 术前常用的中医特色技术有哪些?

耳穴压豆(心、肺、胃、皮质下);灸治(足三里、内关、三阴交、中脘、关元);健脾胃、宣润肺饮食;六字诀(嘘、呵、呼、呬、吹、嘻)。

45. 如何通过针灸减轻术前焦虑?

术前焦虑不仅增加术后疼痛,也对麻醉诱导及其恢复产生不利影响,并降低患者的满意度。患者到达等候区后,放松 15 分钟,通过右手拇指的指腹施加指压以每分钟 20～25 次的旋转按压方式,持续 10 分钟。释放指压后,再观察患者30 分钟。术前印堂穴、三眼穴减轻焦虑,降低脑电双频指数值。法国医学文献中记载的"放松"点接受双侧耳针治疗,该穴位在三角窝壁上外侧,耳穴埋籽或者按压。

46. 麻醉过程中可以使用中医技术吗?

麻醉中可以使用电针、经皮穴位刺激技术,穴位选取足三里、三阴交、曲池、内关;静脉注射参麦、参附注射液。

47. 术中用于减轻免疫抑制的穴位有哪些?

常用的减轻免疫抑制的穴位有合谷(LI-4),外关(TE-5),金门(BL-63),太冲(LR-3),足三里(ST-36),天柱(BL-10),丘墟(GB-40),风池(GB-20),攒竹(BL-2),鱼腰(EX-HN4)穴位。

第十章

48. 术中减少麻醉药用量的穴位有哪些?

三阴交(SP‑6),耳穴(Lateral Control Point,神门,下丘脑,Tranquilizer,Master Cerebral Point)等可以减少麻醉药用量,维持血流动力学稳定。

49. 围术期辅助镇痛的常用穴位有哪些?

常用镇痛穴位有内关 PC‑6,肩井 GB‑21,中府 LU‑1,曲池 LI‑11,合谷 LI‑4,中渚 TE‑3,外关 TE‑5;耳穴镇痛(神门、心、肺、牙齿、口、子宫、枕穴、丘脑、髋、膝、额)。内关和神门效应最显著。

50. 经皮神经电刺激对髋关节置换术后镇痛效果?

术前 30 分钟,术后 2 小时,4 小时,20 小时和 44 小时,经皮电刺激双侧内关、合谷穴,单侧足三里、风市穴,参数:2/100 Hz,9～20 mA,可以减轻术后芬太尼用量和阿片类不良反应。

51. 减少术后恶心呕吐的穴位有哪些? 机制是什么?

减轻术后恶心呕吐主要是内关穴,主要方法有电针、手针、经皮电刺激等。麻醉诱导前或者清醒状态下开始,儿童诱导后刺激上脘(CV13)和内关可以减少术后恶心呕吐。斜视手术可以用靠近眼睛经络的天柱(BL‑10),大杼(BL‑11)和阳陵泉(GB‑34)穴位来减少术后恶心呕吐,内关不明显。针灸减少术后恶心呕吐机制与脑脊液释放内源性 β‑内啡肽或激活色氨酸和去甲肾上腺素能纤维有关。

52. 针灸可以缓解拔管后咽喉不适和喉痉挛吗?

针灸内关穴位可以预防咽喉不适。研究表明,在容易发生喉痉挛的小儿,针灸少商(LU‑11)和商阳(LI‑1)可以预防拔管喉痉挛。但由于盲法问题,目前不推荐使用。

53. 术中稳定血流动力学的穴位是什么?

针灸及相关技术促进机体从病理生理变化中恢复,维持交感神经系统平衡,兼有抗低血压和抗高血压作用。经皮穴位电刺激间使穴(PC5)和内关(PC6)可以减轻腰麻后低血压。在肝移植患者,高频 50 Hz 刺激 PC5 和 PC6,可以起到与血管活性药物类似的效果。低频刺激减轻应激反应,减少皮质醇释放,用于抗高血压。

54. 针灸可以减轻苏醒期躁动吗?

经皮刺激双侧神门穴(HT7)(1 Hz,50 mA)降低苏醒期躁动发生率;全身麻醉诱导后刺激双侧合谷、神门,手动 10 秒,留针 10 分钟,能减轻苏醒期躁动和疼痛。

55. 针刺具有心脏保护作用吗?

瓣膜置换手术前连续 5 天电针刺激内关、列缺和云门穴 30 分钟(0.8~1.9 mA,5/30 Hz),抑制肌钙蛋白Ⅰ,能减少正性肌力药的使用,并缩短术后 ICU 停留时间。术前电针双侧内关 30 分钟,减弱先天性心脏病手术体外循环诱导的肌钙蛋白Ⅰ释放,缩短通气时间和 ICU 停留时间。内关穴位刺激可降低缺血性心脏病心肌缺血的严重程度和心律失常的发生率,针刺对非心脏手术患者具有心脏保护作用。

56. 穴位刺激具有肺保护作用吗?

针刺减轻围术期肺损伤,可能与减少麻醉药用量或者直接作用有关。对于哮喘患者针刺具有支气管舒张作用。在开胸心脏手术或肺手术患者,针灸可增加术后的用力肺活量。

57. 穴位刺激的起效时间如何?

针灸的起效时间为 15~30 分钟,麻醉中实施的效果可能不如清醒患者。Vickers 回顾了 33 项对照试验,发现在镇痛方面,全身麻醉诱导后电针会消耗更多七氟烷,Kvorning 发现只有全身麻醉诱导前电针才有节阿片的效应。针刺的具体时机和持续时间有待研究。

58. 针灸可以减轻硬膜外穿刺后疼痛吗?

文献报道,针灸可以有效地减轻硬膜外穿破后头痛。攒竹(BL-2),天柱穴(BL-10),申脉穴(BL-62),昆仑穴(BL-60),风池穴(GB-20),合谷穴(LI-4),太冲穴(LR-3),后溪穴(SI-3)和耳穴可加速患者回归正常,缩短出院时间。

59. 针刺在日间手术中的作用?

药物干预可能不能完全有效地缓解并发症,而且可能存在不良反应。针刺或经皮穴位电刺激可以减轻术后恶心呕吐、术后疼痛、寒战、焦虑、苏醒期谵妄。

60. 如何应用穴位刺激加速术后胃肠功能恢复？适用的中药方剂有哪些？

提高胃肠蠕动功能可以采取灸神阙、气海、关元、天枢穴、足三里穴，也可以通过辨证给予大承气汤灌肠。手术致血脉凝滞、筋脉受损、气机不通、脾胃失调，从而致术后胀满，无法排气，胃肠运动抑制、肠麻痹这类症状。治疗以活血化瘀、理气醒脾为主。理气有益于和胃，气行则血行，醒脾利于泻下。厚朴排气合剂能促进胃肠运动，缓解肠胀气症状。

61. 术后尿潴留中医特色技术有哪些？

① 穴位按摩：运用拇指对患者的气海、关元以及中极等穴位进行按压，时间3～5分钟，然后对会阴部、下腹进行按摩，使患者产生尿意，有助于排出尿液；② 艾灸护理：选择上述穴位进行艾灸15～20分钟；③ 穴位敷贴：应用特制中药配方（主要成分为吴茱萸、商陆、桂枝等），取其粉剂适量，直接外敷于神阙穴位；将葱叶洗净后捣碎，在神阙穴处均匀敷上葱叶渣，再将一层专业塑料薄膜覆盖在葱叶渣表面。

62. 中医特色疗法有改善睡眠的作用吗？

中医药改善睡眠包括五行音乐疗法、耳穴压豆、穴位按摩。① 音乐疗法：根据患者情况选取角调式、徵调式、宫调式、羽调式音乐，于入睡前，每种调式8～10分钟，共30分钟左右；② 耳穴压豆：取心、脾、肾、皮质下、神门、交感，每3～4小时按压1分钟；③ 穴位按摩：对太阳、印堂、百会、四神聪、内关、合谷、神门、三阴交、足三里、太冲进行按摩。

63. 对于需禁食者，中医在调节术前营养中的措施？

研究认为，术前2小时可以进食碳水化合物流质和中药汤剂可使手术期间细胞代谢更多地处在合成代谢状态。如在手术前晚及手术晨给患者口服莱菔子汤剂200 mL，可明显促进术后肠道功能的恢复。

64. 中医在术前肠道准备中的应用？

中药中的理气通肠汤剂有明显增加胃肠蠕动和洗涤肠胃的作用，且方法简单易行。例如将大承气汤、小承气汤和调胃承气汤用于结、直肠术前肠道准备，除具有泻下攻实、洗涤肠胃积滞作用外，还能促进术后肠功能早期恢复。

65. 针灸在围术期镇痛中的应用？

针灸已经被应用于围术期疼痛治疗,研究表明术前及术后取支沟、内关(术侧)、内麻点(双侧);术中取双侧后溪、支沟、内关、合谷,电流强度 2～3 mA,频率 4～8 Hz,连续波,强度以患者耐受为度,电针 20 分钟,每天 1 次,连续 3 天可减少镇痛药的使用量。

66. 针刺穴位在围术期心肌保护中的应用？

针刺可以提高患者心肌细胞的抗缺血缺氧能力,增强心肌组织中 NO 的活性,调节心肌细胞内钙离子浓度,抑制心肌细胞线粒体内钙超载,抑制心肌细胞凋亡,促进心肌细胞的恢复,从而在围术期起到心脏保护作用。

67. 针刺穴位在改善围术期免疫功能中的应用？

针药复合麻醉可通过针刺调节机体各系统稳定,对抗不良应激反应,改善手术引起的免疫损伤。针刺可以刺激机体释放内源性阿片肽物质,抑制应激反应时细胞因子及激素升高,改善细胞免疫功能。

68. 针刺穴位在围术期肝脏保护中的应用？

针刺能够减少 TNF、IL－10 等细胞因子的释放,减轻肝脏的缺血再灌注损伤。针刺能够增加肝组织的血流量,降低肝血管紧张度,改善肝脏微循环。

69. 中医特色在围术期免疫调节方面的应用？

中医辨证研究发现,患者在术后存在不同程度的气虚和血虚,针对性给予扶正方进行免疫调节,如补中益气汤、四君子汤、六味地黄汤可明显增强患者的免疫力。

(崔苏扬　黄礼兵)

第十章

参考文献

[1]　Gliedt JA, Daniels CJ, Wuollet A. Narrative Review of Perioperative Acupuncture for Clinicians[J]. J Acupunct Meridian Stud,2015,8(5):264 - 269.

[2]　Li G, Li S, An L, Wang B. Electroacupuncture alleviates intraoperative

immunosuppression in patients undergoing supratentorial craniotomy. Acupunct Med, 2013; 31: 51 - 56.

[3]   Taguchi A, Sharma N, Ali SZ, et al. The effect of auricular acupuncture on anaesthesia with desflurane. Anaesthesia, 2002; 57: 1159 - 1163.

[4]   Greif R, Laciny S, Mokhtarani M, et al. Transcutaneous electrical stimulation of an auricular acupuncture point decreases anesthetic requirement. Anesthesiology, 2002; 96: 306 - 312.

[5]   Chernyak GV, Sessler DI. Perioperative acupuncture and related techniques [J]. Anesthesiology, 2005,102(5): 1031 - 1078.

[6]   Lan F, Ma YH, Xue JX, et al. Transcutaneouselectrical nerve stimulation on acupoints reduces fentanyl requirement for postoperative pain relief after total hip arthroplasty in elderly patients. Minerva Anestesiol, 2012, 78: 887 - 895.

[7]   Lu Z, Dong H, Wang Q, et al. Perioperative acupuncture modulation: more than anaesthesia. Br J Anaesth, 2015, 115(2): 183 - 193.

[8]   Liodden I, Norheim AJ. Acupuncture and related techniques in ambulatory anesthesia[J]. Curr Opin Anaesthesiol, 2013, 26(6): 661 - 668.

第十一章

民族医药相关的镇痛镇静
理论与技术

　　2002 年世界卫生组织将传统医学的确切定义是指"传统中医学、印度医学及阿拉伯医学等传统医学系统以及多种形式的民间疗法的统称。"毫无疑问,中医药是世界传统医药的重要组成部分。从 2017 年 7 月 1 日起施行的《中华人民共和国中医药法》明确规定:"中医药是包括汉族和少数民族医药在内的我国各民族医药的统称,是反映中华民族对生命、健康和疾病的认识,具有悠久历史传统和独特理论及技术方法的医药学体系。"各民族在历史进程中都形成了自己独特的医学理论与丰富的疾病诊疗经验。民族医药广义是指中华民族的传统医药,具有本国的、本土的、非外来的意义;而狭义是指中国少数民族的传统医药,包括藏医药、蒙医药、维吾尔医药、壮医药、瑶医药、傣医药、苗医药、彝医药、侗医药、土家族医药、回医药、朝鲜族医药等,内容十分丰富。因此,与民族医药相关的镇痛镇静理论与技术尤其值得进一步挖掘、整理和提升。

第一节　藏医相关的镇痛镇静理论与技术

1. 藏医的理论体系是什么?

　　藏医认为,"龙"(气)、"赤巴"(火)和"培根"(水、土)是构成人体的"三因学说",任何一个元素的盛衰都会致病。藏医学以"三因学说""人体七大物质(即饮食精微、血、肉、脂肪、骨、骨髓、精)"和"三种排泄物(即大便、小便、汗)"为基础理论来解释人体生理、病理及药理、诊断、治疗、养生等现象,融汇了中医药学、印度医学和大食医药学的精华,形成独特而完整的藏医学体系。

2. 常见的藏药材有多少种?

　　藏药种类繁多、炮制方法独特,常见的约有 277 种属。在藏地的种质资源记载中,藏药植物有 2 000 多种,其中菌类 50 种,苔藓类 5 种,地衣类 6 种,蕨类 118 种,被子植物 1 900 种,裸子植物 47 种。另外还有动物药 159 种,矿物药 80 多种。

3. 具有麻醉镇痛作用的藏药主要有哪些?

　　主要有:植物药的唐川那保(唐古特莨菪)、山莨菪有麻醉镇痛作用;熏倒牛(别名臭花椒、狼尾巴)、独一味(也称独步通)、印度獐牙菜(甲蒂)有镇痛作用。

4. 藏药印度獐牙菜的镇痛镇静作用如何?

　　印度獐牙菜(藏语称为"甲蒂",藏文"Rgyating"),干燥全草入药,主要功能为清肝利胆、退诸热,用于治疗肝炎、胆囊炎、脂肪肝、肝硬化、胆结石、贫血等。近年研究发现,獐牙菜中不同成分对中枢神经系统有不同的调节作用,苦苷有显著的镇痛、镇静作用,能延长硫喷妥钠的睡眠作用,对子宫平滑肌有较明显的解痉作用;口山酮和芒果苷对大鼠和兔均有兴奋中枢神经系统作用,而口山酮苷对大鼠和兔有镇静作用。

5. 藏医经典验方消痛贴膏的镇痛作用如何?

　　国家保密处方消痛贴膏(国药准字 Z54020113)是用超低温真空冷冻干燥技术制成的独特湿敷剂型,主要成分为独一味、姜黄等天然藏药,具有活血化瘀、消肿和多靶点镇痛效果,对扭挫伤、跌打瘀痛、骨质增生、风湿及类风湿痛、颈肩痛、腰肌劳损和陈旧性伤痛等疼痛性疾病疗效显著,对强直性脊柱炎、颈椎病、腰椎间盘突出等脊柱类相关疾病,以及各种骨关节炎、退行性关节痛、癌性疼痛、骨折后疼痛等各种骨骼肌肉肿痛具有强效镇痛作用。

6. 藏药独一味的镇痛作用如何?

　　藏药独一味(也称独步通,藏语称为"大巴"或"打布巴")为唇形科独一味属植物,是藏族的习用药材,性味甘、苦、平,具有镇痛、活血、化瘀的效果。现代药理研究认为,其镇痛有效成分为总环烯醚萜苷。可用于外伤和手术切口疼痛的镇痛、止血等,例如,在阻生齿拔除术后,可口服独一味滴丸,每天 3 次,连服 3～5 天。

7. 藏药十五味乳鹏散的镇痛镇静作用如何？

藏药十五味乳鹏散（藏名为毕琼久埃日布），由乳香、决明子、黄葵子、毛诃子、木香、余甘子、安息香、诃子等生长在高寒缺氧的雪域药材组成，是藏医治疗关节疼痛、肿胀、关节腔积水等症的历史古方。实验研究发现，该药对化学刺激引起的疼痛有明显的抑制作用，对急性炎症早期的毛细血管扩张、渗出水肿有一定的抑制作用，说明有镇痛、抗炎作用。

8. 藏药十八味欧曲膏的镇痛作用如何？

藏药十八味欧曲膏（简称欧曲膏）的临床应用已有 1 200 多年历史。严格按藏医药学原理组方，外敷治疗渗出性皮肤病、麻风病、湿疹、四肢关节红肿等疾病。实验研究发现，欧曲膏能明显延长小鼠由热刺激引起的疼痛反应时间，有明显镇痛作用；可显著抑制二甲苯所致的小鼠耳郭肿胀、显著降低大鼠足跖炎症组织中的 PGE_2，提示有显著的消肿、抗炎作用。

9. 藏药玛奴西汤颗粒的镇痛镇静作用如何？

藏药玛奴西汤（又名四味藏木香汤散）已有 1 000 多年历史，主要成分为藏木香、悬钩木、宽筋藤、干姜，用于治疗瘟病初期、流感初期、恶寒头痛、关节酸痛、类风湿关节炎等。实验研究发现，该药能显著延长小鼠的痛阈值，显著减少小鼠的扭体次数、自主活动和站立次数，明显缩短戊巴比妥钠阈下睡眠剂量诱导小鼠入睡的潜伏期，增加入睡个数。该药对小鼠具有一定的镇痛、镇静作用，机制可能与藏木香、悬钩木子的镇痛、干姜的镇静作用有关。

主要有：① 藏医金针：用金属制成锐利针、刀刺入穴位和部位；② 藏医拔罐：用杯罐借热力产生负压吸着于皮肤；③ 藏医艾灸：依症状部位定穴或在全身的固定穴，根据脏腑经络选穴施以艾灸；④ 藏医擦涂：用药油及软膏涂擦、按摩患处；⑤ 藏医放血：依体表不同部位选用不同形状的针刀点刺或切开血脉；⑥ 藏医泻下：服用下泻方剂；⑦ 藏医药浴：将全身或部分肢体浸泡于药物煮熬的水汁中，然后卧热炕发汗。

10. 治疗腰椎间盘突出症藏医外敷的临床特色有哪些？

腰椎间盘突出症（藏医归属"凯占"范畴）与受寒受湿、外伤等因素密切相关，藏医辨证后可用外敷加口服藏药治疗。选用藏药天冬、黄精、麻黄、西藏棱子芹、喜马拉雅紫茉莉、大籽蒿、沙柳、杜鹃、蒺藜等适量，研磨成粉后加入少许青稞酒调和，炒制后装入专用的外敷棉布袋,温度降至 45℃ 左右即敷贴于腰椎间盘突出部位和疼痛部位,舒筋活络、镇痛、促进局部血液循环,安全节能、低碳环保,是腰椎间盘突出症首选的非药物疗法。

11. 腰椎间盘突出症藏医针刺疗法(特尔玛)的临床特色有哪些?

藏医辨证取穴与阿是穴结合,选定相应特效穴位:下消隆穴、大寒总穴、精穴、肛穴、肾穴、脏腑宗穴、盲穴、肠穴、膀胱穴等。先刺破表皮后在皮下藏医特尔玛以直刺、斜刺、十字刺、补刺、泻刺或四方刺手法。每次在 3 分钟以内,每天 1 次或隔 4 天 1 次,3 次为 1 个疗效评估期,10 次为常规疗程。在刺穴处可敷特制陈酥油涂剂或八味红花止血散或藏红花或熊胆粉等名贵藏药包扎 12 小时。治疗期间,严禁刺穴处受潮进水和内食用洋葱、韭菜、大蒜。

12. 膝骨关节炎藏药外敷治疗的临床特色有哪些?

藏医认为膝骨性关节炎是因受湿、寒及油腻饮食等使人体三因失衡、七大物质基础变成病理性东西而致病。通过治疗使三者恢复协调状态。可采用藏药白脉涂剂粉剂 100 克、陈酥油 150 克,酥油加热熔化后加药粉搅拌至膏状,局部外涂于患侧膝关节,每天 2 次,疼痛严重的可加电磁波每次烤 30 分钟,辨证后加用二十五味阿魏散、如意珍宝散等,每个疗程 1 周。

第二节　蒙医相关的镇痛镇静理论与技术

13. 蒙医的理论体系是什么?

蒙医以三根七素学说为核心理论,以阴阳五行学说哲学思想为指导的整体观和对六基症的辨证实施。三根(赫依、希拉、巴达干)七素(食物之精华、血液、肉、脂肪、骨骼、骨髓、精液)是发病的内在条件,即内因;致病因素指外界因素,即外缘。三根出现偏盛偏衰等反常状态而失衡时即致病;七素之间失衡,则相互为害;或人体内外环境的相对平衡状态遭受破坏,就会致病。采用"扶正"与"祛邪"是战胜疾病、恢复健康的重要措施。

14. 蒙医对疾病的认识有何特点?

蒙医将病因归纳为赫依、希拉、巴达干、血、黄水、虫 6 种,由此导致疾病的称为六基症。而疾病的本质分为寒热两种,发病部位归纳为脏腑、黑脉、白脉、五官等。将疾病分为阴性病与阳性病两大类,进而将疾病分为"赫依""希拉""巴达干"等几种病质,归纳为 20 种基本性质。

15. 蒙医常用的治疗方法有哪些?

治疗方法多种多样,药物治疗是主要疗法之一,即用药物的 17 种功能去克制病症的 20 种基本性质。此外,还有饮食、外伤与正骨、正脑术、灸疗、放血、阿拉素、瑟博素、灌肠、烫沙等其他疗法。可结合患者病症合理选用,常可收到显著效果。

16. 具有镇痛作用的蒙药主要有哪些?

主要有:植物药毕日木格(中药名紫草)等。

17. 具有镇静催眠作用的蒙药主要有哪些?

主要有:① 植物药:冈淖尔-乌布斯(三七)、巴日苏因-塔布格(天南星)、索依赫(艾叶)、哲格森-莲花(白附子)、萨日娜(百合)、锡乐-嘎布日(冰片)、曹门-毛都(苏木)、阿嘎如(沉香)、乌奴日图-呼吉(甘松)、乌兰-阿嘎如(降香)、乌莫黑-哲格苏(菖蒲)、毕日木格(紫草)、陶森-陶日莫(蓝盆花)、珠勒根-呼吉(缬草);② 矿物药:扫仁金(磁石);③ 动物药:楚松-额布日(鹿茸)。(括号内为中药名。)

18. 治疗带状疱疹蒙医有哪些特色?

按照针刺-拔火罐-涂药-熏药顺序,初期在疼痛部位施以针灸或梅花针叩击出血点后拔火罐,根据病变部位情况选用直径 4～10 cm 玻璃罐或牛角罐,留罐 10～20 分钟;然后涂蒙药图日赫乐格(以草乌、石菖蒲、光明盐、白芥子等 15 味蒙药组成散剂),根据疱疹部位大小用灌油调敷病灶处,每天 1 次;熏药(蔓荆子、娱蛤、丁香、黑芸香等 13 味蒙药组成),把蒙药摊洒在棉花布上卷成筒状并点燃一头熏患者鼻孔和病灶处,每天 2～3 次,每次 5～10 分钟。

19. 治疗腰椎间盘突出症蒙医镇痛方法有哪些?

腰椎间盘突出症(蒙医归属"白脉病"范畴)是因长期饮食起居不当、三根失衡,影响肌筋、骨关节濡养,加之腰部长期受外力作用使椎间盘劳损、发生纤维环破裂和髓核突出而致病;外感风寒、湿冷时体内巴达干、赫依增盛,寒性希拉乌苏聚集,客于腰部,阻碍了局部赫依、楚斯循行,肾元耗损加重病情。可采用传统手法、放血、针刺、温针、拔罐结合放血、蒙药浸浴、热敷、熏蒸、整脊等疗法。可选用单一疗法或联合疗法,联合疗法效果更好。

20. 治疗膝骨关节炎蒙医镇痛方法有哪些?

膝骨关节炎(蒙医称为"协日乌素病")是膝关节骨质增生和局部软组织退变,气血循环受阻,病血与关节黏液瘀积在局部,关节供血和黏液减少而致病。常用的镇痛方法有艾灸、喷酒按摩、外敷、药浴、火灸、温针、蒙药浸浴、蒙医沙疗配合内服蒙药疗法等,疗程短、疗效显著,复发率低、无不良反应。

第三节　维医相关的镇痛镇静理论与技术

21. 维医的理论体系是什么?

主要由四大物质学说(火、气、水、土)、气质学说(热、湿、寒、干)、体液学说(血液质、黏液质、胆汁质、黑胆质)、器官学说(支配器官、被支配器官和非支配器官)等组成。人体病灶主要因气质失调、异常黑胆质所致。把异常体液质分为异常胆液质、异常血液质、异常黏液质和异常黑胆质 4 种,是维医学治病的主要特色,因此,治病先要清除病体内的异常黑胆质,医药对预防肿瘤、心血管病、皮肤病、糖尿病、疼痛性疾病有独特效果。

22. 维医的基本治疗原则是什么?

维医通过七诊(即望诊、闻诊、问诊、切诊、尿诊、大便诊、痰诊)对疾病进行全面分析、综合判断,针对不同病情而确定相应的治疗准则。基本治疗原则包括调整失调气质,表根缓急,助防祛邪,七因(即因时、因地、因人及因病种、病级、病期、病危等制定治则)制宜,及治防变等。

23. 具有麻醉镇痛作用的维药主要有哪些?

主要有:植物药的大麻叶、天仙子、火麻仁、心草、鸦片(阿片)、睡莲花、罂粟子、罂粟壳、罂粟花等。

24. 具有镇静催眠作用的维药主要有哪些?

主要有:① 植物药:大麻叶、马蔺子、天仙子、火麻仁、心草、五味子、白蜡树子、西红花、红花、芦荟、沙枣、玫瑰花、松萝、罗勒、鸦片(阿片)、洋甘菊、洋金花、莴苣、莴苣子、菊苣子、曼陀罗子、葫芦、棉花花、睡莲花、蜀葵花、罂粟子、罂粟壳、罂粟花、樟脑;② 动物药:海狸香、酸奶;③ 矿物药:朱砂、银箔、磁石。

25. 骨伤科疼痛维医治疗用药的规律及其特点有哪些?

基于数据挖掘,筛选验方 209 条、涉及 342 味药物及骨伤科常见痹证关节疼痛、肌痹、腰痛(痹)3 种疾病进行分析,内服的高频药物有小茴香、玫瑰花、干姜、秋水仙、肉桂、荜茇、胡椒、番泻叶、芹菜籽;外用的高频药物有秋水仙、除虫菊根、玫瑰花、巴旦杏仁、洋甘菊、荜茇、芸香、芦荟、石菖蒲。治疗骨伤科常见痹证多用辛温、甘温、苦温药物,常选用温里药、理气药、清热药、祛风湿药,以促进致病体液成熟并清除痹证的黏液质体液。

26. 维医常用的外治法有哪些?

主要有:贴药(孜麻得)、敷药(特密热和)、擦药(提拉)、涂油(特地民)、药蒸(医尼克巴布)、药塞(希雅复)、药捻、药粉吸鼻(诺复核)或吹喷或散扑、药液点滴(撒吾特)或漱口(瓦聚尔)或灌肠(吾科纳)、药汁起泡、埋沙、日光、披兽皮、温泉、倒兽血、药灸、研磨擦涂、药浴(阿必赞)、膝下药浴(帕雪雅)、药熏(科玛特)、冷水、放血、拔罐、放水蛭吸血、按摩推拿、挑针、拔毛、刮皮、烙灸、开刀、正骨、接骨等。

27. 膝骨关节炎维医镇痛方法有哪些?

膝骨关节炎(维医称为"母怕斯里")分为异常黏液质型和异常黑胆质型。因年老、创伤、饮食不规律、骨营养改变以及遗传、体态、职业等多因素影响,体内产生的不成熟黏液质及异常黑胆质长期沉积在关节及周围韧带,导致变形力和改变力失调,局部物质代谢受阻、组织的质量及生长发生异常,引起关节面骨质增生、膝骨关节炎形成。可选用维医成熟剂、清除剂及外敷疗法治疗,祛除病因、改善循环、缓解疼痛,促进炎症消退、控制病理变化。

28. 肩周炎维医科玛特疗法(药熏疗法)治疗有何临床特色?

维医认为,肩周炎患者的气质多为湿寒性或干寒性,体液多为异常的黑胆质体液和豁液质体液,以驱寒、除湿、温经通络活血疗法为主。维医科玛特疗法颇具特色,取秋水仙、骆驼蓬子、飞燕草、刺山柑果、阿魏、艾叶、地锦草、红花、甘草、穆库没药、阿莫尼亚脂、胡麻子适量研磨成粗粉,加热处理成药袋,包裹整个患肩,每次30～40分钟,7天为1个疗程,可连续治疗3～4个疗程。安全有效,可有效缓解肩痛,恢复肩关节活动功能。

第四节　傣医相关的镇痛镇静理论与技术

29. 傣医的理论体系是什么?

　　傣医药学以"四塔"(风塔、火塔、水塔、土塔)"五蕴"(色、识、受、想、行)学说为理论核心,以三盘学说、雅解学说为特色理论,人体由风(气)、水(血)、火、土"四塔"构成,失衡则致病。用四塔理论指导诊病和选用四个成方并配伍其他药物,以整调四塔平衡而治病。三盘学说是用来划分人体部位及所属脏腑,作为人体血水、风气运行通道的三盘是各自特定部位的上盘、中盘、下盘的合称。雅解学说的核心内容是未病先解、先解后治。

30. 傣医有何用药特色?

　　傣医将药物分为热性药(雅黄)、凉性药(雅嘎因)、平性药(雅墨)三类,酸、甜、咸、苦、辛、咸、香七味。用药一般多为复方,也有专方专病、一病数方、一方加味治多病的情况。根据气候特点将一年分为冷、热、雨三季,选用不同方药治疗不同季节的疾病,除内服、外用、内外合治三种治法外,还有一些独特疗法,如睡药、敷药、蒸药、薰药、研磨药、刺药等。

31. 具有镇痛作用的傣药有哪些?

　　主要有:植物药中的牙喃嫩(荷包山桂花)、麻夯(酸角)、宋麻瓦(酸木瓜)、南千金藤(波波罕)、芽勇(马鹿草)、哈芽拉勐图(决明根)、中航(双籽棕)、罕好喃(水菖蒲)、叫沙短(长柄异木患)、贺贵的罕(大蕉)等。

32. 具有镇静催眠作用的傣药有哪些?

　　主要有:植物药中的牙喃嫩(荷包山桂花)、麻夯(酸角)、宋麻瓦(酸木瓜)、南千金藤(波波罕)、芽对约(含羞草)、芽勇(马鹿草)、中航(双籽棕)、罕好喃(水菖蒲)、叫沙短(长柄异木患)、埋宋戈(土连翘)、贺贵的罕(大蕉)等。

33. 傣医基于经筋学说对疼痛的理解有何特色?

傣医经筋学说是傣医理论体系的重要组成部分,"经筋""经脉"贯穿疾病诊治全程,广泛用于外治法。① 对疼痛描述没有虚实之分,是因土塔不足甚至衰败而导致气血生化无源或者温化功能减退;② 治病强调四塔不足则补之、过盛则清之、除之、调之,瘀阻则通气活血;③ 外治法体现了傣医对经筋理论的运用,将药物通过热力蒸汽等从肌腠到达经脉,或直接锤击敲打经筋循行部位及其对应穴位,都有明显舒筋止痛、活血化瘀的功效。

34. 傣医外治法主要有哪些?

主要有:① 皮肤、官窍黏膜疗法:烘雅(熏蒸)、暖雅(睡药)、阿雅(洗药)、喃雅(坐药)、沙雅(刺药)、咱雅(拖擦药)、果雅(包药)、达雅(搽药)、烟熏;② 筋经疗法:闭(推拿按摩)、剁(锤筋)、秧夯(脚踏热铁)、过(拔罐)、剔痧(除痧)、秧朗(踩背)、皇登(捶打)、麻油推捏;③ 其他:正骨、抱(口功吹气)等。外治法对多种疼痛性疾病均有明显疗效。

35. 骨伤科疼痛傣医治疗用药的规律及其特点有哪些?

傣医非常重视骨伤科用药选择,基于数据挖掘,筛选验方 189 条进行统计分析用药规律及其特点,主要有:① 内服药以祛风除湿,补火散寒为主,其中以胡椒、红花丹、宽筋藤、蔓荆子为核心用药,以研粉备用或制为丸散为主要用药方式;② 外用药以清热解毒、行气活血、镇痛解痉为主,其中以墨旱莲、马蓝、火焰花、宽筋藤、姜黄、莪术为核心用药,以外敷、外擦为主要用药方式;③ 用药形式多样,可用于多种骨伤科疼痛性疾病的治疗。

36. 膝骨性关节炎傣医镇痛方法有哪些?

傣医认为,人体"四塔"功能低下,"塔勒塔拢"(风及水血)不足、"塔菲"(火塔)虚损、筋骨失养,复感外界的"帕雅拢嘎"(风寒湿邪),或因劳损、外伤等伤及筋骨,导致气血瘀滞,筋脉闭阻,而致关节疼痛、肿胀和活动受限。主要治疗原则为除风利湿、温经散寒、强筋壮骨、活血止痛,可选用傣医阿雅(洗药疗法)方和傣医果雅(包药疗法)方,取傣药除风止痛散拖擦患处,操作简单,疗效显著。

第五节　壮医相关的镇痛镇静理论与技术

37. 壮医的理论体系是什么？

壮医以"三气"（天气、地气、人气）同步整体观为指导，以人体内脏骨肉官窍与精气血水液等物质为生理基础，以"三道"（谷道、气道、水道）"两路"（龙路、火路）为传导布散调节系统，以阴阳为本、三气同步、脏腑气血、三道两路、毒虚致病为生理病理理论，以调气解毒补虚为治疗原则。

38. 壮医的病因学理论和发病机制有哪些？

壮医传统上主要病因为痧、瘴、蛊、毒、风、湿等；主要发病机制有毒虚致病论、阴阳失调论、气血失调论、道路不畅论、三气不同步论。

39. 壮医毒病主要包括哪些？

毒，是壮医对一切致病因素的总称。毒病一般包括气道毒病、谷道毒病、水道毒病、龙路毒病、火路毒病五大类。

40. 壮医主要临床诊断特点和主要治疗总则是什么？

通过望、闻、询、按、探五诊收集临床病情资料并进行综合分析，其中以目诊、甲诊为壮医的特色诊断方法。以辨病论治为主，辅以辨证论治以调气解毒补虚为主要治疗总则。

41. 壮医常用的外治法主要有哪些？

主要有：① 壮医针法：火针、针挑、挑痔、麝香针、梅花针、刺血；② 壮医灸法：药线点灸、四方木热叩、无药棉纱灸、药棉烧灼、麻黄花穗灸、灯花灸、竹筒灸、火攻、艾绒硫黄灸、鲜花叶透穴；③ 壮医刮疗法：药刮、刮痧、撮痧；④ 壮医经筋疗法；⑤ 壮医佩药疗法：香囊佩药、肚兜佩药、药衣佩药；⑥ 壮医其他疗法：药物熏蒸、药物熏洗、敷贴、点穴、滚蛋、药物竹罐、浴足、热熨、药锤、按摩等。

42. 壮医穴位的分布和定位有何特点？

壮医穴位也称为穴道、穴点，是龙路、火路在人体表形成的网络。壮医环穴是以环为穴,即以一个较明显的体表标志或某一特定部位为中心,绕其一周形成环状,按时钟的时刻分成 12 个等分,每个时刻点是一个穴位,每环均有 12 个穴位。以头、面、耳、颈项、手、臂为天部,以胸、腹、背、腰为人部,以臀、腿、足为地部,穴位分布在上述三部就分别称为天部环穴、人部环穴和地部环穴。人体共有 31 个环穴组、366 个穴位。

43. 壮医穴位的命名原则有何特点?

壮医环穴的命名采用汉语拼音字母标记法,天部、人部、地部所有穴位的第一个字母均分别标记为大写的 T、R、D,第二、三个字母即为穴位名称的汉语拼音首个字母,其中穴位的四个字母为大写、第二个字母为小写。如头顶最高点的穴位"天宫",标记为"TTg"。

44. 壮医药线点灸是怎样的一种治疗方法?

壮医药线点灸是采用经过多种壮药制备液浸泡过的、直径在 $0.25\sim1$ mm 的苎麻线,取出后将一端在灯火上点燃,使之形成圆珠状炭火后迅速将炭火直接灼灸在体表的穴位或部位,是壮医富有特色的外治法之一,也是一种用于疾病防治的独特医疗保健方法。常规操作手法主要是整线、持线、点火、收线、施灸五个步骤。2011 年被选入第三批国家级非物质文化遗产名录。

45. 壮医药线点灸有哪些治疗功效和治疗特点?

主要功效有祛毒(包括祛风、湿、寒毒,祛瘀、瘴、热毒,祛水、痰、食毒),祛瘀通路,调气安神,镇痛止痒,消肿散结。显著治疗特点有:适应证广,优势病种突出,简、便、廉、验、捷,协同治疗作用,无毒不良反应、无污染。

46. 壮医药线点灸的手法和刺激量如何把握?

根据施灸时药线炭火星与皮肤接触时间长短,分轻、中、重三种手法,与使用力度无关。轻手法是令珠火接触到穴位即灭;重手法是缓慢扣压,令珠火较长时间接触穴位;中手法则介于两者之间。点灸刺激量主要与施灸手法轻重、药线粗细及次数有关。同一时间内同一穴位点灸的次数多,说明刺激量大,反之则刺激量小。点灸时要严格掌握火候,切忌烧伤皮肤。药线点燃后会出现明火、条火、珠火及径火等 4 种火候,只有珠火能用,其余不宜用。

47. 壮医药线点灸治疗哪些疼痛性疾病效果较好?

经过较长时间的大样本临床观察研究,对头痛、颈项强痛、颈椎病、肩周炎、肋间神经痛、腰痛、踝关节扭伤、带状疱疹及后遗神经痛等躯体疼痛性疾病,以及耳鸣、神经衰弱综合征、抑郁症、面瘫、肢体麻木、胃脘痛、月经不调、痛经、更年期综合征等相关疾病均有较好疗效。

48. 壮医药线点灸如何治疗腰痛?

壮医认为,腰痛(壮语"核尹",壮文"Hwet in")治疗原则为调气祛毒、补虚止痛,选穴为手背一环 10 穴(TSBh1 - 10,双侧),手背二环 2、5 穴(TSBh2 - 2、5,双侧),腰一环 3、9 穴(RYh1 - 3、9),内三桩(DNSz,双侧),足背一环 2、4、6 穴(DZBh1 - 2、4、6,双侧)。如腰痛症状严重、难以直腰者,可加口环 4、8 穴(TKh - 4、8),腰三环 2、5、8、11 穴(RYh3 - 2、5、8、11)。2 天施灸 1 次,2 周为 1 疗程,可治疗 2~4 个疗程。

49. 壮医药线点灸如何治疗带状疱疹后遗神经痛?

壮医认为,带状疱疹(壮语"奔唄啷",壮文"Baenzbaezlangh")后遗神经痛治疗以调气、和血、镇痛为原则,按照"以痛为穴"取穴,在疼痛部位选取 1~2 组梅花穴或莲花穴,右侧内三杆(DNSg,右侧),左侧内上桩(DNSz,左侧),鹰嘴环 12 穴(TYZh - 12,双侧),膝二环 11 穴(DXh2 - 11,双侧),足背一环 7、8 穴(DZBh1 - 7、8,双侧),解毒区。2 天施灸 1 次,2 周为 1 疗程,可治疗 2~4 疗程。在解毒区用星状针扣刺后再拔罐,每周 1 次,可治疗 3~4 周。

50. 颈椎病壮医外治法主要有哪些?

壮医认为,颈椎病(壮语"阖妖尹",壮文"Hoziuin")是由于肌筋硬结、关节失稳、外感风寒等导致。治疗原则为祛风湿毒、温阳通络,活血散瘀,疏通两路,补"嘘"(气)"勒"(血)、壮筋骨。主要外治法有壮医经筋手法、壮医针刺法、壮医拔罐法,配合使用牵引练功治疗。经过上述治疗无效者,可考虑手术治疗。

51. 肩周炎壮医外治法主要有哪些?

壮医认为,肩周炎(壮语"肩吧尹"或"旁巴尹",壮文"Genmbaqin"或"Bangzmbaqin")因年老体弱,"咪叠"(肝)"咪腰"(肾)或者"嘘"(气)"嘞"(血)亏虚、髓海不充、筋脉或者"夺"(骨)"诺"(肉)失养导致;或肌筋劳损、风寒湿毒、筋结形成,使龙路、火路不通所致。治则是疏通两路、行气活血、通路镇痛。以外治法为主,可用壮医药线点灸、药物竹罐、拔罐、火攻、莲花针、经筋、敷贴、擦涂、熏蒸等疗法,配合药物、练功,必要时可手术治疗。

52. 坐骨神经痛壮医外治法主要有哪些?

壮医认为,坐骨神经痛(伴有麻痛者壮语叫"咔吨")是指因风、寒、湿、热毒邪等外邪侵袭,闭阻龙路、火路,导致气血不能畅行、三道两路阻滞不通,引起肢体、肌肉、关节、筋骨等部位的酸痛、麻木,严重者引起屈伸不利、关节肿大变形或灼热等。可采用针挑疗法、梅花针疗法、药线点灸疗法、药物竹罐疗法、刮疗法、足浴疗法、熏蒸疗法、热熨疗法等,可多种疗法配合使用。

53. 腰椎间盘突出症状医外治法主要有哪些?

腰椎间盘突出症(壮语"夺乎瓶",壮文"Ndokhweddid")壮医外治法主要有壮医经筋、整复类手法、药物外敷、壮医针灸等。可选药物外敷:① 寒毒引起者,用双乌暖腰膏(制川乌、制草乌、田七的粉末与凡士林调成膏状)或适量燕子窝泥研末、炒热后制成药饼敷贴于痛处;② 气滞血瘀者,用活血藤、松筋草、见风消、小钻、麻风骨各适量,水煎外洗;③ 风痛为主者,用活血藤、飞龙掌血、上山虎、下山虎、山婆各适量,浸酒药液外擦痛处。

54. 壮医药物竹罐疗法的临床特色有哪些?

壮医药物竹罐疗法(古称"角法"),是一种富有壮民族特色的外治法,早有"百病皆可罐之"的说法,我国东晋著名医学家葛洪在《肘后备急方》中曾有记载。该法是把特制的竹罐置于煮沸的壮药(以广西道地药材为主)水中加热,取出后趁热将竹罐急覆于患者相应的治疗部位上,发挥负压吸拔、药物吸收、扩张血管、促进代谢、调节神经、改善营养的作用,通过疏通两路的气机,起到祛风除湿、活血舒筋、散寒止痛、拔毒消肿、调整平衡的效果。

55. 壮医药物竹罐疗法的竹罐选材和适应证有哪些?

取壮族地区特有的生长 1～2 年的金竹,以近根部正直者为佳,竹罐口径一般为 15～40 cm,去掉外皮,罐壁厚度适中,口边磨光平滑,长度 10 cm 左右。壮医药物竹罐疗法综合了壮药、罐疗、蒸汽热熨三重作用,技术成熟,操作简便,适应证广,适用于痧症、风湿痹痛、腰腿痛、肢体麻木、半身不遂、铁打损伤、头痛、骨折愈后瘀积等,对风湿性或类风湿性关节炎、风湿寒性关节痛具有独特疗效,对肩周炎、强直性脊柱炎、痛风、骨关节炎等也有疗效。

56. 壮医经筋病的概念和临床特点是什么?

壮医经筋病是指人体因内外界的致病因素影响,导致三道两路通道功能障碍、肌筋系统发生病变、三气不能同步,引起肌肉筋结急慢性损伤而出现的一系列临床症候群,是以疼痛、僵硬、酸胀、活动受限等临床症状为主的疼痛性疾病,查体可触及有形的筋结病理改变。

57. 壮医经筋疗法的临床特色是什么?

主要由三联施治法和多维系列解锁法等组成。治疗方法遵循以痛为腧、以灶为腧、以结为腧的选穴原则,运用壮医理筋手法、固灶刺筋法、循筋拔罐法等独特的"手法—针刺—拔罐多维系列解锁"综合治疗手段,从局部对机体进行整体调理,畅通三道两路,达到舒经通络、调和气血、解痉镇痛的目的,从而恢复内外平衡、三气同步、镇痛解痉、活动自如。壮医经筋疗法具有适应证广、应用简便、疗效显著、安全经济等优点。

58. 壮医神龙灸疗法的临床特色有哪些?

壮医神龙灸是将经络、腧穴、药物、艾灸融为一体的独特新疗法。以治疗腰痛为例:评估病情,做好解释,备好药械。取穴:背廊穴(含龙脊、夹脊)。铺巾:在背部铺桑皮纸,灸器放纸上。铺姜铺艾:压紧姜渣放入灸器,铺满龙脊,厚2~3 cm,再铺艾绒。燃艾:第1壮(将95%酒精均匀洒在艾绒上点燃,燃尽为1壮);可加第2、第3壮(第1壮艾绒燃烧至大部分焦黑后,另取艾绒压成扁平状后铺撒在第1壮艾绒上)。治疗期间注意观察。

59. 壮医热敏探穴针刺疗法的临床特点是什么?

壮医热敏探穴针刺疗法(壮医名"cungj ywfap ndatsingj damqhez caemzcim ywcuengh")是遵循壮医选穴规律、运用壮医药艾施行温和灸探穴确定疾病的热敏点,再运用针刺施以调气治疗的一种疗法。适用于寒、瘀、虚、郁等引起的痹、痛、麻、痒、痞、虚劳等为主的病症。经过临床大样本观察,治疗巧尹(头痛)、阖妖尹(颈椎病)、奔呗啷(带状疱疹后遗神经痛)、肩吧尹(肩周炎)、核尹(腰痛)、夺乎骶(腰椎间盘突出症)、顶灸尹(跟痛症)等疼痛性疾病均有较好疗效。

第六节　瑶医相关的镇痛镇静理论与技术

60. 瑶医的理论体系是什么?

瑶医认为,人体气血盈亏失衡、天地人"三气"同步失调是疾病发生、发展的理论基础,强调盈亏平衡、三元和谐、气一万化、症同疾异、心肾生死、鼻关总窍、诸病入脉、百体相寓等疾病理论观点。

61. 瑶医如何进行疾病分类?

瑶医主要通过审症求因看病,基本理论是盈亏平衡理论,因而大多依据病因、病理或症状表现进行分类与命名。先分科,后分症,再分疾,即根据疾病发生的部位、形象、症状、缓急等情况进行以病分科、以症分疾。将所有疾病归纳为内、外、妇、儿、五官、瘟疫等六科四十七症一百九十一疾。内科有十五症六十六疾,外科有六症六十三疾,妇科、儿科分别有五疾十五疾,五官科有十症十五疾,瘟疫科有六症十七疾。

62. 瑶医如何进行疾病命名?

根据盈亏平衡理论,既要求机体自身各脏腑之间、机体与周围环境之间都要相互平衡,因此,命名原则是盈则满,满则溢,溢则病,如脑出血、血山崩等;同样地,亏则虚,虚则损,损则病,如眩晕、贫血等;气候潮湿的,湿盈就会引起寒湿凝滞导致风湿病。如,瑶医内科病以症状、部位、机体排泄物、发病缓急、症状轻重、疾病性质等来命名,如闷症(痛症)、松节类病(关节病)、化不灵(小便失禁)、急痧症、重痧麻、热痧等。

63. 瑶医临床诊断的特点有哪些?

瑶医的诊断方法(称为"诊道")丰富独特,主要包括诊法、辨病、辨证和辨疾四大部分,主要采用望、闻、问、摸、试等方法,在望诊中还特别重视目诊、眉诊、鼻诊、人中诊、手诊、甲诊、耳诊、肚脐诊等特殊部位,瑶医通过司外揣内(从外知内或以表知里)、见微知著、以常达变、以形察神等四条基本原理来认识疾病。

64. 瑶医的主要治疗原则和治疗总法有哪些?

治疗原则有:祛因为要、风亏打盈、治求专方、恶病不补、捉母擒子等五大原则。治疗总法有：解毒除盅法、启关透窍法、穿经走脉法、泄热逐邪法、添火逼寒法、补气益元法、祛风散邪法、导滞开结法、涩滑固脱法、兼多应杂法等十大治法。

65. 瑶医的主要治疗方法有哪些？

主要有鲜生含服法、磨药疗法、食疗法、竹筒梅花针法、火针疗法、刺血疗法、油针疗法、杉刺疗法、火攻疗法、神火灸法、药物灸法、梳乳疗法、滚蛋疗法、发泡药罐疗法、刮痧疗法、药推疗法、庞桶药浴疗法、熏蒸疗法、熨法、鼻药疗法、脐药疗法、握药疗法、佩药疗法、药枕法、药被法、药塌法、药垫法、药冠法、药巾法、药衣法等 30 余种治疗方法。

66. 瑶医的主要治疗药物有哪些？

基于瑶医药理论,强调辨病为主,专病专方治疗,至今已收集到单方、复方、秘方、验方等数千个。瑶医用药十分丰富,达 1 392 种,其中最常用的是"五虎""九牛""十八钻""七十二风"等共 104 种。瑶药按药物性能分为风药、打药和风打相兼药三大类。风药具有和缓、平调脏腑功能;打药则取效迅速、驱逐邪气;风打相兼药则兼具风打之性、禀刚之气、得揉之性,攻坚软坚、活血化瘀,因此一药而数用,以期达到更好的疗效。

67. 瑶医治疗优势病种的常用方剂有哪些？

经过长期实践与验证,迄今为止主要有 4 类：瑶医盈显亏不著病症专方、瑶医亏显盈不著病症专方、瑶医盈显亏亦显病症专方、瑶医盈亏皆不著病症专方。

68. 具有镇静催眠作用的瑶药主要有哪些？

主要有：植物药中的广枣、水灯草、比走尼、桑树、同婆咪(瓜子金)、文同旁(茉莉花)、失腩胆(七叶胆)、干使烈(红旗草)、从亮(松树)、灵长咪(田字草)、荒棉咪(怕羞草)、结心亮(山槐)、瓢因(岗稔)。

69. 疼痛性疾病的瑶医病因病机和特殊疗法有哪些？

瑶医认为,疼痛性疾病(瑶医称"闷症",瑶语"mung baenge")因痧瘴、盅、毒、风、痨、瘀、寒、热等引起病邪凝滞于神路,形成"锁结",导致身体盈亏失衡。因此,锁则阻、结则病,通则调、调则愈。瑶医银钗针对软组织损伤采用定型松解手术、密集型压痛点瑶医银钗针疗法、压痛点强刺激推拿等 3 种特殊疗法,疗效满意。

70. 肩周炎瑶医治疗常用镇痛方剂有哪些？

肩周炎（瑶语"沉佳倦"，瑶名"gapc zeih mum"），可采用瑶医盈显亏亦显病症专方"乌莲木香桑枝汤"（山乌龟、红木香、桑枝各 30 克），水煎服，每日 1 剂，达到祛风除湿、活血通络、行气止痛的作用，临床应用效果良好。

71. 腰椎间盘突出症瑶医治疗的临床特色是什么？

腰椎间盘突出症（瑶医称为"筋出槽"，瑶语病名"mbungh gapv mum"）治疗前先分清标本虚实，以祛因为要、风打盈亏、捉母擒子为原则。既可内服方药，活血通路、通络止痛；也可外治，如熨法、大针疗法、药被疗法、瑶衣疗法、竹筒梅花针疗法、油针疗法、杜闷倒疗法、挑痧疗法、发泡竹罐疗法等。

72. 腰痛瑶医治疗的常用镇痛方剂有哪些？

腰痛（瑶语为"架闷"，瑶名"gaaiv mum"）常用方剂主要有：① 瑶医盈显亏亦显病症专方：蓖麻根 30 克与猪尾 1 条炖服，每天 1 剂，连服 3～5 剂；② 三根止痛汤：枸杞根 9 克、山苍树根 15 克、人山虎根 12 克，水煎后用米酒冲服，每天 1 剂；③ 千斤龙骨煲：千斤拔、龙骨风、小榕树须、黄花倒水莲、山苦辣、无眼果树皮各 10 克，配猪尾或猪骨炖服，每天 1 剂；④ 还魂血风汤：红花 14 克，还魂草、桂枝、茜草、血风各 30 克，浸药酒服。

73. 坐骨神经痛瑶医治疗的常用镇痛方剂有哪些？

坐骨神经痛（瑶语为"坐杜厥筋闷"，瑶名"mbungh gapv mum"）可采用瑶医盈亏皆不著病症专方。常用方剂主要有：① 扭骨麝香猪骨汤：扭骨风、人地麝香各 15 克，鸡肠风（败酱）、人山虎、大接骨风各 10 克，与猪骨煎服，每天 1 剂；② 松筋来虎加皮汤：人山虎、来角风、松筋草、五加皮各 10 克，水煎服，每天 1 剂。

74. 膝骨关节炎瑶医治疗的镇痛方法有哪些？

膝骨关节炎（瑶医称为"风敌病"，瑶名"buerngh"或"buerngh kiex mun"）因风、寒、湿侵袭所致筋脉阻塞、九窍不通，盈亏失调所致。以祛因为要、风打盈亏、捉母擒子为治疗原则，以解毒除蛊法、穿经走脉法、添火逼寒法、祛风散邪法、兼多应杂法为主要治法，可采用内服方药和外治法。外治法有鲜生含服、竹筒梅花针、火针、刺血、油针、杉刺、杜闷倒、滚蛋、发泡药罐、庞桶药浴、熏蒸、熨法、握药、药酒外擦等。

第七节　苗医相关的镇痛镇静理论与技术

75. 苗医的理论体系是什么？

苗医认为,疾病因日、月、寒、暑、风、霜、雨、露、雾等酿制的风毒、气毒、水毒、寒毒、火毒侵犯人体所致,饮食不调、劳累过度、意外伤害、情志所伤、房事不节、先天禀赋异常等也是重要病因。苗医药已逐渐形成了一套具有地域性和鲜明民族文化特色的疗效独到的医药理论体系,如生成学理论、经纲症疾理论、三界学说、交环理论、四大筋脉学说等。

76. 苗医对疾病的命名和分类原则是什么？

苗医认为,疾病分为冷病和热病两大纲,分入冷经、热经、半边经、快经、慢经等五经;根据疾病共同属性,疾病又被分为三十六疾、七十二症、四十九翻病,十丹毒,小儿十二胎病,新生儿十二抽病,龟类病,疔、瘰、花、痛、痰、疮各种皮肤病等病症。以发病急骤、病势险恶,且以发热、抽搐、昏迷或疼痛为主症的大都归为"经"类;以疼痛、吐泻、发热、咳嗽、出血、痘、疹等为主症的或某症状单独出现或几个症状同时出现的,归为"证"类。

77. 苗医的主要诊疗原则是什么？

苗医以"两病两纲"为理论基础,提出"两纲"即"冷病热治、热病冷治"两大治则,通过望、听、嗅、问、摸、弹等搜集各种症状和体征,结合天时地域及其他条件进行综合分析,辨清冷、热二病,分别所属病证、作出临床诊断,为治疗原则和具体治法提供重要依据。

78. 具有镇痛作用的苗药主要有哪些？

主要有植物药的莴本努那(光叶海桐)、莴奈料巴(锐草莲)、靠登马(观音座莲)、窝嘎勒(宽叶缬草)。

79. 具有镇静催眠作用的苗药主要有哪些？

主要有植物药的莴本努那(光叶海桐)、莴奈料巴(锐草莲)、山栀茶、靠登马(观音座莲)、各绕(高粱)、窝嘎勒(宽叶缬草)。

80. 苗医外治法理论基础和常用外治法有哪些?

苗医外治法多以四大筋脉学说为理论基础,认为筋脉是四肢与躯干联系中最重要的生理体系,外伤、内损都有可能导致筋脉受损,使气、血不畅,引起病变,而对筋脉进行一定的刺激不仅能起到局部的治疗作用,而且能够激发人体惠气和灵动能的运行,从而起到治疗全身性疾病的作用。外治主要有:药针(弩药针又名糖药针、硫黄针)、熏蒸、外敷、刮治(刮痧)、针挑(挑筋)、接骨、推拿等 20 多种疗法。

81. 苗医弩药针疗法有何临床特色?

弩药针疗法包括弩药液和弩药针两部分,为苗医特色外治法之一,临床和实验研究证明具有显著的抗炎、镇痛等作用。药液处方有黑骨藤、透骨香、白龙须、生草乌等祛风除湿药,以米酒为监护,引诸药入血脉,行气、散瘀、止痛。可单用弩药液,也可针药配合,先针后药或先药后针。适宜症较广,主治风湿麻木疼痛、膝关节痛、神经根型颈椎病、坐骨神经痛等疼痛性疾病。

82. 膝骨关节炎苗医治疗的镇痛方法有哪些?

膝骨关节炎(苗医称为"冷骨风")因冷风毒壅塞筋脉所致,是特色外治的优势病种之一。治疗原则以通筋散血为主,局部渗透、直接驱邪。① 可选苗药五藤膏外敷[由黑骨藤(那怪松)、大血藤(那信妙)、雷公藤(那信柔)、络石藤(那信柔)、香血藤(那信清)等组成],祛风通络、活血止痛;② 可选用苗医弩药针疗法,在疼痛处涂搽药液,配合针疗,选穴主要为阿是穴、膝眼、梁丘、血海、阳陵泉、肾俞、关元等,镇痛效果良好。

第八节　土家医相关的镇痛镇静理论与技术

83. 土家医的理论体系有哪些?

土家族医学是独立的医学体系,主要由四大学术支柱和 21 个学术支点共同构建,指导思想是天人合一的整体观,"气是构成万物的因素"。土家医借天、地、水三种元素来认识生理病理变化规律,形成"三元"学说。认为邪气(瘟气)、外界损伤及内在情志所伤是三大类主要病因,气血生成障碍、冷热失调以及气血精的相互转化失常是疾病的基本病理变化。主要有内治法和外治法两大类。

84. 土家医常用的外治法有哪些？

外治法用于内、外、妇、儿、骨伤、皮肤、五官、肛肠科等，在骨伤、皮肤、外科和儿科领域更具优势。主要有四大类 20 种：① 药物外治法：药浴、佩带、发泡、塞入；② 熨帖外治法：火功、烧灸、烧灯火、踩油火、扑灰、熏蒸；③ 推抹外治法：推抹、翻背掐筋；④ 器具外治法：放痧、拔罐、放血、瓦针、荨麻螫刺、蛋滚、吸负。将"刀、针、火、水、药"有机融合形成"五术一体"的学术特点，充分体现了土家医外治法的精髓。

85. 肩周炎土家医外治法主要有哪些？

主要有：① 赶酒火疗法：驱除寒湿外邪、使筋畅血活，用于寒症或瘀症；② 外敷疗法：将药物捣烂配以辅料制成泥状膏敷患处或穴位，用于跌打损伤、颈肩腰腿痛等；③ 熏蒸疗法：将药物熏蒸温热作用于肌表腠理，驱散寒湿，气血运行；④ 药棒疗法：用药棒击打患处，用于颈肩腰腿痛及肌肉筋膜劳损等；⑤ 拔罐疗法：理气止痛、活血散瘀，用于颈肩腰腿痛及筋伤；⑥ 推抹疗法：用手按顺序推、拿、揉、捏、摩体表部位。

（高春雁　何并文　庞宇舟）

参考文献

［1］田娟,多杰卓玛,陈伦举,等.消痛贴膏研究进展[J].中成药,2020,42(2)：434-439.

［2］索南本.藏药独一味的药理药效及临床应用[J].世界最新医学信息文摘,2019,19(33)：219,222.

［3］张娟红,徐丽婷,王荣,等.藏药独一味生药学及化学成分研究进展[J].兰州大学学报(医学版),2015,41(5)：57-62.

［4］温丽芳,吴文弼,赵守宁,等.藏药独一味滴丸治疗阻生齿拔除术后并发症疗效观察[J].西部中医药,2013,26(08)：53-54.

［5］寇毅英,李永芳,杨梅,等.藏药十五味乳鹏散镇痛抗炎作用的实验研究[J].中成药,2014,36(10)：2203-2205.

［6］王思农,李廷保,符发年,等.藏药十八味欧曲膏抗炎、镇痛作用的实验研究[J].卫生职业教育,2010,28(18)：113-115.

［7］红梅,陈秋红,王志瑾,等.藏药玛奴西汤颗粒镇痛镇静作用的实验研究[J].时珍国医国药,2013,24(2)：373-374.

［8］尼玛才让,尕藏多杰.藏医特尔玛治疗腰椎间盘突出症临床诊治研究[J].中国民族医药杂

志,2019,25(10)：6-10.

［9］ 梁树勇,吕计宝,王凤德.少数民族医药外治法治疗膝骨关节炎的研究概述［J］.中国民族 医药杂志,2021,27(6)：56-58,78.

［10］ 李鹏,刘艳骄.蒙医药中有关睡眠药物的文献辑述［J］.世界睡眠医学杂志,2018,5(1)： 35-38.

［11］ 董·萨那巴特尔,王铁柱.蒙医治疗带状疱疹 220 例［J］.中医外治杂志,2008,17(5)：30.

［12］ 刘荣馨,色音宝音.蒙医治疗腰椎间盘突出症方法的研究进展［J］.中国民族医药杂志, 2020,26(3)：34-35.

［13］ 阿丽古娜.蒙医温针治疗膝骨关节炎的临床观察［J］.中国民族医药杂志,2021,27(3)： 44-45.

［14］ 赵成思,蔡霞,刘艳骄.维吾尔医药文献中有关睡眠药物辑述［J］.世界睡眠医学杂志, 2018,5(1)：6-10.

［15］ 陆庆旺,周红海,田君明,等.基于数据挖掘的维吾尔医药治疗骨伤科用药规律研究分析 ［J］.中草药,2021,52(19)：5996-6004.

［16］ 陈禹,丰哲,李富涛,等.少数民族医药治疗膝骨关节炎的研究进展［J］.风湿病与关节炎, 2020,9(12)：63-67.

［17］ 余永林.维医科玛特疗法治疗 48 例肩周炎的疗效分析［J］.中国继续医学教育,2015,7 (29)：131-132.

［18］ 邱文超,王寅,孙超,等.近十年傣医药研究综述［J］.中国民族医药杂志,2011,17(11)： 44-46,62.

［19］ 周红海,李季霖,陈龙豪,等.傣医治疗骨伤科疾病用药特点分析［J/OL］.中药药理与临 床,https：//doi.org/10.13412/j.cnki.zyyl.20211118.002.

第十二章

中医药疼痛诊疗

1. 疼痛的定义是什么？有哪些类型？

  疼痛是一种与实际或潜在的组织损伤相关的不愉快的感觉和情绪情感体验，或与此相似的经历。疼痛可分为急性疼痛与慢性疼痛，也可以根据原因分为伤害感受性疼痛、神经病理性疼痛、特发性疼痛、心因性疼痛和混合性疼痛。

2. 什么是急性疼痛？

  急性疼痛由躯体组织损伤和局部损伤部位的伤害性感受器被激活而引起的疼痛。一般来讲，急性疼痛状态的持续时间相对有限，一般不超过 3～6 个月，在潜在性病理学改变解除后可自行消退。急性疼痛可以警示机体患病或受到某些侵害，被认为是机体的保护机制。

3. 什么是慢性疼痛？

  慢性疼痛通常由损伤或疾病引起，但也可被在发病机理和躯体上与原发病因相去甚远的因素长期维持。慢性疼痛持续的时间较长和（或）伴有的不明显的基础病理学改变，这种改变无法解释疼痛的存在和疼痛的严重程度。此外，遗传因素和先前的生活经历也可能使某些人在经历原发性损伤后容易形成慢性疼痛。慢性疼痛往往伴有患者的情绪反应，如焦虑、恐惧和抑郁等，并影响患者正常生活与工作。

4. 什么是伤害感受性疼痛？

  伤害感受性疼痛是由于伤害感受性神经纤维被各种损伤因素，如热损伤、机械损伤和化学刺激等所激活而产生的疼痛，根据疼痛的位置可分为内脏痛和躯体痛。

5. 什么是神经病理性疼痛？

　　神经病理性疼痛是由躯体感觉系统的损害或疾病导致的疼痛。由外周神经损伤或功能障碍引起的称为外周神经病理性疼痛，如带状疱疹后遗神经痛和痛性糖尿病性周围神经病变等；由中枢神经系统损伤或功能障碍引起的称为中枢神经病理性疼痛，如卒中后疼痛和幻肢痛等。

6. 什么是特发性疼痛？

　　特发性疼痛是指创伤病症已经治愈后或无明确病因的情况下，持续存在的疼痛。有些学者认为此类疼痛是心因性疼痛。

7. 什么是心因性疼痛？

　　心因性疼痛是指由精神、情绪或行为因素等导致、加强或延长的疼痛。此类疼痛也被称为"精神性疼痛"或"躯体形式疼痛"，患者常被认为无病呻吟，因为这类疼痛被当作是"不真实的"。但专家认为这种疼痛和其他疼痛一样是真实和有害的。

8. 中医学是如何认识疼痛的？

　　气血运行障碍是疼痛的致病因素，病机主要包括有"不通则痛"和"不荣则痛"。不通则痛，气血运行不畅，阻滞于经络、脏腑等处所引起的疼痛。如因外伤而致气滞血瘀，感受风、寒、湿邪而致经气痹阻，心脉瘀阻而致胸痹等，均可由不通而发生疼痛。阳气温煦、阴血濡养，保证人体正常生命活动，如同阳光和雨露滋养花草树木茁壮成长。如果失去这些正常的濡养，则不仅功能活动受损，而且产生疼痛，即"不荣则痛"。

9. 从中医角度看疼痛的病因有哪些？

　　中医认为疼痛的病因包括外感六淫、内伤七情和不内外因。六淫即风、寒、暑、湿、燥、火，其中寒邪是引起疼痛的最常见原因。七情即喜、怒、忧、思、悲、恐、惊七种情志变化，突然、强烈或长期性的情志刺激会引起疾病和疼痛，此时的七情就成了致病因素，故称为内伤七情。此外，虫兽所伤、跌打损伤、医药之过、先天因素等，都可以归纳为不内外因。

10. 中西医治疗疼痛的常见方法有哪些？

　　中医治疗疼痛的主要方法有服药、贴敷、熏洗、按摩、针灸、小针刀、火罐和刮痧疗法等。西医治疗疼痛的主要方法有药物治疗、微创介入治疗、手术治疗、物理治疗(包括热疗、冲击波治疗、光疗、电刺激治疗等)等。

11. 什么是贴敷疗法？

贴敷疗法是以中医基本理论为指导,应用中草药制剂,施于皮肤、孔窍、腧穴及病变局部等部位的治病方法,属于中药外治法。贴敷疗法是中医治疗学的重要组成部分,并较内治法更为简便、实用,是我国劳动人民几千年来在同疾病作斗争中总结出来的一套独特的、行之有效的治疗方法。

12. 什么是熏洗疗法？

熏洗疗法,是利用药物煎汤趁热在皮肤或患处进行熏蒸、淋洗的治疗方法。此疗法是借助药力和热力,通过皮肤、黏膜作用于肌体,促使腠理疏通、脉络调和、气血流畅,从而达到预防和治疗疾病的目的。

13. 什么是按摩疗法？

按摩又称推拿,是以中医的脏腑、经络学说为理论基础,并结合西医的解剖和病理诊断,而用手法作用于人体体表的特定部位以调节机体生理、病理状况,达到理疗目的的方法。按摩是一种适应证十分广泛的物理疗法,有正骨按摩、伤科按摩、小儿按摩、经络按摩、脏腑按摩、急救按摩、保健按摩、点穴按摩等。

14. 什么是针灸疗法？

针灸疗法具有疏通经络、调和气血的作用,涵盖针刺、艾灸、拔罐、刮痧、皮肤真、三棱针、耳穴按压、穴位埋植、头皮针、腕踝针等多种治疗方法。针法就是用精制的金属针刺入人体的一定部位中,用适当的手法进行刺激,而灸法则是用点燃后的艾条或艾沆熏烤穴位进行刺激,通过刺激以达到调整人体经络脏腑气血的功能和防治疾病。针刺通经活络,减轻和消除炎症,缓解肌肉痉挛;灸法加快血液循环,扩张动脉,改善供血。

15. 针灸的临床诊治特点？

中医学辨证论治为其特色,针灸学科需要辨病、辨证,辨经论治。经络内连脏腑,外络肢节,如为脏腑病,则使用脏腑辨证,如为经络病,则需用经络辨证。脏腑病有其相同的用穴规律,多取俞募穴、原穴、下合穴或五腧穴。经络辨证主要根据经络循行路线、"是动则病"。脏腑病也可结合所患脏腑的联系经络进行辨证。另外,针灸治疗"经筋"病损,提倡治疗"以痛为输",即以疼痛、病变指出作为针刺腧穴。

16. 什么是小针刀疗法?

是一种介于手术方法和非手术疗法之间的闭合性松解术。其操作的特点是在治疗部位刺入深部到病变处进行切割,剥离有害的组织,以达到止痛祛病的目的。它的优点是治疗过程操作简单,不受任何环境和条件的限制。治疗时切口小,不用缝合,对人体组织的损伤也小,且不易引起感染,无不良反应,患者也无明显痛苦和恐惧感,术后无需休息,治疗时间短,疗程短,患者易于接受。

17. 什么是火罐疗法?

火罐疗法利用燃烧时消耗罐中部分氧气,并借火焰的热力使罐内的气体膨胀而排除罐内部分空气,使罐内气压低于外面大气压,借以将罐吸着于施术部位的皮肤上,从而达到通经活络、行气走血、消肿止痛、祛风散寒等目的。

18. 什么是刮痧疗法?

刮痧是以中医经络腧穴理论为指导,通过特制的刮痧器具和相应的手法,蘸取一定的介质,在体表进行反复刮动、摩擦,使皮肤局部出现红色粟粒状,或暗红色出血点等"出痧"变化,从而激发经络本身功能、运气血、通经络、散邪毒,起到调节脏腑气血阴阳的作用,恢复脏腑功能。

19. 中医药治疗疼痛的原则是什么?

通过分析、综合,辨清疾病的病因、性质、部位,及邪正之间的关系,概括、判断为某种性质的证。证是对机体在疾病发展过程中某一阶段病理反映的概括,包括病变的部位、原因、性质以及邪正关系。辨证是根据四诊所收集的资料。药物选择以证候为依据,主要原则有协调阴阳、发表攻里、越上引下、寒热温清、补虚泻实。治法分为正治和反治,正治是逆其证象而治,反治是从其证象而治。

20. 中医止痛药物有哪些类别?

中药玄胡、细辛和粟壳有明显的止痛作用,被作为是通用止痛药。根据治疗病因的不同,可将中医止痛药分为解表药、清热药、祛寒温里药、祛湿药、祛风湿药、熄风药、开窍药、理气药、活血化瘀药和养阴药。

21. 如何对疼痛进行正确的诊断?

中医诊断的基本原则是整体审察、诊法合参、病证结合。准确及时的诊断疼痛是有效减轻患者痛苦的必要条件。疼痛的诊断包括定位诊断、病因诊断、鉴别诊断。定位诊断是疼痛诊断的第一步,疼痛可能存在于躯体的任何部位,可能是多个区域或弥漫分布;病因诊断和鉴别诊断则要通过患者的主诉、体格检查和辅助检查来进行。

22. 疼痛的常用标准化评估工具有哪些?

疼痛的常用标准化评估工具有视觉模拟评分(visual analogue scale,VAS)、疼痛数字评分(numerical rating scale,NRS)、疼痛面部评分(faces pain scale,FPS)、McGill 疼痛问卷、简明疼痛评估量表(brief pain inventory,BPI)、疼痛功能障碍指数(pain disability index,PDI)等。

23. 颈椎病的病因病机与影响因素有哪些?

中医学认为颈椎病的病机有:① 风寒湿邪侵袭;② 外伤;③ 劳损;④ 颈部姿势不良;⑤ 颈肌痉挛;⑥ 筋膜紧张;⑦ 肝肾亏虚;⑧ 经络空虚。体质因素对颈椎病的发病至关重要,阳虚质、血瘀质和痰湿质是易患颈椎病的体质。

西医认为颈椎病的危险因素包括:① 年龄;② 头颈部外伤;③ 不良工作姿势;④ 不良睡眠姿势;⑤ 吸烟和饮酒;⑥ 急慢性咽喉部感染;⑦ 环境情况;⑧ 精神因素。

24. 颈椎病的分型有哪些?

中医将颈椎病分为风寒湿型颈椎病、气血亏虚型颈椎病、痰湿阻络型颈椎病、脾肾不足型颈椎病。西医将颈椎病分为颈型颈椎病、神经根型颈椎病、脊髓型颈椎病、椎动脉型颈椎病、交感神经型颈椎病、食管压迫型颈椎病和混合型颈椎病。

25. 颈椎病的中医疗法有哪些?

根据不同的颈椎病分型,应采用不同的治法。风湿寒型颈椎病应温经活血、祛寒除湿、通络止痛;气血亏虚型颈椎病因益气养血,醒脑宁神;痰湿阻络型颈椎病因祛湿化痰、通络止痛;脾肾不足型颈椎病因补肾健脾,温经和阳,强筋健骨。此外还有贴敷疗法、推拿正骨、针灸、小针刀、火罐和刮痧等疗法。

26. 如何预防颈椎病?

① 保持良好的休息,避免过度劳累;② 戒烟戒酒;③ 避免长期低头姿势;④ 避免颈部外伤;⑤ 避免风寒潮湿;⑥ 应用保健操;⑦ 改善偏颇体质。

27. 如何做颈椎保健操?

① 将颈部缓慢向左侧屈,停留片刻,反方向做同样动作;② 将颈部缓慢转向左侧,停留片刻,反方向做同样动作;③ 将下颌内收,同时头用力向上顶,停留片刻,再放松还原到准备姿势;④ 将头颈向左前,缓慢向右做绕环动作,然后反方向做同样动作;⑤ 将头颈向左旋转,同时左手经体前伸向右肩上方,停留片刻,反方向做同样动作;⑥ 将头颈向左侧弯,同时左手经头顶上方去触碰右耳朵,停留片刻,反方向做同样动作。

28. 常见的头痛类型有哪些?

国际头痛协会(International Headache Society,IHS)将头痛分为: ① 原发性头痛,包括偏头痛、紧张性头痛、三叉自主神经性头痛(如丛集性头痛等)和其他原发性头痛(如原发性咳嗽性头痛等);② 继发性头痛,如缘于头颈创伤、头颈部血管性疾病、颅内非血管性疾病等的头痛;③ 痛性脑神经病变和其他面痛及其他类型的头痛。

29. 头痛的病因病机有哪些?

头痛病因可分为外感和内伤 2 类。外感头痛以风邪为主,夹寒、夹热、夹湿,其证属实;内伤头痛有虚有实,肾虚、气虚、血虚头痛属虚,肝阳、痰浊、瘀血头痛属实,或虚实兼夹。头痛的病机是邪阻脉络,清窍不利;精血不足,脑失所养。

30. 不同部位的头痛与哪些经络相关?

因阳明经行于前额,故前额痛为阳明头痛;少阳经行于侧头部,故颞侧头痛可辨为少阳头痛;太阳经行于后头部,故枕后头痛可辨为太阳头痛;足厥阴肝经与督脉会于巅顶,故巅顶痛可辨为厥阴头痛。

31. 针灸如何治疗头痛发作?

发作期以控制头痛为主,根据头痛部位,以循经取穴、远近配穴的原则进行选穴,以疏通经络、对症止痛为目的。少阳头痛局部可取风池、太阳、头维、角孙等穴,远部可取外关、行间等穴;阳明头痛局部可取阳白、印堂、攒竹、头维等穴,远部可取合谷、曲池等穴;厥阴头痛局部可取百会、四神聪、阿是等穴,远部可取太冲、内关、三阴交等穴;太阳头痛局部可取风府、天柱、玉枕等穴,远部可取后溪、昆仑等穴。

32. 针灸如何预防头痛发作?

针灸预防头痛发作,须将辨经络取穴和辨证配穴相结合,辨经络取穴同上。辨证配穴:血瘀者加膈俞、血海;气血不足者加脾俞、三阴交、足三里;肝阳上亢者加阳陵泉、太冲;外感风邪者加列缺、合谷;痰湿者加丰隆、阴陵泉;肾虚者加太溪、悬钟、肾俞。

33. 三叉神经痛的证候有哪些?

① 风寒外袭证:畏寒怕冷,遇寒病情骤发,面颊剧痛难忍,得热则减,伴有鼻塞流涕,苔薄白,脉浮紧;② 风热上犯证:常遇风得热,面痛如火灼,遇热加重,得凉稍减,大便干,小便黄,舌边尖红,苔薄黄,脉浮数;③ 胃火上冲证:素有蕴热,胃热熏蒸,风火上升,症状为面部阵发性灼热样痛,面红目赤,牙龈肿痛,口臭便秘,舌红苔黄;④ 气血瘀滞证:头面部刺痛,部位固定,夜间痛甚,舌边或舌尖多有瘀斑,苔薄白,脉沉涩。

34. 针刺疗法治疗三叉神经痛如何取穴?

主穴:以面颊局部和手足阳明、手足太阳经腧穴为主。第一支(眼支):太阳、攒竹、阳白、鱼腰(眶上孔)、外关;第二支(上颌支):四白(眶下孔)、颧髎、下关、迎香、合谷;第三支(下颌支):颊车、夹承浆穴(颏孔)、大迎、翳风、内庭。配穴:风寒外袭,加风池、外关;风热上犯,加风池、曲池;胃热上攻,加内庭;气血瘀滞,加膈俞、内关。可根据受累分支,在面部所选腧穴附近加刺阿是穴。

35. 带状疱疹性神经痛的病因病机有哪些?

本病多由感受风火或湿毒之邪引起,与情志、饮食、起居失调等因素有关。情志不遂则肝气郁结、郁而化热;饮食不洁则脾失健运、湿浊内停;或起居不慎,卫外功能失调,使风火、湿毒之邪郁于肝胆。肝火脾湿郁于内,毒邪乘虚侵于外,经络瘀阻于腰腹之间,气血凝滞于肌肤之表,年老体弱者常因血虚肝旺、湿热毒蕴,导致气血凝滞、经络阻塞不通致病总之,本病初期以湿热火毒为主,后期以正虚血瘀兼夹湿邪为患。

36. 带状疱疹的并发症有哪些?

① 带状疱疹后遗神经痛;② 并发细菌感染;③ 可能诱发角膜炎、角膜溃疡、结膜炎;④ 引发内耳功能障碍;⑤ 引发病毒性脑炎和脑膜炎;⑥ 头部带状疱疹;⑦ 侵犯内脏神经纤维引起相关器官病症,如急性胃肠炎、膀胱炎、前列腺炎等。

37. 带状疱疹后遗神经痛的好发因素有哪些?

① 年龄大于 60 岁;② 带状疱疹发作面积大;③ 急性带状疱疹发作期伴有严重神经痛;④ 在急性带状疱疹发作早期没有给予足够的抗病毒治疗;⑤ 在发生带状疱疹前后罹患严重器质性疾病;⑥ 带状疱疹发作时伴有全身发热等症状。

38. 如何治疗带状疱疹性神经痛和带状疱疹后遗神经痛?

西医的主要疗法有药物止痛、微创疗法、神经阻滞等。中医对带状疱疹后遗神经痛的治法有服用药物、外治法、针灸疗法。服用药物主要为清利湿热及止痛药物,如龙胆泻肝汤、除湿胃苓汤等;外治法包括雄黄解毒散水调外用、抽吸脓疱、清热解毒药物外用、湿润烧伤膏外用等;针灸疗法有刺络拔罐、循经取穴、火针疗法等。

39. 腰痛的原因有哪些?

① 急、慢性损伤,如骨折外伤、腰椎间盘突出、肌肉劳损、脊柱滑脱等;② 炎性病变,如椎间隙化脓感染、脊柱结核、强直性脊柱炎等;③ 脊柱退行性改变,如椎间盘退变、小关节退变性关节炎等;④ 骨的发育异常,如脊柱侧凸等;⑤ 姿势不良,如长期伏案或弯腰工作者;⑥ 骨、软组织或神经肿瘤;⑦ 内脏疾病引起牵涉痛,如妇科盆腔疾病及前列腺疾病引起下腰痛、肾结石引起腰背痛等;⑧ 精神因素,如抑郁症、癔症等。

40. 腰椎间盘突出症的病因病机是什么?

腰椎间盘突出症的病因有:① 肝肾亏损,筋脉失养;② 跌仆闪挫,气血瘀滞;③ 寒湿内侵,阻遏经络。主要病机有不通则痛和不荣则通,前者为实,后者为虚,中老年患者多为后者所致。

41. 治疗腰椎间盘突出症的微创手术方式有哪些？

　　① 经皮穿刺椎间盘射频靶点消融术；② 胶原酶髓核化学溶解术；③ 经皮穿刺椎间盘等离子消融术；④ 经皮穿刺椎间盘髓核摘除术；⑤ 经皮激光腰椎间盘髓核摘除术；⑥ 三氧髓核消融术；⑦ 经皮穿刺椎间孔镜术。

42. 治疗腰椎间盘突出症的非手术疗法有哪些？

　　① 按摩疗法，如松解手法、整复、推拿等；② 牵引疗法，通常以髋或膝的位置改变腰椎的角度进行间歇牵引；③ 针灸疗法，穴位主要采用腰椎夹脊、膀胱经穴和下肢坐骨神经沿线穴位，辨证取穴；④ 运动疗法，在恢复期进行必要的功能锻炼有利于病情的康复，预计预防腰腿痛症状的复发；⑤ 物理疗法，包括激光、红外线照射、电磁疗法等；⑥ 其他疗法，在急性期根据患者疼痛程度，使用消炎镇痛药物对症治疗。

43. 中医学将痹证分为哪些类型？病机分别是什么？

　　"痹"有闭阻不通，因外邪侵袭人体，闭阻经络，气血不畅，致肌肉、筋骨、关节等酸痛、麻木、重着、伸屈不利，或关节肿大灼热等。分类及病机为：① 行痹型，风兼寒湿，留滞经脉，痹阻气血；② 痛痹型，寒兼风湿，留滞经脉，痹阻气血；③ 着痹型，湿兼风寒，痹阻气血；④ 风湿热痹型，风湿热邪壅滞经脉，气血痹阻不痛；⑤ 痰瘀痹阻型，痰瘀互结，留滞关节，闭塞经脉；⑥ 肝肾两虚型，肝肾不足，关节、筋脉失去濡养、温煦。

44. 痹证的中医药治疗方法有哪些？

　　① 中药治疗，针对不同类型的病症治法各不相同，行痹治法：祛风除湿，散寒通络；痛痹治法：散寒通络，祛风除湿；着痹治法：除湿通络，祛风散寒；风湿热痹治法：清热通络，祛风除湿；痰瘀痹阻治法：化痰行瘀，蠲痹通络；肝肾两虚治法：培补肝肾，通络止痛；② 推拿疗法，常用手法有搓法、揉法、拿法、按法、擦法、扳法等；③ 中药离子导入治疗；④ 针灸治疗；⑤ 中药熏洗治疗；⑥ 其他疗法，如 TDP 灯照射、艾灸等。

45. 中医学如何对癌性疼痛进行辨证？

① 首先，辨癌性疼痛的脏腑部位；其次，辨病邪的性质，并分清气滞、瘀血、痰结、湿聚、癌毒的不同，以及是否有兼夹等；② 辨标本虚实，分清虚实标本的主次；③ 辨脏腑气血阴阳，分清受累脏腑气血阴阳失调的不同；④ 辨疼痛程度和病程阶段，以选择适当的治疗方法和评估预后等。结合癌性疼痛的病因病机，可将癌性疼痛的常见辨证分型总结为肝郁气滞证、瘀血阻络证、痰湿内阻证、热毒壅盛证、气血亏虚证。

46. 针灸如何治疗痛经？

痛经可分为：① 气滞血瘀型，疏肝理化瘀止痛；② 寒湿凝滞型，温经化瘀、散寒利湿；③ 气血虚弱型，益气补血止痛；④ 肝肾亏损型，益肾养肝止痛。针灸疗法：痛经发作时，针（或灸）主穴：气海、合谷、三阴交；配穴：关元、子宫、足三里。按摩治疗：按摩小腹，双手相叠置于小腹中间，紧压腹部，慢慢按摩腹部，以每分钟 10 次左右的频率进行，直至小腹内有热感为宜。共操作 5 分钟。膏药贴敷。

47. 什么是纤维肌痛症？

是一种病因不明的以全身广泛性疼痛以及明显躯体不适为主要特征的一组临床综合征，常伴有疲劳、睡眠障碍、晨僵以及抑郁、焦虑等精神症状，可分为原发性和继发性两类。前者为特发性，不合并任何器质性疾病；而后者继发于骨性关节炎、类风湿关节炎、系统性红斑狼疮等各种风湿性疾病，也可继发于甲状腺功能低下等非风湿性疾病。好发女性，多见于 20～70 岁人群。中医病位对应疾病为虎仔，多归属于痹病、不寐、郁病等范畴。

48. 中医如何治疗纤维肌痛症？

① 肝郁气滞证，养血柔肝，疏肝理气，以逍遥散或柴胡桂枝汤加减；② 寒湿痹阻证，散寒除湿，解肌通络，蠲痹汤加减；③ 痰热内扰证，清热化痰，宁心安神，龙牡温胆汤加减；④ 肝肾不足证，补益肝肾，养肝柔筋，左归丸加减。肝郁气滞、瘀血阻络是本病的重要病机，贯穿疾病始终，故应配合理气解郁、活血通络之品。根据疼痛的部位，选用针灸治疗。肩部：肩髎、肩髃、臑腧；肘部：曲池；脊背：身柱、腰阳关。

49. 什么是肌筋膜炎？

是指肌肉和筋膜的无菌性炎症反应,当机体受到风寒侵袭、疲劳、外伤或睡眠位置不当等外界不良因素刺激时,可以诱发肌肉筋膜炎的急性发作,肩颈腰部的肌肉、韧带、关节囊的急性或慢性损伤、劳损等是本病的基本病因。由于在急性期没有得到彻底的治疗而转入慢性;或者由于患者受到反复的劳损、风寒等不良刺激,可以反复出现持续或者间断的慢性肌肉疼痛、酸软无力等症状。常见的有颈肩腰肌筋膜炎、足底筋膜炎。

50. 中西医结合如何治疗肌筋膜炎？

本病的治疗首先消除原发病,如抗类风湿、消炎、松解瘢痕;嘱患者锻炼、按摩或借助红外线、激光、拔火罐、针灸改善症状;镇痛药的合理使用能减轻症状和改善生活质量;必要时需结合抗忧郁治疗。症状顽固,久治不愈的患者可进行超声引导下的小针刀或者射频术、肌肉松解术等。

（王腾腾　王祥瑞）

参考文献

[1] 刘庆,杨思进,张英.常见疼痛性疾病的中西医结合诊疗[M].北京:科学出版社,2020.

[2] 王祥瑞.急性疼痛的机制和治疗进展[J].上海医学,2007(06):393 - 395.

[3] Cohen, SP, Vase, L, et al. Chronic pain: an update on burden, best practices, and new advances. Lancet(London,England), 2021, 397(10289):2082 - 2097.

[4] 方洪伟,朱浩,王祥瑞.神经肌肉电刺激治疗周围神经损伤的相关研究进展[J].上海医学,2018,41(09):568 - 571.

[5] 中华中医药学会.中医内科常见病诊疗指南:中医病证部分[M].北京:中国中医药出版社,2008.

[6] 中华外科杂志编辑部.颈椎病的分型、诊断及非手术治疗专家共识(2018)[J].中华外科杂志,2018,56(6):401 - 402.

[7] 国家中医药管理局.中医病证诊断疗效标准(中华人民共和国中医药行业标准)[S].北京:中国医药科技出版社,2016.

[8] 高树中,杨骏.针灸治疗学[M].北京:中国中医药出版社,2016.

[9] 于生元,万有,万琪,等.带状疱疹后神经痛诊疗中国专家共识[J].中国疼痛医学杂志,2016,22(03):161 - 167.

[10] Phila P. Effectiveness of acupuncture for nonspecific chronic low back pain: a systematic

review and meta-analysis[J]. Spine，2013，38(24)：2124-2138.

［11］ 腰椎间盘突出症诊疗中国疼痛专家共识[J].中国疼痛医学杂志,2020,26(01)：2-6.

［12］ 王曼,刘传波,卫月,等.中医外治法在癌痛治疗中的应用及思考[J].中华中医药杂志,
2020,35(12)：6244-6247.

［13］ Berger，AA，Liu，Y，et al. Efficacy of acupuncture in the treatment of fibromyalgia[J].
Orthopedic reviews，202113(2)：25085.

［13］ 刘梦琳,王祥瑞.肌筋膜疼痛综合征[J].上海医学,2010,33(12)：1146-1149.

［15］ 冯银豪,罗建.中医治疗项背肌筋膜炎研究进展[J].实用中医药杂志,2021,37(01)：
148-150.